新世纪高职高专护理类课程规划教材

总主编 沈小平

人体解剖学

RENTI JIEPOUXUE

主　编　孙　佳　程建军　陈辉芳
副主编　尹　帅　刘媛媛　郭红丽
编　者　（按姓氏笔画排序）
　　　　尹　帅（河北省沧州中西医结合医院）
　　　　华　超（天津医学高等专科学校）
　　　　刘美晓（沧州医学高等专科学校）
　　　　刘媛媛（沧州医学高等专科学校）
　　　　孙　佳（滨州职业学院）
　　　　李　亮（滨州职业学院）
　　　　张昕悦（沧州医学高等专科学校）
　　　　陈辉芳（广东岭南职业技术学院）
　　　　贾　霄（聊城职业技术学院）
　　　　郭红丽（滨州职业学院）
　　　　葛宝健（天津医学高等专科学校）
　　　　程建军（云南中医药大学）

U0244317

 大连理工大学出版社

图书在版编目(CIP)数据

人体解剖学 / 孙佳,程建军,陈辉芳主编 . -- 大连：
大连理工大学出版社,2021.10(2024.7 重印)
新世纪高职高专护理类课程规划教材
ISBN 978-7-5685-3068-2

Ⅰ.①人… Ⅱ.①孙… ②程… ③陈… Ⅲ.①人体解
剖学－高等职业教育－教材 Ⅳ.① R322

中国版本图书馆 CIP 数据核字 (2021) 第 111984 号

大连理工大学出版社出版
地址：大连市软件园路 80 号　　邮政编码：116023
发行：0411-84708842　　邮购：0411-84708943　　传真：0411-84701466
E-mail：dutp@dutp.cn　　　　URL：http://dutp.dlut.edu.cn
大连天骄彩色印刷有限公司印刷　　　　大连理工大学出版社发行

| 幅面尺寸：185mm×260mm | 印张：16 | 字数：359 千字 |
| 2021 年 10 月第 1 版 | | 2024 年 7 月第 2 次印刷 |

责任编辑：刘俊如　　　　　　　　　　责任校对：程砚芳
封面设计：张　莹

ISBN 978-7-5685-3068-2　　　　　　　定　价：69.80 元

前　言

《人体解剖学》是新世纪高职高专教材编审委员会组编的护理类课程规划教材之一。

为贯彻教育部精神，适应新形势下全国高职高专护理专业教育改革和发展要求及"健康中国"战略的全面实施需要，按照全国高职高专创新教育"十四五"规划教材的编写要求，在"正常人体结构"课程基础上，根据护理专业的培养目标和高职高专护理人员的发展趋势，我们组织了来自教学一线的优秀教师以及从事临床护理工作的专家学者，编写了这部适合高职高专护理专业使用的《人体解剖学》教材。

《人体解剖学》是研究正常人体形态结构及其发生发展规律的科学，是护理学专业重要的基础课程之一。本教材对教学内容进行重组、精简，遵循"基础理论够用、适度，专业特色突出"的原则，以系统解剖为主线设计、编排体系，每一章融入护理应用相关内容，突出知识学习与护理实践的一致性，力求知识的循序渐进，减少知识的交叉与重复，为护理专业学生今后学习基础医学、临床课程和护理职业技能提供理论基础。

本教材以"学习目标"为导引，展开理论知识的讲解，章节中穿插护理应用解剖内容及"知识链接"扩展知识量，开阔视野，通过章末"思维导图"梳理总结重点、难点，以"自我检测"巩固学习、练习要点，达到目标检测的目的，并加入"知行学思"课程思政内容，始终坚持课程育人，旨在培养具有良好职业道德和职业生涯发展基础，在医疗卫生服务第一线能从事护理、预防、保健、康复、宣教等工作的德、智、体、美、劳全面发展的高素质技术技能型人才。在精练教学内容、减轻学生负担的前提下，根据学习需要，本教材采用彩色印刷，提升了教材的品质和可读性。此外，为适应教学改革的需求，实现教材的立体化建设，本教材配有 AR 教学软件等电子资料，且已建设完整、丰富的在线开放精品课程资源，并将纸质教材与二维码技术相结合，实现融媒体教材建设，适应了教育数字化的新要求，如有需要请登录教材服务网站或智慧职教 MOOC 学院进行学习。

全书共九章，具体编写分工如下：绪论由葛宝健、华超编写；第一章由尹帅、刘媛媛编写；第二章由孙佳编写；第三章由刘美晓编写；第四章由葛宝健、华超编写；第五章由郭红丽、李亮编写，第六章由陈辉芳、孙佳编写；第七章由贾霄编写；第八章由程建军、孙佳编写；第九章由张昕悦编写。全书由孙佳统稿并定稿。

在编写本教材的过程中，编者参考、引用和改编了国内外出版物中的相关资料以及网络资源，在此表示深深的谢意！相关著作权人看到本教材后，请与出版社联系，出版社将按照相关法律的规定支付稿酬。同时，在编写本教材的过程中，编者得到了所在单位以及许多学者和朋友的大力支持与帮助，在此一并表示感谢。

虽经各位编者精心撰写，反复修改，但由于编者学识有限，书中仍可能存在疏漏和错误，再次恳请学界同仁、广大师生提出宝贵意见，以便今后进行修订，不断提高和完善。

编 者

2021 年 10 月

所有意见和建议请发往：dutpgz@163.com

欢迎访问职教数字化服务平台：https://www.dutp.cn/sve/

联系电话：0411-84706671　　0411-84707492

本书配套 AR 资源使用说明：首先用移动设备在小米、360、百度、腾讯、华为、苹果等应用商店里下载"大工职教教师版"或"大工职教学生版"APP，安装后点击"教材 AR 扫描入口"按钮，扫描书中带有 AR 标识的图片，即可体验 AR 功能。

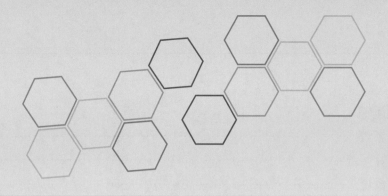

目　录

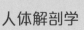

绪论

　　人体结构是大自然最精美的作品，是所有生命体智慧的结晶。我们的四肢、五官、内脏是如何经过长期的进化结合成现在的人体结构呢？不同器官的位置、形态和功能又有什么差异呢？本教材将引领大家去探索这个美妙的人体世界。

学习目标

1. 能说出人体解剖学的定义及与其他学科之间的关系
2. 能说出人体解剖学在医学中的地位和学习方法
3. 能描述人体标准解剖学姿势、轴、面及方位术语
4. 能说出人体的组成和分部
5. 能说出内脏的组成，内脏在体表辨识常用标志线及分区

一、人体解剖学的定义、定位及学习任务

　　人体解剖学（human anatomy）是研究人体正常形态结构及其发生发展的科学，属生物科学中形态学的范畴。医学研究的对象是人，只有在充分认识和掌握人体正常形态结构的基础上，才能正确判断人体的正常与异常，理解人体的生理功能和病理发展过程，并正确认识疾病的发生、发展和演变规律，进而采取相应的治疗和护理措施为患者服务。医学中有 1/3 以上的名词和术语来源于解剖学，所以人体解剖学是学习基础医学和临床医学等各学科最重要的支柱学科之一，是一门重要的医学必修基础课。学习人体解剖学的目的，是从临床护理专业的实际出发，让医学生系统全面地熟悉和掌握正常人体各器官系统的形态结构、毗邻关系、生长发育规律及其功能意义，为学习其他医学基础课程和专业课程奠定坚实的形态学基础。

二、人体分部与器官系统

（一）人体的分部

人体可分为头部、颈部、躯干和四肢四部分。头部分为后上方的颅部和前下方的面部。颈部位于头部和躯干之间，其后面称为项部。躯干的前面分为胸部、腹部、盆部和会阴部；躯干的后面分为背部和腰部。四肢分为上肢和下肢，上肢分为肩、臂、前臂和手四部分；下肢分为臀、大腿、小腿和足四部分。

（二）人体的组成

细胞（cell）是构成人体的基本结构和功能单位。许多形态和功能相似的细胞借细胞间质结合构成**组织**（tissue）。人体有四大基本组织，分别是上皮组织、结缔组织、肌组织和神经组织，它们是构成人体各器官和系统的基础，故统称为基本组织。由几种组织相互结合，构成具有一定形态、可发挥特定功能的结构称**器官**（organ），如心、肝、肺、脾、肾等。诸多个功能密切联系的器官联合起来，共同完成某种生理功能，组成**系统**（system）。按功能的不同，人体系统由9部分组成：运动系统，执行躯体的运动功能；消化系统，主要执行消化食物、吸收营养物质和排除代谢产物的功能；呼吸系统，执行气体交换功能，吸进氧气排出二氧化碳，并具有内分泌功能；泌尿系统，排出机体内溶于水的代谢产物如尿素、尿酸等；生殖系统，主要执行生殖、繁衍后代的功能；脉管系统，又包括心血管系统和淋巴系统，负责运送体内的血液和淋巴液；感觉器，感受机体内、外环境刺激并产生兴奋的装置；神经系统，协调全身各器官系统的活动过程；内分泌系统，配合神经系统调控全身各器官系统活动。

三、人体标准姿势、方位术语与人体的轴和面

在日常生活过程中，人体各部与器官结构的位置关系不是恒定不变的。为了能正确地描述人体各器官的形态结构和位置，需要有公认的统一的标准和规范化的语言，以便临床应用和交流。因此，形态学研究者制定了描述人体结构的标准姿势和术语。这些标准姿势和术语既是人为规定的又是国际公认的学习解剖学必须遵循的基本原则。

（一）人体标准姿势

标准姿势又称解剖学姿势，是为描述器官位置关系而规定的一种姿势。

人体的标准解剖学姿势是：身体直立，两眼平视前方，双上肢下垂于躯干两侧，掌心向前，两足并拢，足尖向前（图绪-1）。描述人体任何结构时均应以此姿势为标准。不论被观察的人体、标本或模型是处于仰卧位、俯卧位、侧卧位或倒置位，均应以解剖学姿势为标准进行有关方位描述。

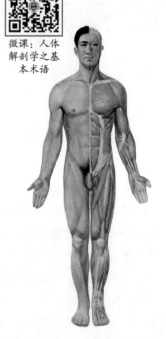

微课：人体解剖学之基本术语

◎ 图绪-1 解剖学姿势

（二）方位术语

以解剖学姿势为基础，规定了表示一些相对方位的术语。按照方位术语可以准确描述器官或结构的相对位置关系（图绪-2）。

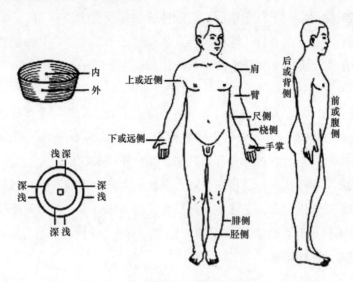

◎ 图绪-2 方位术语

1. **上和下** 近头者为上，近足者为下；在比较解剖学中，上、下也可用颅侧和尾侧作为相对应的名词。

2. **前和后** 近身体腹侧面者为前，又称腹侧；近身体背侧面者为后，又称背侧。

3. **内侧和外侧** 以身体正中矢状面为准，靠近正中矢状面者为内侧，反之为外侧；前臂的尺侧和桡侧、小腿的胫侧和腓侧，分别相当于内侧和外侧。

4. **内和外** 凡有空腔的器官，在腔内或近内腔者为内，在腔外或远内腔者为外，如肺位于胸腔内，心位于腹腔外。

5. **浅和深** 即器官结构与皮肤表面或器官表面的相对距离，近表面者为浅，远离表面者为深。

6. **近侧和远侧** 常用于四肢，距肢体根部近者称近侧；距肢体根部远者称远侧。

（三）人体的轴和面

人体的轴和面是分析关节运动及描述器官形态的常用术语（图绪-3）。

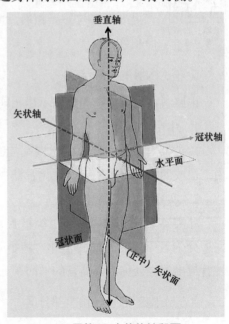

◎ 图绪-3 人体的轴和面

1. 轴

以解剖学姿势为标准，设计出人体三个相互垂直的轴。轴多用于描述关节运动时骨的位移轨迹。

（1）**矢状轴** 前后方向平行于地面，与人体长轴相垂直的轴。

（2）**冠状轴** 左右方向平行于地面，与人体长轴相垂直的轴，又称额状轴。

（3）**垂直轴** 上下方向垂直于地面，与人体长轴平行的轴。

2. 面

在解剖学姿势条件下，人体或其局部均可被分割形成三个相互垂直的切面。

（1）**矢状面** 是按前后方向，将人体纵向分成左、右两部分的纵切面。其中经过人体正中线将人体平分为左、右对称两部分的矢状面称**正中矢状面**。

（2）**冠状面** 又称额状面，是按左、右方向，将人体分为前、后两部分的纵切面。

（3）**水平面** 又称横切面，是与地平面平行，将人体分为上、下两部分的切面。

在描述器官的切面时，以器官的长轴为标准，与长轴相平行的切面，称**纵切面**；与长轴相垂直的切面，称**横切面**。

四、内脏概述

微课：内脏
学概述

解剖学中，通常将包括消化系统、呼吸系统、泌尿系统和生殖系统的器官合称为**内脏**（viscera），这些器官主要位于胸腔、腹腔和盆腔内，并借孔道直接或间接与外界相通。内脏的主要作用是与外界进行物质交换，以维持生命和繁衍后代。

（一）内脏的一般结构

内脏各器官的形态和结构不尽相同，一般可分为中空性器官和实质性器官两大类。

1. **中空性器官**

此类器官呈管状或囊状，内部均有特定空腔，如胃、气管、膀胱、子宫等。其管壁由三层或四层组织构成，如消化管壁由黏膜层、黏膜下层、肌层、外膜构成。

2. **实质性器官**

此类器官表面包以结缔组织被膜，如肝、胰、肺、肾等。被膜深入器官实质内，将实质分为若干小叶，如肝小叶、肺小叶等。实质性器官的血管、神经和淋巴管以及功能性管道出入之处称为该器官的"门"，如肺门、肝门、肾门等。

（二）胸部标志线和腹部分区

大部分内脏器官位于胸腔、腹腔和盆腔内，位置都相对固定。为了便于描述各内脏器官的位置及其体表投影，辅助临床各种疾病诊断检查，通常在胸、腹部表面确定若干标志线和分区（图绪 –4）。

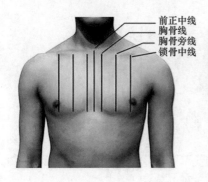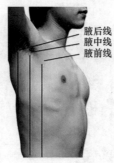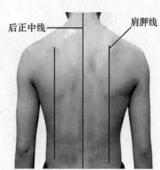

◎ 图绪 -4 胸部的标志线

1. 胸部的标志线

（1）**前正中线**　沿身体前面正中所做的垂直线。

（2）**胸骨线**　沿胸骨外侧缘最宽处所做的垂直线。

（3）**锁骨中线**　通过锁骨中点所做的垂直线。

（4）**胸骨旁线**　通过胸骨线与锁骨中线之间连线的中点所做的垂直线。

（5）**腋前线**　通过腋前襞所做的垂直线。

（6）**腋后线**　通过腋后襞所做的垂直线。

（7）**腋中线**　通过腋前线和腋后线之间连线的中点所做的垂直线。

（8）**肩胛线**　通过肩胛骨下角所做的垂直线。

（9）**后正中线**　沿身体后面正中所做的垂直线。

2. 腹部的分区

为便于描述腹腔脏器的位置，通常将腹部分为九个区域，即九分法（图绪 –5）：在腹部前面做两水平线和两垂直线。两水平线分别是通过两侧肋弓最低点的连线和通过两侧髂结节的连线，这两条水平线将腹部分为上腹部、中腹部和下腹部。两垂直线分别是通过两侧腹股沟韧带中点所作垂直线。上述 4 线相交将腹部分成九个区，即上腹部两侧的**左、右季肋区**及中间的**腹上区**；中腹部两侧的**左、右腹外侧（腰）区**及中间的**脐区**；下腹部两侧的**左、右腹股沟（髂）区**和中间的**耻（腹下）区**。

另外，临床上亦常用四分法（图绪 –5），即通过脐做一条水平线和一条垂直线，将腹部分为左上腹、右上腹、左下腹和右下腹 4 个区。

5

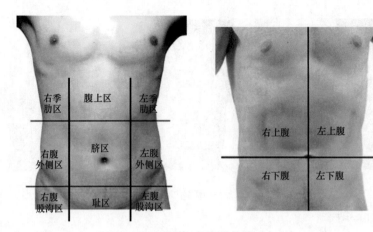

◎ 图绪 -5 腹部分区

微课：人体解
剖学发展简史

五、人体解剖学发展简史

现代解剖学的奠基人是 A.Vesalius（1514-1564 年）。他曾冒着生命危险亲自进行尸体解剖和细致观察，于 1543 年出版了解剖学巨著《人体构造》，在书中系统地记述了人体器官和系统的形态与构造，奠定了现代人体解剖学的科学基础。17 世纪，W.Harvey（1578-1657 年）通过动物实验研究，首先提出心血管是一封闭的管道系统，对生理学从人体解剖学中分出并发展成为独立的学科产生了巨大的影响。19 世纪，C. Darwin（1809-1882 年）的《物种起源》《人类起源与性的选择》等著作的问世，使人类探索人体形态结构的工作走上了科学的道路，其影响一直延续至今。

显微镜的发明创建了组织学和细胞学学科。20 世纪发明的电子显微镜被广泛地应用于细胞的超微结构与三维形态的研究，使形态科学研究跨入到细胞和亚细胞水平并进一步发展到分子水平。形态科学研究的发展是随着新技术的不断进步和创新方法的不断出现而逐渐展开的，形成了宏观解剖学、微观解剖学和微结构解剖学三个不同标志的阶段。

我国的历史文化源远流长，春秋战国时期（公元前 300-200 年）的《黄帝内经》中便有人体解剖学的相关记载："若夫八尺之士，皮肉在此，外可度量循切而得之，其死可解剖而视之。其藏之坚脆，腑之大小，谷之多少，脉之长短，血之清浊……皆有大数。"

我国的现代解剖学是在 19 世纪由西欧传入国内之后发展起来的，随着西医的传入，我国开始建立医学院校和医院，开设解剖学课程，建立了一支由我们自己组成的人体解剖学的教师队伍。我国的解剖学工作者在教材建设上承前启后、创新发展，不断总结教学经验与教学方法，编写了一批具有中国特色的适合中国学生学习的教材和教学辅导资料，这些解剖学教材为我国人体解剖学和医学教育事业的发展做出了历史性的贡献。现阶段，我国解剖学界在人类学、免疫学、临床解剖学、运动解剖学及数字化虚拟人体等领域，均取得了前所未有的新成就。

思维导图

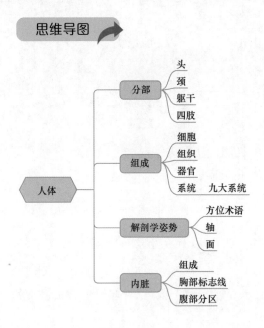

分部
- 头
- 颈
- 躯干
- 四肢

组成
- 细胞
- 组织
- 器官
- 系统 九大系统

解剖学姿势
- 方位术语
- 轴
- 面

内脏
- 组成
- 胸部标志线
- 腹部分区

人体

自我检测

一、单项选择题

1. 下列方位术语，正确的是（　　　）
   A. 近正中矢状面为内侧，反之为外侧　　B. 脐以上为上，脐以下为下
   C. 尺侧为外侧，桡侧为内侧　　D. 近腹侧为外侧，桡侧为内侧
   E. 近正中矢状面为内，反之为外

2. 前后方向通过人体的轴是（　　　）
   A. 矢状轴　　B. 水平轴　　C. 冠状轴　　D. 垂直轴　　E. 长轴

3. 将人体分为左、右两部分的切面是（　　　）
   A. 矢状面　　B. 水平面　　C. 冠状面　　D. 纵切面　　E. 额状面

4. 以皮肤表面为准方位是（　　　）
   A. 上与下　　B. 前与后　　C. 内侧与外侧
   D. 浅与深　　E. 远侧与近侧

5. 上下方向通过人体的轴是（　　　）
   A. 矢状轴　　B. 水平轴　　C. 冠状轴　　D. 垂直轴　　E. 额状轴

6. 构成人体结构和功能的基本单位是（　　　）
   A. 细胞　　B. 组织　　C. 器官　　D. 系统　　E. 细胞器

7. 将人体分为上、下两部分的切面是（　　　）
   A. 矢状面　　B. 水平面　　C. 冠状面　　D. 纵切面　　E. 额状面

8. 构成人体的基本组织不包括（　　）

　　A. 上皮组织　　　　　　　　B. 结缔组织　　　　　　　C. 肌组织

　　D. 神经组织　　　　　　　　E. 网状组织

9. 下列结构不属于器官的是（　　）

　　A. 心　　　　　B. 脾　　　　　　C. 肺　　　　　D. 纵隔　　　　E. 气管

10. 哪项解剖学标准姿势的描述不正确（　　）

　　A. 身体直立　　　　　　　　B. 两眼向正前方平视

　　C. 两臂自然下垂　　　　　　D. 足尖向前

　　E. 手掌向内

二、思考题

1. 简述人体解剖学姿势和人体的分部。

2. 体表如何辨识腹部九分法？

知行学思　　　无言授道，大爱无疆——81岁医学专家韩湘君选择成为"大体老师"

　　"大体老师"是医学界对遗体捐赠者的尊称，他们是医学生无言的良师，也是医学生感知生命的领路人。

　　2020年11月11日，韩湘君教授在上海交通大学附属第六人民医院因病与世长辞，享年81岁。按照其生前意愿，她的家人将其遗体捐献，韩湘君教授成为了一位"大体老师"。

　　在上海交通大学医学院的课堂上，同学们没有端坐在课桌边，而是集体肃穆站立；"老师"没有站立在讲台上，而是静静地"躺"在储柜里——生前，她是医生、教授；身后，她是"大体老师"，依然是医学生感知生命的领路人。她秉持医者崇高的理想信念和高尚的品格情操，将自己对祖国医学事业的"爱"永远传递下去。

（葛宝建　华超）

模块一

人体的运动

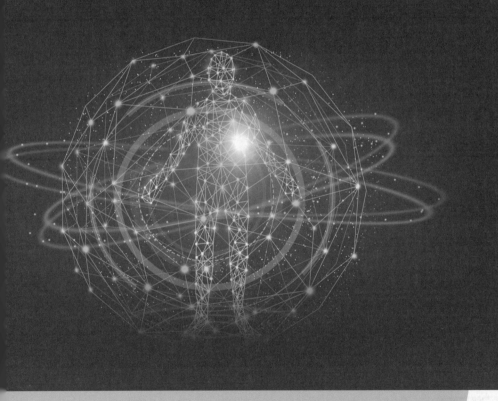

第一章

运动系统

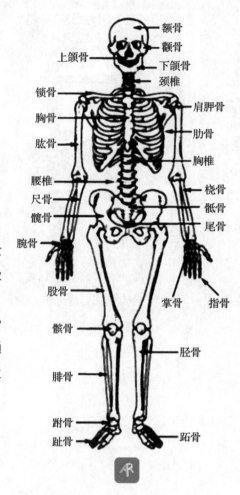

自 2009 年开始，每年的 8 月 8 日是我国的"全民健身日"。为了拥有强健的体魄，大家都应积极地行动起来，让运动成为习惯，天天都是健身日。

我们要想实现各种各样的运动，就需要依靠骨骼和肌肉来完成，这就构成了人体的运动系统。通过对本章的学习，你会对运动系统的组成、骨骼及骨骼肌的形态、结构及功能的认识更为深入。

微课：运动系统的
组成及骨学总论

运动系统（locomotor system）由骨、骨连结和骨骼肌三部分组成，占成人体重的 60% ~ 70%。骨和骨连结构成稳定的人体支架，称为**骨骼**（图 1-1），具有支持人体、保护内脏和运动的功能。骨骼肌附着于骨上。在运动中，骨和骨连结是运动的被动部分，骨骼肌是运动的主动部分。骨是运动的杠杆，可动的骨连结是运动的枢纽，骨骼肌是运动的动力器官。

第一节 骨学

学习目标

1. 能说出骨的形态、分类和构造
2. 能说出躯干骨的一般形态、各部椎骨的形态特征

3. 能说出上肢骨的名称、位置，锁骨、肩胛骨、肱骨、桡骨、尺骨的形态结构

4. 能说出下肢骨的名称、位置，髋骨、股骨和胫骨的形态结构

5. 能说出颅骨的名称、位置，颅整体观的主要结构

6. 能指出全身骨的骨性标志

一、骨学总论

骨（bone）是一种器官，具有一定的形态和构造，每块骨都有丰富的血管、神经，能不断进行新陈代谢，活体骨具有生长发育和自我修复的能力。

（一）骨的形态和分类

成人骨有 206 块，约占体重的 20%。按部位可分为躯干骨、颅骨、四肢骨。按骨的形态，大致可分为长骨、短骨、扁骨和不规则骨四类（图 1-2）。

1. **长骨** 呈长管状，分为一体两端，两端膨大的部分称骺，有光滑的关节面，关节面上被覆有关节软骨；中部细长称骨干或骨体，内部的空腔称骨髓腔，容纳骨髓。骨干表面有 1 ~ 2 个血管出入的小孔，称滋养孔。骨体与骺邻接的部位称为干骺端，幼年时为骺软骨，成年后骨化，留有一线状痕迹，称骺线。长骨多位于四肢，如肱骨、股骨等。

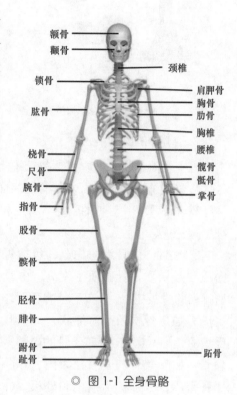

◎ 图 1-1 全身骨骼

2. **短骨** 近似于立方体，多成群分布于手和足部，如腕骨、跗骨等。

3. **扁骨** 呈板状，参与构成体腔的壁，如颅的顶骨、躯干的胸骨和肋骨等，主要起保护作用。

4. **不规则骨** 形状不规则，如椎骨、颞骨等。有些不规则骨内含有与外界相通的空腔，称含气骨，如上颌骨、筛骨和额骨等。

此外，在某些肌腱内还存在**籽骨**（图 1-2），形如豆状，如髌骨等。关节运动时，籽骨既可改变力的方向，又可减少对肌腱的摩擦。

动画：人为什么会长高？

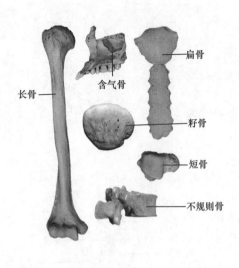

◎ 图 1-2 骨的分类

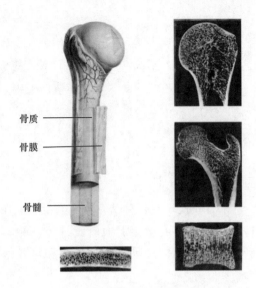

◎ 图 1-3 骨的构造

（二）骨的构造

骨主要由骨膜、骨质和骨髓三部分构成（图 1–3）。

1. **骨膜** 除关节面外，新鲜骨的表面均覆有骨膜。骨膜由纤维结缔组织构成，富含血管、神经和淋巴管等，对骨的营养、再生和感觉有重要作用。如果骨膜剥离太多或损伤过大，则影响骨折愈合。

2. **骨质** 由骨组织构成，包括骨密质和骨松质。**骨密质**密度高，由紧密排列的骨板构成，分布于骨的表面，抗压力强。**骨松质**呈海绵状，由相互交织的骨小梁构成，分布于骨的内部。扁骨，如颅盖骨，表层分为内、外两层骨密质，分别称为内板和外板，外板厚而坚韧，内板薄而松脆，故颅骨骨折多见于内板。两板中间的松质称**板障**，内有板障静脉经过。

3. **骨髓** 充填于骨髓腔和骨松质间隙内，可分为红骨髓和黄骨髓。胎儿和幼儿的骨髓都是**红骨髓**，具有造血功能。5 岁以后，长骨骨干内的红骨髓逐渐被脂肪组织代替，成为**黄骨髓**，失去了造血活力。但在慢性失血过多或重度贫血时，黄骨髓可转化为红骨髓，恢复造血功能。在椎骨、胸骨、

> **了解骨髓穿刺技术**
>
> **要求:** 自行查阅骨髓穿刺技术的操作目的、要点、流程及注意事项。
>
> **能力目标:**
>
> 能正确掌握骨髓穿刺技术的操作要点。
>
> (1) 穿刺部位可选择: 胸骨前穿刺点，髂前、髂后上棘穿刺点，腰椎棘突穿刺点，胫骨穿刺点;
>
> (2) 穿刺体姿一定要符合患者舒适，便于操作的原则;
>
> (3) 依据穿刺点不同，体姿选取亦不同，可选仰卧位、坐位或侧卧位;
>
> (4) 明确穿经的层次结构，穿刺深度在 1~1.5cm 范围之内;
>
> (5) 做好病人的心理疏导，消除病人的紧张与顾虑，使病人能更好地配合操作。

肋骨、髂骨及长骨的骺内终生都是红骨髓，故临床上需检查骨髓象时，常选择在这些骨的某些部位进行穿刺，抽取红骨髓进行检查。

（三）骨的化学成分和物理性质

骨基质主要由无机质和有机质组成。有机质主要有胶原纤维束和黏多糖蛋白等，构成骨的支架，使骨具有韧性和弹性。无机质主要是碱性磷酸钙，使骨具有硬度和脆性。脱钙骨（去掉无机质）仍具有原骨形状，但柔软且有弹性；煅烧骨（去掉有机质）虽形状不变，但脆且易碎。随着年龄的增长，骨基质的两种成分的比例会发生变化。幼儿骨中有机质的比例相对较高，因此，其韧性和弹性大，柔软，易变形，在外力作用下，不易骨折或折而不断，称青枝骨折。成年人骨有机质与无机质的比例约为 3∶7，是最为合适的比例，因此，成人骨既具有较强的坚硬度，又具有良好的韧性和弹性，能承受较大的压力。老年人的骨无机质所占比例超过 75%，因此，老年人骨的脆性增加，容易骨折。

二、躯干骨

微课：躯干骨

躯干骨共有 51 块，包括 26 块椎骨、1 块胸骨和 12 对肋。它们参与脊柱、胸廓和骨盆的构成。

（一）椎骨

幼年时椎骨有 32 ~ 33 块，分为颈椎 7 块、胸椎 12 块、腰椎 5 块、骶椎 5 块和尾椎 3 ~ 4 块。成年后 5 块骶椎融合成 1 块骶骨，3 ~ 4 块尾椎融合成 1 块尾骨，因此成年人椎骨共有 26 块。

1. 椎骨的一般形态

椎骨是由前方矮圆柱状的椎体和后方板状的椎弓组成。椎体和椎弓围成椎孔，椎孔纵向贯通后，构成容纳脊髓的椎管。椎体与椎弓相连的部分较细称椎弓根，其上、下缘分别为椎上切迹和椎下切迹。相邻椎骨的上、下切迹围成椎间孔，有脊神经和血管通过。由椎弓发出 7 个突起，1 个向后的突起，称棘突，1 对向两侧的突起，称横突，向上、下各发出 1 对上关节突和下关节突（图 1-4）。

2. 各部椎骨的主要特征

（1）颈椎 椎体相对较小，椎孔相对较大，呈三角形。上、下关节突的关节面呈水平位。第 3 ~ 7 颈椎椎体上面侧缘多有向上的突起称椎体钩，

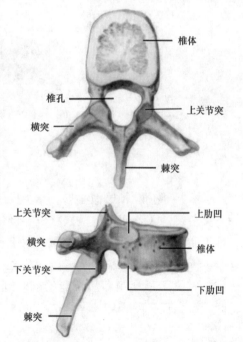

◎ 图1-4 椎骨

它常与上位颈椎相应处形成钩椎关节。若此处骨质过度增生肥大，可使椎间孔狭窄，从而压迫脊神经，为颈椎病的病因之一。横突根部有横突孔，上 6 位颈椎的横突孔内有椎动脉和椎静脉通过。第 2 ~ 6 颈椎的棘突较短，末端分叉（图 1-5）。

第 1 颈椎又称**寰椎**，呈环形，没有椎体、棘突和关节突，由前弓、后弓和两个侧块构成。前弓的后部正中有一小关节面称齿突凹，与枢椎的齿突相关节。上面有 1 对椭圆形的关节面，称上关节凹，与枕髁形成寰枕关节（图 1-6）。

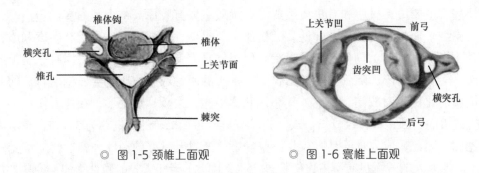

◎ 图 1-5 颈椎上面观　　◎ 图 1-6 寰椎上面观

第 2 颈椎又称**枢椎**，在椎体上方伸出一指状突起称**齿突**，与寰椎的齿突凹相关节（图 1-7）。

第 7 颈椎又称**隆椎**，棘突较长，末端不分叉，很容易在颈后正中线上看到和摸到，常作为计数椎骨的标志。

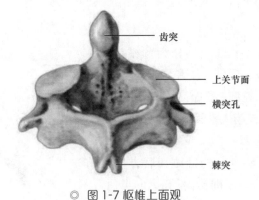

◎ 图 1-7 枢椎上面观

（2）**胸椎**　椎体似心形，从上向下逐渐增大，棘突细长并向后下方倾斜。胸椎上、下关节突的关节面基本呈额状位。椎体后部两侧的上、下和横突末端均有小的关节面，称**上肋凹、下肋凹**和**横突肋凹**，分别与肋头和肋结节相关节（图 1-4）。

（3）**腰椎**　椎体最大，椎弓发达。棘突宽短似板状，呈矢状位水平后伸。棘突间隙较宽，腰椎穿刺即从较宽的棘突间隙进针，临床上常选择第 3 ~ 4 或第 4 ~ 5 腰椎间隙做穿刺。腰椎上、下关节突的关节面基本呈矢状位（图 1-8）。

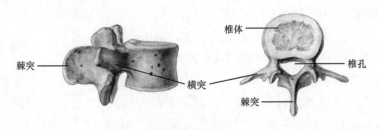

◎ 图 1-8 腰椎

（4）**骶骨** 呈倒三角形，由 5 块骶椎融合而成。上缘中部向前突出称**骶骨岬**，女性骶骨岬是产科测量骨盆上口大小的重要标志。侧部有耳状面，与髂骨的耳状面构成骶髂关节。骶骨的前面光滑，向后凹陷，有 4 对骶前孔，后面粗糙，向后弯曲，中线处有棘突融合而成骶正中嵴，两侧有 4 对骶后孔。骶骨内腔称骶管，与骶前孔、骶后孔相通，向下开口于**骶管裂孔**。骶管裂孔两侧有明显的向下突起称**骶角**，是重要的骨性标志，进行骶管麻醉时，它是确定进针部位的标志。骶骨尖向下与尾骨相连（图 1-9）。

（5）**尾骨** 形体较小，由 3 ～ 4 块退化的尾椎融合而成，上端与骶骨尖相连，下端游离（图 1-9）。

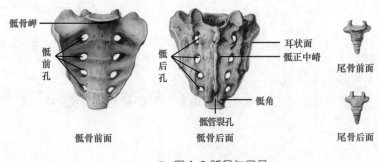

骶骨岬　骶前孔　　骶后孔　耳状面　骶正中嵴　尾骨前面

骶角　骶管裂孔

骶骨前面　骶骨后面　尾骨后面

◎ 图 1-9 骶骨与尾骨

（二）肋

肋由肋骨和肋软骨两部分组成，共 12 对（图 1-10）。每 1 对肋的肋骨前端有肋软骨。第 1 ～ 7 对肋前端借肋软骨直接与胸骨相连，称**真肋**；第 8 ～ 10 对肋前端借肋软骨逐一与其上位肋软骨相连，构成肋弓，因其不直接与胸骨相连，故称**假肋**；第 11 ～ 12 肋骨前端游离，称**浮肋**。

肋骨为弓形的扁骨，分为前端、体和后端。后端膨大称肋头，与胸椎肋凹相关节，肋头外侧稍细称肋颈，再转向前方为肋体，颈体交界处的后外侧有粗糙突起称肋结节，与胸椎横突肋凹相关节。肋体内面近下缘处有 1 浅沟称肋沟，有肋间神经和血管经过。体的后份急转处称肋角，前端稍宽，与肋软骨相接。

第 1 肋骨扁而宽短，近水平位，无肋角和肋沟。其上面中部的结节状突起称前斜角肌结节，在它的前后分别有锁骨下静脉和锁骨下动脉经过的沟。

第 2 肋骨为过渡型。第 11、12 肋无肋结节、肋颈和肋角。

（三）胸骨

胸骨位于胸前壁正中，长而扁，自上而下分为胸骨柄、胸骨体和剑突。胸骨柄上宽下窄，上缘中部的凹陷称**颈静脉切迹**；两侧有锁切迹与锁骨相关节。柄的外侧缘有第 1 肋切迹与第 1 肋软骨相关节。柄体相连处稍向前突出，称**胸骨角**（sternal angle），可在体表扪及，两侧平对第 2 肋，是计数肋的重要标志。胸骨角向后平对第四胸椎下缘。胸骨体呈长方形，外侧缘有与第 2 ～ 7 肋软骨相关节的肋切迹。剑突扁而薄，末端游离，形态变化较大（图 1-11）。

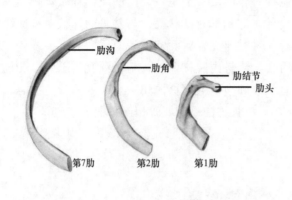

◎ 图 1-10 肋骨　　　　　　　　　◎ 图 1-11 胸骨

（四）躯干骨的骨性标志

躯干骨的重要骨性标志包括：第 7 颈椎棘突、颈静脉切迹、胸骨角、肋弓和骶角等。

三、上肢骨

案例：锁骨　微课：上肢骨
骨折

人类由于身体直立，上肢成为灵活的劳动器官，因此上肢骨变得纤细轻巧。上肢骨每侧 32 块，共 64 块，包括上肢带骨（锁骨和肩胛骨）和自由上肢骨（肱骨、尺骨、桡骨和手骨）。

（一）上肢带骨

1. 锁骨　呈"～"形弯曲，横位于胸廓前上部两侧，位置浅表，可在体表扪及。锁骨有两端、一体。内侧端粗大称胸骨端，与胸骨柄的锁切迹形成胸锁关节；外侧端扁平称肩峰端，与肩峰形成肩锁关节。体的上面光滑，下面粗糙，内侧 2/3 凸向前，外侧 1/3 凸向后，呈扁平形（图 1-12）。锁骨的骨折易发生在中、外 1/3 交界处。锁骨是上肢骨中唯一与躯干骨构成关节的骨，能够固定上肢并增加其运动幅度。

2. 肩胛骨　为三角形扁骨，贴附于胸廓后外侧，介于第 2～7 肋之间，可分为 2 面、3 缘和 3 角。前面微凹陷称肩胛下窝；后面有一横位的骨嵴称肩胛冈，其外侧端较平宽的突起称肩峰，与锁骨的外侧端相关节。冈上、下的浅窝，分别称冈上窝和冈下窝。上缘短而薄，近外侧有肩胛切迹，其外侧向前伸出指状突起称喙突；内侧缘薄而锐利，朝向脊柱，又称脊柱缘；外侧缘肥厚，

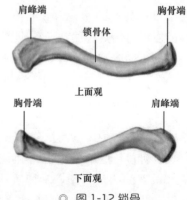

◎ 图 1-12 锁骨

邻接腋窝，又称腋缘。上角在内上方，平对第 2 肋；下角平对第 7 肋或第 7 肋间隙，为计数肋的标志；外侧角膨大，朝向外侧方的梨形浅窝称关节盂，盂的上、下方各有一粗糙隆起分别称盂上结节和盂下结节（图 1-13）。

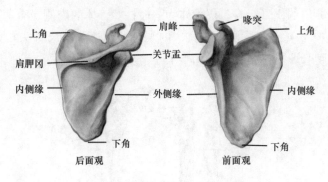

◎ 图 1-13 肩胛骨（右侧）

（二）自由上肢骨

1. **肱骨** 位于臂部，是典型的长骨，分一体和上、下端（图 1-14）。上端有朝向内后上的半球形肱骨头，与肩胛骨的关节盂相关节。肱骨头周围的环形浅沟称解剖颈。肱骨头外侧的突起称大结节；前面较小的突起称小结节，两结节向下各延伸的骨嵴，分别称大结节嵴和小结节嵴，两嵴之间的纵沟称结节间沟，内有肱二头肌长头腱经过。上端与肱骨体交界处称**外科颈**，此处较易骨折。

肱骨体上部呈圆柱状，下部呈三棱柱状。中部外侧面有较大粗糙的隆起，称三角肌粗隆。后面中部有一条由内上斜向外下的浅沟，称**桡神经沟**，桡神经和肱深动脉从此沟经过，因而肱骨中段骨折，易损伤桡神经。

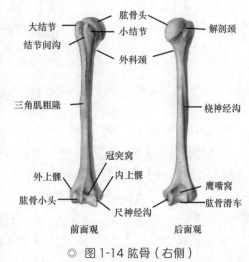

◎ 图 1-14 肱骨（右侧）

肱骨下端较扁，有两个关节面：内侧部形如滑车状，称肱骨滑车，与尺骨相关节；外侧部前面呈半球形，称肱骨小头，与桡骨相关节。滑车与小头前上方各有一窝，分别称冠突窝和桡窝。滑车的后上方有鹰嘴窝，伸肘时容纳尺骨鹰嘴。下端内外侧各有 1 个突起，分别称内上髁和外上髁。内上髁后面有一浅沟，称尺神经沟，有尺神经通过。肱骨内外上髁稍上方，骨质较薄弱易发生肱骨髁上骨折。

2. **尺骨** 位于前臂内侧，分为一体两端。上端粗大，有两个朝向前的明显突起，上方称**鹰嘴**，下方称冠突，两者间的半月形深凹的关节面称滑车切迹，与肱骨滑车相关节。冠突的外侧面有桡切迹，与桡骨头相关节。冠突下方有尺骨粗隆。尺骨体呈三棱柱状，外侧缘锐利为**骨间缘**，与桡骨相对。下端细小，有球形的尺骨头，与桡骨的尺切迹相关节，下面光滑借三角形的关节盘与腕骨相隔，头后内侧有向下的突起称尺骨茎突（图 1-15）。

3. **桡骨** 位于前臂外侧，分为一体两端。上端细小，有圆柱形的桡骨头，头上面的关节凹与肱骨小头相关节，周围的环状关节面与尺骨相关节。头下方略缩细为桡骨颈，颈下方前内侧有突出的桡骨粗隆。桡骨体为三棱柱状，体的内侧缘有薄而锐利的骨间缘。下端粗大，外侧向下突出，称桡骨茎突，内侧有尺切迹，与尺骨头相关节。下端的下面有腕关节面，与腕骨形成桡腕关节（图1-15）。

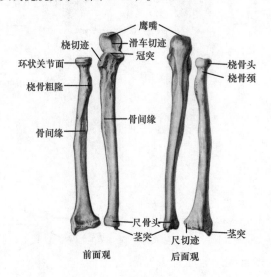

◎ 图 1-15 尺骨和桡骨（右侧）

4. **手骨** 由腕骨、掌骨和指骨组成（图1-16）。

（1）**腕骨** 有8块，属短骨，分近侧和远侧两列。由桡侧向尺侧，腕骨近侧列为**手舟骨**、**月骨**、**三角骨**、**豌豆骨**；远侧列为**大多角骨**、**小多角骨**、**头状骨**和**钩骨**。8块腕骨并列构成一掌侧面凹陷的腕骨沟。各骨相邻处有关节面，参与构成腕骨间关节。

（2）**掌骨** 有5块，属长骨。从桡侧向尺侧，为第1～5掌骨。

掌骨分掌骨底、掌骨体和掌骨头，近端为底，接腕骨，远端为头，接指骨。

（3）**指骨** 共14块，属长骨。拇指为两节，其余各指均为3节。由近侧向远侧依次为近节指骨、中节指骨和远节指骨。每节指骨由近侧向远侧分为指骨底、指骨体和指骨滑车。远节指骨远端掌面粗糙称远节指骨粗隆。

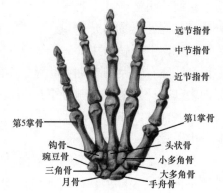

◎ 图 1-16 手骨（右侧）

（三）**上肢骨的骨性标志**

上肢骨的重要骨性标志包括：肩胛冈、肩峰、肩胛下角、喙突、肱骨的大结节和内、外上髁、桡骨茎突、尺骨茎突、尺骨鹰嘴等。

四、下肢骨

人类下肢的功能主要是支持、承重和行走，因此下肢骨均较上肢骨粗壮。下肢骨每侧31块，共62块，包括下肢带骨（髋骨）和自由下肢骨（股骨、髌骨、胫骨、腓骨和足骨）。

（一）下肢带骨

髋骨 属不规则骨，左右各一，由髂骨、坐骨和耻骨融合而成（图1-17）。幼年时期，3骨之间由软骨连结，15岁后软骨逐渐骨化融合为1块髋骨。3块骨体融合处的外侧有1大而深的窝，称**髋臼**，与股骨头相关节。髋臼内部的周边是半月形关节面，称月状面。髋臼下缘缺损处称髋臼切迹。下部的大孔称闭孔。

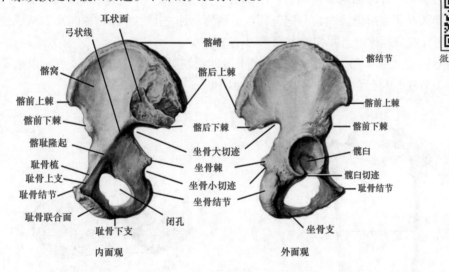

微课：下肢骨

◎ 图1-17 髋骨（右侧）

1. **髂骨** 构成髋骨的后上部，分为肥厚的髂骨体和扁阔的髂骨翼两部分。髂骨体构成髋臼的上2/5，肥厚而坚固。髂骨翼上缘称**髂嵴**，髂嵴的前后突起分别为髂前上棘和髂后上棘，它们的下方各有一突起，分别称髂前下棘和髂后下棘。在髂前上棘后方5～7cm处，髂嵴外缘向外侧突出，称髂结节。髂骨翼内面形成光滑浅凹，称髂窝，其下界为弓状线。窝后部为耳状面与骶骨相关节。

2. **坐骨** 构成髋骨后下部，分坐骨体和坐骨支两部。体构成髋臼的后下2/5，自体向后下延续为坐骨支，其后下有粗大隆起，称**坐骨结节**。髂后下棘与坐骨结节之间的三角形突起，称坐骨棘，其下方为坐骨小切迹，上方为坐骨大切迹。

3. **耻骨** 构成髋骨的前下部，分体和上、下两支。体构成髋臼的前下1/5，与髂骨体融合处骨面粗糙隆起，称髂耻隆起，由此向前内侧延伸为耻骨上支，再急转向后下为耻骨下支。耻骨上、下支相互移行处的内侧椭圆形粗糙面称耻骨联合面，两侧的联合面借软骨相接，构成**耻骨联合**。耻骨上支的前面有**耻骨结节**，耻骨联合面上缘与耻骨结节间的骨嵴称耻骨嵴。自结节向后上为一条锐嵴称耻骨梳，向后移行为弓状线。耻骨下支伸向后下外，与坐骨支结合。耻骨与坐骨共同围成闭孔。

（二）自由下肢骨

1. **股骨**　是人体最长最结实的长骨，约占身高的 1/4，分为体和上、下两端。上端有朝向内上呈球状的股骨头，与髋臼相关节。头中央稍下有小的股骨头凹，股骨头韧带附着于此。头外下方的狭细部称股骨颈，颈和体之间形成**颈干角**，儿童时期，颈干角为 150° ~ 160°，后随年龄增大而减小，成年后女性颈干角约 127°，男性颈干角约 132°。颈与体连接处外上侧的粗糙隆起称大转子，向内下方的隆起称小转子。两转子间，前面有转子间线，后面有转子间嵴。股骨体粗壮而略弓向前，上段呈圆柱形，中段呈三棱柱形，下段前后略扁。体的后面有纵形的骨嵴称粗线，向上延续为粗糙的臀肌粗隆。下端有两个向后突出的膨大，称内侧髁和外侧髁，两髁前面、后面和下面都是光滑的关节面。两髁前方的关节面彼此相连形成髌面，与髌骨相接。两髁后面之间的深窝称髁间窝。两髁侧面上方分别有明显的突起称内上髁和外上髁（图 1-18）。

2. **髌骨**　是人体内最大的籽骨，包埋于股四头肌腱内。上宽下尖，前面粗糙，后面为光滑的关节面，与股骨的髌面相关节（图 1-19）。

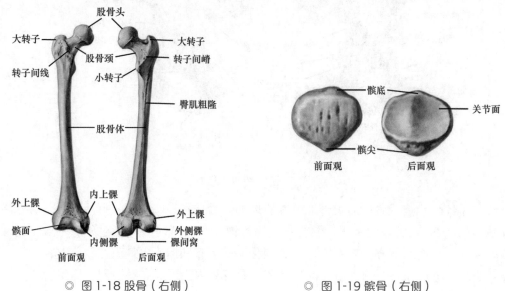

◎ 图 1-18 股骨（右侧）　　　　　◎ 图 1-19 髌骨（右侧）

3. **胫骨**　位于小腿内侧，是三棱柱形粗大的长骨，分一体两端。上端膨大，向两侧突出，形成内侧髁和外侧髁，两髁上面各有关节面，与股骨下端的内、外侧髁相关节。两髁之间有髁间隆起。胫骨上端前面的隆起称**胫骨粗隆**。外侧髁的后下面有腓关节面与腓骨头相关节。体的前缘特别锐利，在体表可以摸到。下端稍膨大，内侧有伸向下的**内踝**，下面有关节面与距骨滑车相关节。外侧有腓骨切迹与腓骨相接。

4. **腓骨**　细长，位于胫骨的外后方，分一体两端。上端稍膨大称腓骨头，与胫骨相关节。头下方缩细称腓骨颈。下端膨大，称**外踝**。其内侧有呈三角形的关节面，和胫骨下端的关节面共同构成关节窝，与距骨相关节（图 1-20）。

5. **足骨**　包括跗骨、跖骨和趾骨 3 部分（图 1-21）。

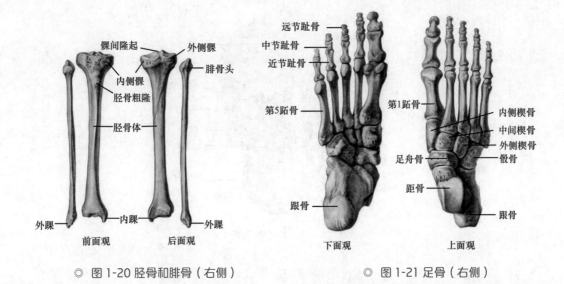

◎ 图 1-20 胫骨和腓骨（右侧） ◎ 图 1-21 足骨（右侧）

（1）**跗骨** 有 7 块，属于短骨。上方与胫、腓骨连结的为**距骨**，其上面有前宽后窄的关节面称**距骨滑车**，距骨前方为**足舟骨**，足舟骨前方由内侧向外侧分别为**内侧楔骨**、**中间楔骨和外侧楔骨**，前外侧为**骰骨**，距骨的下方是**跟骨**，跟骨的后下方膨大为**跟骨结节**。

（2）**跖骨** 有 5 块，位于足骨的中间部，属于长骨，从内侧到外侧为第 1 ~ 5 跖骨。形状和排列大致与掌骨相当，但比掌骨粗壮。每一跖骨都分为底、体和头三部。第 5 跖骨底向后外伸出的骨突，称第 5 跖骨粗隆。

（3）**趾骨** 有 14 块，属于长骨，形状和排列与指骨相似，但都较短小。蹈趾为两节，其余各趾为 3 节。

（三）下肢骨的骨性标志

下肢骨的重要骨性标志包括：髂前上棘、髂结节、坐骨结节、耻骨结节、股骨大转子、股骨内、外侧髁、髌骨、内踝、外踝、胫骨粗隆、跟骨结节等。

五、颅骨

颅（skull）位于脊柱上方，由 23 块颅骨组成，另外有 3 对听小骨位于颞骨内。除下颌骨和舌骨外，颅骨彼此借缝或软骨牢固连结。

微课：颅骨

（一）颅骨的组成

颅可分为后上方的**脑颅**和前下方的**面颅**，前者由脑颅骨围成，后者由**面颅骨**连结而成（图 1–22）。

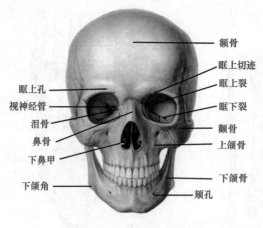

◎ 图1-22 颅（前面观）

1. **脑颅骨** 有8块，包括成对的**颞骨**和**顶骨**，不成对的**额骨**、**筛骨**、**蝶骨**和**枕骨**。它们共同围成颅腔，支持和保护脑。颅腔的顶称颅盖，由前向后依次由额骨、左右顶骨和枕骨构成。颅腔的底称颅底，由颅底中部的蝶骨、前部的筛骨和额骨、两侧的颞骨和后部的枕骨构成。

（1）**筛骨** 是最为脆弱的含气骨，位于两眶之间，蝶骨体的前方，构成鼻腔上部和外侧壁。在冠状位上，筛骨呈"巾"字形，分筛板、垂直板和筛骨迷路三部分（图1-23）。

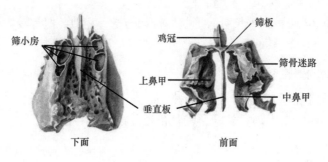

◎ 图1-23 筛骨

①**筛板** 为多孔的水平骨板，构成鼻腔的顶。筛板向上伸出的骨嵴称鸡冠。

②**垂直板** 是筛板正中向下垂直伸入鼻腔的矢状位骨板，构成骨性鼻中隔的上部。

③**筛骨迷路** 位于垂直板的两侧，由菲薄骨片围成许多含气小腔，总称筛窦。筛骨迷路的内侧面朝向鼻腔，有两个向下卷曲的小骨片，上方的称**上鼻甲**，下方的称**中鼻甲**。外侧面骨质极薄，构成眶的内侧壁，称眶板。

（2）**蝶骨** 形似展翅的蝴蝶，位于颅底中央，分蝶骨体、小翼、大翼和翼突四部分（图1-24）。

①**蝶骨体** 位于蝶骨中部的立方形骨块，内有一对空腔，称蝶窦，开口于鼻腔。

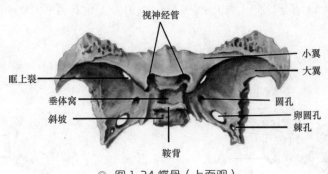

◎ 图 1-24 蝶骨（上面观）

②**小翼** 小翼是蝶骨体向两侧前上方伸出的一对突起，其与体的交界处有**视神经管**。

③**大翼** 蝶骨后下方的一对突起为大翼，其根部由前内向后外有**圆孔**、**卵圆孔**和**棘孔**，分别有重要的血管和神经通过。

④**翼突** 由体和大翼结合处向下方伸出的一对突起，由内侧板和外侧板构成。

（3）**颞骨** 参与构成颅腔侧壁和颅底，形状不规则。颞骨以外耳门为中心分为鳞部、鼓部和岩部三部分（图1-25）。

①**鳞部** 位于外耳门的上方，呈鳞片状，内面有脑膜中动脉沟；外面光滑，前下方伸出的突起称颧突，与颧骨的颞突构成颧弓，颧突根部下面的深窝称**下颌窝**，窝的前缘隆起称关节结节。

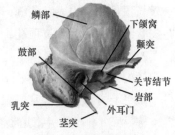

◎ 图 1-25 颞骨（外面）

②**鼓部** 位于下颌窝的后方，为弯曲的骨片，从前、下、后 3 面围绕外耳道。

③**岩部** 呈三棱锥形，为鳞部内面下部向前内伸出的突起，位于蝶骨和枕骨之间，参与构成颅底。外耳门后方向下的突起称**乳突**，内有许多含气腔隙，称乳突小房。

2. 面颅骨 有 15 块，包括成对的上颌骨、鼻骨、泪骨、颧骨、腭骨和下鼻甲；不成对的下颌骨、犁骨和舌骨。它们构成面部的支架，并围成眶、骨性鼻腔和骨性口腔，容纳视觉、嗅觉和味觉器官。上颌骨位于面颅中央，其外上方为颧骨，内上方为长方形的鼻骨，下方为下颌骨，后方为腭骨，后下方为舌骨。眶内侧壁的前部为泪骨。骨性鼻腔外侧壁的下部连有下鼻甲。下鼻甲的内侧为犁骨，参与构成鼻中隔（图1-22）。

（1）**下颌骨** 为面颅骨最大者，呈蹄铁形，分为中部的下颌体及两侧的下颌支。下颌体呈凸向前的弓形，上缘构成牙槽弓，有容纳下牙根的牙槽，下缘圆钝称下颌底。下颌体的前外侧有一对颏孔，内面正中有一对颏棘。下颌支呈长方形，上端有两个突起，前方的称为冠突，后方的称为髁突，两突之间的凹陷称下颌切迹。髁突上端膨大称**下颌头**，与下颌窝相关节，其下方缩细称下颌颈。下颌支后缘与下颌底相交处称**下颌角**。下颌支内面的中央有一开口，称下颌孔，经下颌管通颏孔（图1-26）。

（2）**舌骨** 位于下颌骨后下方，呈马蹄铁形。中间部称舌骨体，由体向后伸出的长突称大角，体与大角结合处向上伸出的短突称小角。大角和舌骨体均可在体表摸到（图1-27）。

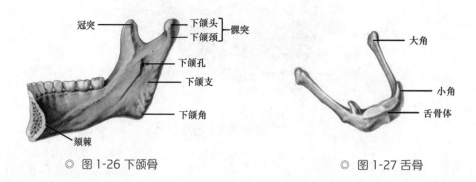

◎ 图1-26 下颌骨　　　　　　　　　◎ 图1-27 舌骨

（二）颅的整体观

1. 颅的顶面观

颅的上面称颅顶，呈卵圆形，前窄后宽，由额骨、顶骨及部分颞骨和枕骨借缝连结而成。额骨与顶骨连接构成**冠状缝**，两侧顶骨连接构成**矢状缝**，两侧顶骨与枕骨连接构成**人字缝**。在矢状缝中后部两侧有顶孔，其中通过导静脉。

2. 颅的侧面观

颅的侧面中部有外耳门，向内通外耳道。外耳门后下方的突起称乳突，前上方有颧弓。颧弓上方浅窝为颞窝。颞窝前下部较薄，额、顶、颞、蝶4骨交汇处构成"H"形的缝，称翼点（pterion），是整个颅最为薄弱处，其内面有脑膜中动脉前支经过，外伤或骨折时，易损伤该血管而引起颅内的硬膜外血肿。颧弓下方的深窝称颞下窝，容纳咀嚼肌、血管和神经等，窝内向前连通的三角形间隙称翼腭窝，可通向眶、颅腔、鼻腔和口腔（图1-28）。

微课：颅整
体观 1

微课：颅整
体观 2

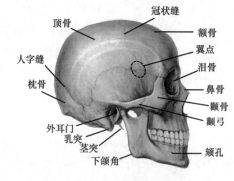

◎ 图1-28 颅（侧面观）

3. 颅的前面观

颅的前面中央有梨状孔，向后通骨性鼻腔，孔的外上方为眶，下方为骨性口腔（图1-22）。

（1）眶　为一对四棱锥体形的腔，由四壁围成，眶底朝向前外，尖向后内，容纳眼球及眼副器。前方的眶底即为眶口，眶上缘的内、中1/3交界处有眶上切迹或眶上孔，眶下缘的中点下方有眶下孔。后方的眶尖有 1 圆孔，即为视神经管，通向颅中窝。眶上壁外侧部有泪腺窝，容纳泪腺。下壁中部有眶下沟，此沟向前经眶下管开口于眶下孔。眶内侧壁前下部有泪囊窝，容纳泪囊，此窝向下经鼻泪管通鼻腔的下鼻道。眶上壁与外侧壁交界处的后方为眶上裂，向后通向颅中窝。眶下壁与外侧壁交界处后方为眶下裂，向后通颞下窝。

（2）**骨性鼻腔** 位于面颅中央，介于两眶与上颌骨之间，被犁骨和筛骨垂直板构成的骨性鼻中隔分为左、右两部分。前方共同的开口为梨状孔，后方有两个开口，称鼻后孔，通鼻咽。鼻腔的上壁为筛板，下壁为骨腭，外侧壁由上颌骨和筛骨等构成，自上而下有 3 个向下弯曲的骨片，分别称上鼻甲、中鼻甲和下鼻甲，鼻甲下方的腔隙为鼻道，分别称上鼻道、中鼻道和下鼻道。在上鼻甲后上方和蝶骨体之间有一浅窝，称蝶筛隐窝（图 1-29）。

（3）**骨性鼻旁窦** 又称副鼻窦，是位于鼻腔周围颅骨内的含气空腔的总称。包括额窦、筛窦、蝶窦和上颌窦，它们均开口于鼻腔（图 1-29）。骨性鼻旁窦具有发音共鸣和减轻颅骨重量的作用。

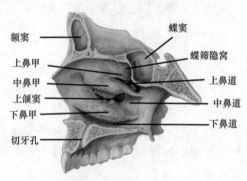

◎ 图 1-29 鼻腔外侧壁

①额窦 位于额骨内，眉弓深面，左右各一，开口于中鼻道。

②筛窦 位于筛骨内，呈蜂窝状，分为前、中、后 3 群，前、中群开口于中鼻道，后群开口于上鼻道。

③蝶窦 位于蝶骨体内，被薄骨板分为左右两腔，多不对称，向前开口于蝶筛隐窝。

④上颌窦 体积最大，位于上颌骨体内，开口于中鼻道，窦口高于窦底，直立位时不易引流。

（4）**骨性口腔** 由上颌骨、腭骨和下颌骨围成，向后通口咽。

4. 颅底内面观

颅底内面凹凸不平，由前向后分为颅前窝、颅中窝及颅后窝，呈阶梯状分部，窝中有许多孔和裂，大都与颅底外面相通（图 1-30）。

（1）**颅前窝** 较浅，由额骨眶部、筛骨筛板和蝶骨小翼构成。正中有一向上的突起称鸡冠，其两侧的水平骨板为筛板，板上有许多小孔，称筛孔，向下与骨性鼻腔相通。

（2）**颅中窝** 中部隆起，由蝶骨体及大翼、颞骨岩部构成。蝶骨体上面呈马鞍状，称蝶鞍。蝶鞍中部的凹窝称**垂体窝**，垂体窝容纳垂体，其前外侧有视神经管。蝶鞍两侧由前内向后外，依次有圆孔、卵圆孔和棘孔。卵圆孔和棘孔后方三棱锥形的骨突为颞骨岩部。岩部外侧较平坦称鼓室盖，为中耳鼓室的上壁。

（3）**颅后窝** 较深，主要由枕骨和颞骨岩部后面构成。中央为**枕骨大孔**，孔的前上方的平坦斜面称斜坡，孔的前外侧缘上有舌下神经管内口，孔的后上方的隆起称枕内隆凸，由此向上延续为上矢状窦沟，向两侧延续为横窦沟，继续转向前下移行为乙状窦沟，经颈静脉孔出颅。颞骨岩部后面的中央有一孔，称内耳门，通向内耳道。

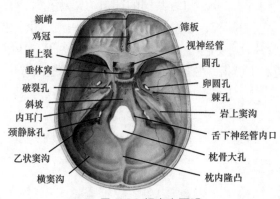

◎ 图 1-30 颅底内面观

5. 颅底外面观

颅底外面高低不平，有许多神经血管通过的孔、裂。颅底外面可分前、后两部（图1-31）。前部牙槽弓围绕的部分称**骨腭**，由上颌骨和腭骨水平板构成。骨腭后上方有一对鼻后孔，孔两侧的垂直骨板为翼突，翼突根部的后外侧依次有卵圆孔和棘孔。后部正中有枕骨大孔，其后上方的粗糙隆起称枕外隆凸。枕骨大孔外侧有椭圆形的关节面隆起称枕髁。枕髁前方有破裂孔。枕髁前外侧稍上方有舌下神经管外口，枕髁外侧有颈静脉孔，其前方的圆形孔为颈动脉管外口。颈静脉孔后外侧的细长突起为茎突，粗大的圆形突起称乳突，茎突根部后方的小孔称茎乳孔，与面神经管相通。茎突前外侧有下颌窝，与下颌头相关节，窝前方的隆起称关节结节。

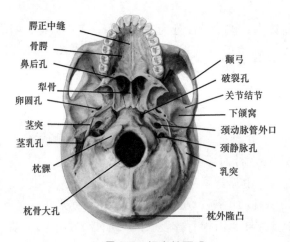

◎ 图 1-31 颅底外面观

（三）新生儿颅的特征

胎儿时期脑及感觉器官发育早，而咀嚼和呼吸器官，尤其是鼻窦尚未发育完善，故脑颅比面颅大得多（图1-32）。新生儿面颅约为全颅的1/8，而成年人面颅为全颅的1/4。新生儿颅顶各骨尚未发育完全，骨与骨之间仍保留有一定面积的结缔组织膜，面积较大者称**颅囟**。其中位于两顶骨与额骨之间的称**前囟**，呈菱形，最大，约1岁半闭合。位于两顶骨与枕骨之间的称**后囟**，呈三角形，出生后6个月闭合，其余各囟出生不久闭合。前囟闭合的早晚可作为婴儿发育的标志和颅内压力变化的观察窗口。

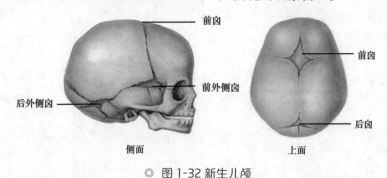

◎ 图1-32 新生儿颅

（四）颅骨的骨性标志

颅骨重要的骨性标志有：枕外隆凸、乳突、下颌角、颧弓、眶上缘、眶下缘等。

思维导图

详版思维导图：
骨

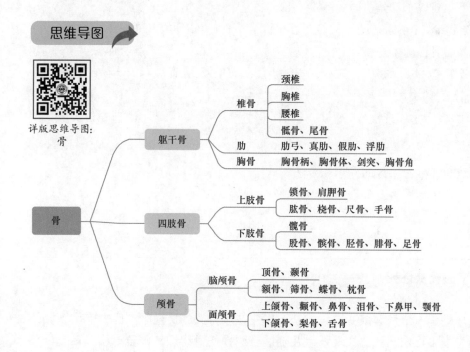

自我检测

一、单项选择题

1. 无椎体的是（　　　）
   A. 寰椎　　　　B. 枢椎　　　　C. 隆椎　　　　D. 胸椎　　　　E. 腰椎
2. 椎体上有齿突的是（　　　）
   A. 寰椎　　　　B. 枢椎　　　　C. 隆椎　　　　D. 胸椎　　　　E. 腰椎
3. 肱骨内上髁骨折易损伤（　　　）
   A. 桡神经　　　B. 腋神经　　　C. 正中神经　　　D. 尺神经　　　E. 肌皮神经
4. 两侧髂嵴最高点连线大约平（　　　）
   A. 第2腰椎棘突　　　　　　　B. 第3腰椎棘突　　　　　　C. 第4腰椎棘突
   D. 第5腰椎棘突　　　　　　　E. 第1腰椎棘突
5. 有鼻旁窦的骨是（　　　）
   A. 枕骨　　　　B. 颞骨　　　　C. 上颌骨　　　　D. 下颌骨　　　　E. 鼻骨
6. 参与构成面颅的是（　　　）
   A. 额骨　　　　B. 顶骨　　　　C. 颞骨　　　　D. 颧骨　　　　E. 筛骨
7. 乳突属于下列哪块骨（　　　）
   A. 额骨　　　　B. 顶骨　　　　C. 颞骨　　　　D. 颧骨　　　　E. 筛骨
8. 肩胛骨下角对应（　　　）
   A. 第2肋　　　B. 第5肋　　　C. 第6肋　　　D. 第7肋　　　E. 第3肋
9. 肩部最高的骨性标志是（　　　）
   A. 肩峰　　　　B. 喙突　　　　C. 肩胛冈　　　　D. 大结节　　　　E. 小结节
10. 外踝在下列哪块骨上（　　　）
    A. 胫骨　　　　B. 腓骨　　　　C. 股骨　　　　D. 跟骨　　　　E. 距骨

二、思考题

1. 综述计数肋和椎骨序数的标志和方法。
2. 骨性鼻旁窦包括哪些？分别开口于何处？
3. 简述椎骨的一般形态。

知识链接　　　**股骨头坏死**

　　股骨头坏死是一个病理演变过程，初始发生在股骨头的负重区，应力作用下坏死骨骨小梁结构发生损伤，即显微骨折以及随后针对损伤骨组织的修复过程。造成骨坏死的原因不消除，修复不完善，损伤与修复的过程继续，导致股骨头结构改变，股骨头塌陷、变形，关节炎症，功能障碍。股骨头坏死固然会引起病痛，关节活动和负重行走功能障碍，但人们不要受"坏和死"文字含义恐怖的影响，股骨头坏死病变毕竟局限，累及个别关节，可以减轻、消退和自愈，即便特别严重，也还可以通过人工髋关节置换补救，仍能恢复步行能力。

第二节 关节学

学习目标

1. 能描述关节的基本结构、辅助结构及运动形式
2. 能说出椎骨的连结
3. 能说出胸廓的组成和形态特点
4. 能描述肩关节、肘关节的组成、结构特点及运动
5. 能说出骨盆的组成及分部
6. 能描述髋关节、膝关节、踝关节的组成、结构特点及运动

一、骨连结总论

骨与骨之间的连结装置称**骨连结**。按骨连结的不同方式，可分为直接连结和间接连结两种。

微课：骨连结

（一）直接连结

直接连结是骨与骨之间借纤维结缔组织、软骨或骨相连结，其间无间隙，较牢固，不活动或少许活动。这种连结可分为纤维连结、软骨连结和骨性结合三类。

1. **纤维连结** 两骨之间借致密结缔组织相连结，其间无间隙。如椎骨之间的韧带连结、前臂骨间膜、颅的矢状缝和冠状缝等。

2. **软骨连结** 两骨之间借软骨相连结，其间无间隙。如椎体之间的椎间盘、耻骨联合等。

3. **骨性结合** 两骨之间借骨组织相连结。常由纤维连结和软骨连结骨化而成，无活动性。如髂骨、耻骨、坐骨之间在髋臼处的骨性结合等。

（二）间接连结

间接连结又称**关节**（joint）或滑膜关节，是骨和骨之间借膜性的结缔组织囊相连结的，在相对骨面之间有充以滑液的腔隙，具有较大的活动性。

1. **关节的基本结构**

关节包括关节面、关节囊和关节腔三部分（图1-33）。

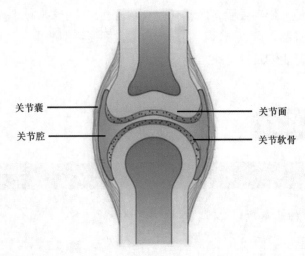

关节囊
关节腔
关节面
关节软骨

◎ 图1-33 关节

（1）**关节面**　是参与构成关节的各骨的邻接面。每一关节至少包括两个关节面，多为一凸一凹，分别称**关节头**和**关节窝**。关节面上覆盖一薄层透明软骨，称关节软骨，其表面光滑，有弹性，可减少运动时的摩擦，并有缓冲震荡和冲击的作用。

（2）**关节囊**　是包绕在关节周围的结缔组织囊，分内外两层，外层为**纤维层**，由致密坚韧的结缔组织构成；内层为**滑膜层**，由薄而柔软的疏松结缔组织构成。滑膜层能分泌滑液，润滑关节并营养关节软骨，可减少关节运动时的磨擦。

（3）**关节腔**　是由关节囊滑膜层和关节软骨围成的密闭腔隙，腔内有少量的滑液，关节腔内为负压，有助于维持关节的稳固性。

2. 关节的辅助结构

关节除上述基本结构外，一些关节为适应其功能还有一些辅助结构，以增加关节的灵活性和稳固性。

（1）**韧带**　是连于相邻两骨之间的致密结缔组织束，有加强关节的稳固性和限制关节过度运动的作用。位于关节囊外的称**囊外韧带**。位于关节囊内的称**囊内韧带**，有滑膜包裹。

（2）**关节盘**　是位于两关节面之间的纤维软骨板，其周缘附着于关节囊，将关节腔分成两部。多呈圆盘状，中央稍薄，周缘略厚，可使关节面之间相互适应，增加了关节的稳固性和灵活性。膝关节的关节盘呈半月形，称**半月板**。此外，关节盘有一定的弹性，能够减少外力对关节的冲击和震荡。

（3）**关节唇**　是附着于关节窝周缘的纤维软骨环，可加深关节窝，增大关节面，如髋臼唇等。关节唇增加了关节的稳固性。

3. 关节的运动形式

依据运动轴的不同方位，关节主要有以下四种运动形式。

（1）**屈和伸**　是沿冠状轴进行的运动。运动时两骨相互靠拢，角度变小为屈，角度增大为伸。在足部，足尖上抬，足背向小腿前面靠拢为踝关节的伸，又称背屈，足尖下垂为踝关节的屈，又称跖屈。

（2）**收和展** 是沿矢状轴进行的运动。骨向正中矢状面靠拢为收，反之，远离正中矢状面为展。对于手指和足趾的收展，则规定以中指和第2趾为中轴靠拢或散开运动。

（3）**旋转** 是沿垂直轴进行的运动。骨向前内侧旋转，称**旋内**，反之，向后外旋转，称**旋外**。在前臂，将手背转向前的运动称**旋前**，将手背转向后的运动称**旋后**。

（4）**环转** 是骨的近端在原位转动，远端做圆周运动。运动时全骨描绘出一圆锥形轨迹，这实际上是屈、内收、伸、外展依次结合的连续运动。

二、躯干骨的连结

案例：椎间   微课：躯干
盘突出   骨连结

（一）脊柱

1. 椎骨间的连结

相邻椎骨之间借椎间盘、韧带和关节相连，构成**脊柱**（vertebral column）。

（1）椎体间的连结 相邻椎体间借椎间盘、前纵韧带和后纵韧带相连结。

①**椎间盘**（图1-34） 椎间盘是位于相邻椎体间的纤维软骨盘，成人有23块。椎间盘由中央部的髓核和周围部的纤维环两部分构成。**髓核**为柔软且富有弹性的胶状物质。**纤维环**由多层纤维软骨以同心圆排列而成，能够牢固连结相邻两个椎体，保护髓核并限制髓核向周围膨出。当脊柱运动时，髓核在纤维环内可发生轻微的变形和运动。椎间盘在承受压力时被压缩，去除压力后复原，具有弹簧垫样缓冲震荡，保护脑和内脏的作用。各部椎间盘厚薄不一，腰部最厚，颈部次之，中胸部最薄。当纤维环破裂时，髓核容易向后外侧脱出，突向椎管或椎间孔，压迫脊髓或脊神经根，导致相应症状，临床上称**椎间盘突出症**。因脊柱腰部负重及活动度最大，所以椎间盘突出症多发生在腰部。

②**前纵韧带**（图1-35） 是位于所有椎体及椎间盘前面的长韧带，有限制脊柱过度后伸和防止椎间盘向前脱出的作用。

③**后纵韧带** 位于椎管前壁所有椎体及椎间盘的后面，有限制脊柱过度前屈的作用。

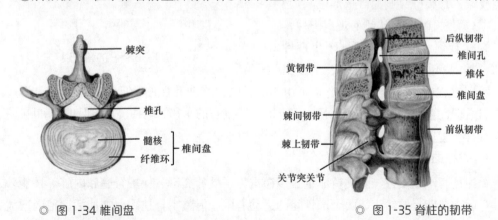

◎ 图1-34 椎间盘　　　　　　　　◎ 图1-35 脊柱的韧带

（2）椎弓间的连结 包括韧带连结和关节突关节。

①**黄韧带** 是连结相邻两椎弓板之间的短韧带，与椎弓板共同构成椎管后壁。有限制脊柱过度前屈并维持脊柱直立姿势的作用。

②**棘间韧带** 是连结相邻两棘突之间的短韧带，前接黄韧带，后方移行为棘上韧带或项韧带。

③**棘上韧带** 是附着于各棘突末端的纵行细长韧带，前方与棘间韧带融合，有限制脊柱过度前屈的作用。附着于颈椎棘突的三角形板状韧带称**项韧带**。

④**横突间韧带** 是位于相邻横突之间的纤维束。

⑤**关节突关节** 由相邻椎骨的上、下关节突的关节面构成，属于微动关节。

（3）寰椎与枕骨及枢椎间的连结：

①**寰枕关节** 是由寰椎侧块上的上关节凹与枕髁构成的，属联合关节，可使头做前俯、后仰和侧屈运动。

②**寰枢关节** 是由寰椎齿突凹与枢椎齿突构成的，可使头部做旋转运动。

2. 脊柱的整体观（图 1-36）

（1）脊柱前面观 从前面观察脊柱，可见椎体自上而下逐渐增大，到骶骨上端最宽，自此以下体积缩小。这是由于自骶骨耳状面以下，重力经髂骨传到下肢骨，椎体已没有承重意义，所以体积逐渐缩小。

（2）脊柱后面观 从后面观察脊柱，可见所有椎骨棘突连成纵嵴，位于后正中线上。各部分棘突形态各异：颈椎棘突短，末端分叉，但隆椎棘突却长而突出；胸椎棘突长，斜向后下方，呈叠瓦状排列；腰椎棘突呈板状，水平伸向后方，棘突间隙较宽，是腰椎穿刺的常选部位。

（3）脊柱侧面观 从侧面观察脊柱，可见脊柱有颈、胸、腰、骶 4 个生理性弯曲。其中颈曲和腰曲凸向前，是在出

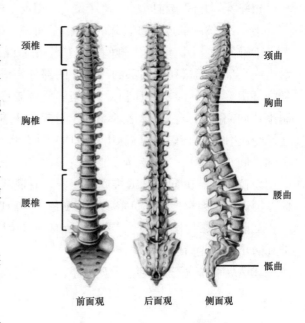

◎ 图 1-36 脊柱的整体观

生后发育过程中，随着抬头、坐立而相继形成的；胸曲和骶曲凸向后，胚胎时已形成。脊柱的生理性弯曲增大脊柱的弹性，对维持人体重心的平衡，缓冲震荡，保护脑和胸、腹、盆腔器官有着重要的意义。

3. 脊柱的功能

脊柱是躯干的支柱，除支持体重、传递重力、缓冲震动、保护脊髓和内脏等功能外，还具有运动功能。虽然相邻两个椎骨间的运动有限，但整个脊柱因叠加使活动范围增大，尤其是颈部和腰部运动幅度最大。脊柱可做前屈、后伸、侧屈、旋转和环转等运动。

（二）胸廓

胸廓（thoracic cage）是由 12 块胸椎、12 对肋和 1 块胸骨连结而成，具有支持和保护

胸、腹腔内的器官和参与呼吸运动等功能（图1-37）。

1. **胸肋关节**　由第2～7肋软骨与胸骨相应的肋切迹构成，属于微动关节。第1肋与胸骨柄之间的连结是软骨连结，第8～10肋软骨的前端不是直接与胸骨相连，而是依次与上位肋软骨下缘形成软骨连结，形成左右两侧的肋弓。第11和12肋前端游离于腹壁肌层之中。

2. **肋椎关节**　是肋后端与胸椎之间的关节，包括肋头关节和肋横突关节。**肋头关节**由肋头与相应椎体的上、下肋凹构成。**肋横突关节**由肋结节与相应胸椎横突肋凹构成。上述两关节均属于微动关节。

3. **胸廓的整体观**　胸廓呈前后略扁的圆锥形，上窄下宽，有上、下两口。

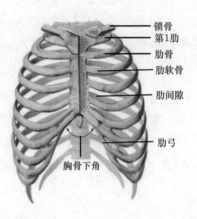

◎ 图1-37 胸廓

胸廓上口较小，由第1肋、第1胸椎和胸骨柄上缘围成，向前下方倾斜，是颈部和胸部之间的通道。胸廓下口较大，由剑突、肋弓、第11肋、第12肋及第12胸椎围成。两侧肋弓之间的夹角称**胸骨下角**。相邻两肋之间的间隙称肋间隙。

4. **胸廓的运动**　主要是参与呼吸。吸气时，在肌的作用下，肋前端上提，胸骨前移，肋体向外扩展，胸腔容积增大。呼气时，胸廓做相反的运动，使胸腔容积减小。

三、上肢骨的连结

微课：四肢
骨连结

（一）肩关节

1. 组成

肩关节属于球窝关节，由肱骨头与肩胛骨的关节盂构成（图1-38）。

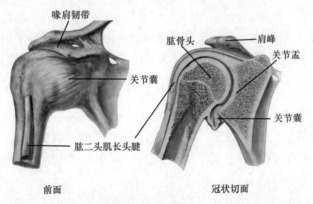

◎ 图1-38 肩关节

2. 构造特点

肱骨头大，关节盂小而浅，边缘附有盂唇。关节囊薄而松弛，囊内有肱二头肌长头腱通过。在关节囊外的韧带有喙肱韧带和喙肩韧带，以加强关节的稳固性。关节的上、前、后均有韧带或肌肉加强，但前下部较薄弱，故肱骨头常向前下方发生脱位。

3. 运动形式

肩关节是全身运动幅度最大、最灵活的关节。可做屈、伸、内收、外展、旋内、旋外和环转运动。

（二）肘关节

1. 组成

肘关节由肱骨下端与尺、桡骨上端构成，属于复合关节（图 1-39）。肘关节内包含三个单关节：①**肱尺关节**，由肱骨滑车与尺骨滑车切迹构成；②**肱桡关节**，由肱骨小头与桡骨头上关节凹构成；③**桡尺近侧关节**，由桡骨头环状关节面与尺骨桡切迹构成。

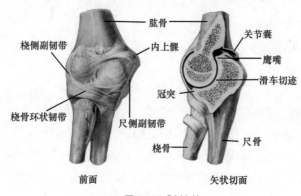

◎ 图 1-39 肘关节

2. 构造特点

肘关节的 3 个单关节包在 1 个关节囊内。关节囊的前、后壁薄而松弛，两侧分别有尺侧副韧带和桡侧副韧带加强。此外，桡骨环状关节面周围有桡骨环状韧带，可防止桡骨头脱出。幼儿的桡骨头及环状韧带发育尚未完全，在肘关节伸直位猛力牵拉前臂时，有可能发生桡骨头半脱位。

3. 运动形式

肘关节可做屈、伸运动。当肘关节屈至 90° 时，肱骨内、外上髁与尺骨鹰嘴 3 点的连线组成肘后三角，当肘关节伸直时，这 3 点位于一条直线上。肘关节脱位时，3 点的位置关系会发生改变。

（三）前臂骨连结

前臂桡、尺骨借桡尺近侧关节、桡尺远侧关节和前臂骨间膜相连。

1. **桡尺近侧关节** 在结构上属于肘关节的一部分，在功能上与桡尺远侧关节联合运动。

2. **桡尺远侧关节** 是由桡骨的尺切迹及关节盘与尺骨头构成的。桡尺近侧关节和桡尺远侧关节是联合关节，可使前臂做旋前和旋后运动。

3. **前臂骨间膜** 是连于桡骨和尺骨骨间缘之间的坚韧纤维膜。纤维方向是从桡骨斜向下内到达尺骨。当前臂处于旋前或旋后位时，骨间膜松弛。前臂处于半旋前或半旋后位时，骨间膜紧张。

（四）手骨连结

手骨连结包括桡腕关节、腕骨间关节、腕掌关节、掌指关节和指骨间关节。

1. **桡腕关节**

（1）组成 桡腕关节又称**腕关节**，由桡骨下端的腕关节面和尺骨下方的关节盘与手舟骨、月骨、三角骨的近侧关节面构成（图1-40）。

（2）构造特点 关节囊松弛，其前、后和两侧都有韧带加强。

（3）运动形式 可做屈、伸、内收、外展和环转运动。

2. **腕骨间关节** 为相邻腕骨之间的微动关节（图1-41）。

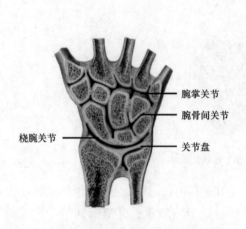

◎ 图1-40 桡腕关节（冠状切面）

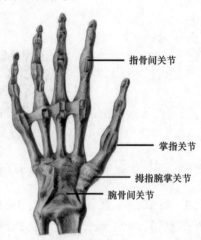

◎ 图1-41 手关节

3. **腕掌关节** 由远侧列腕骨与5块掌骨的底构成。其中拇指腕掌关节的关节囊松弛，运动灵活，能做屈、伸、收、展、环转和对掌运动。对掌运动即拇指与其他各指的掌面相对的运动，是人类特有的重要功能。

4. **掌指关节** 共5个，由掌骨头和近节指骨底构成。能做屈、伸、收、展和环转运动。手指的收展以中指为准，靠近中指为收，远离中指为展。

5. **指骨间关节** 由各指相邻两节指骨构成，只能做屈、伸运动。

四、下肢骨的连结

（一）骨盆

骨盆（pelvis）由骶骨、尾骨和左右髋骨借关节、韧带和软骨连结而成（图1-42）。

1. **骨盆的连结**

（1）**骶髂关节** 由骶骨的耳状面与髂骨的耳状面构成，属微动关节。关节面凸凹不平，互相嵌合十分紧密，关节囊紧张又坚韧，并有坚强的韧带加固。

（2）**耻骨联合** 由两侧的耻骨联合面借**耻骨间盘**连结而成（图1-43）。耻骨间盘由纤维软骨构成，内部正中有纵行裂隙，女性耻骨间盘较厚，裂隙较宽，分娩时稍分离，有利于胎儿的娩出。

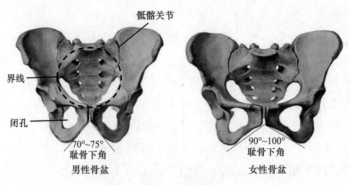

◎ 图1-42 骨盆

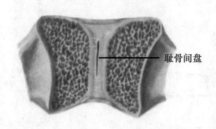

◎ 图1-43 耻骨联合（冠状切面）

（3）**韧带连结** 骶骨与坐骨之间有两条强大的韧带相连，为骶结节韧带与骶棘韧带。①**骶结节韧带**，起于骶骨及尾骨的侧缘，止于坐骨结节内侧缘；②**骶棘韧带**，位于骶结节韧带的前方，起于骶骨下端及尾骨的外侧缘，止于坐骨棘。两条韧带与坐骨大、小切迹分别围成坐骨大孔和坐骨小孔，有肌肉、肌腱、神经、血管等通过，是臀部与盆腔和会阴部之间的通道。

2. 骨盆的分部

骨盆以界线为界分为上方的**大骨盆**和下方的**小骨盆**。**界线**是由骶骨岬向两侧经弓状线、耻骨梳、耻骨结节、耻骨嵴到耻骨联合上缘的环形连线。大骨盆较宽大，实为腹腔的一部分，故又称**假骨盆**。小骨盆，又称**真骨盆**，有上、下两口，上口又称入口，由界线围成；下口又称出口，由尾骨尖、骶结节韧带、坐骨结节、坐骨下支、耻骨下支、耻骨联合下缘围成。两侧耻骨下支与坐骨支连接成耻骨弓，其间的夹角叫**耻骨下角**，男性的耻骨下角为70°～75°，女性的耻骨下角为90°～100°。

3. 骨盆的性别差异

自青春期开始，男、女骨盆出现差异。女性骨盆的形态特点与妊娠和分娩有关，主要包括：骨盆外形宽短，骨盆上口近似圆形，骨盆下口较宽，耻骨下角较大，盆腔宽短，呈圆桶形。男性骨盆狭长，骨盆上口近似心形，骨盆下口较窄，盆腔呈漏斗形。

骨盆具有传递重力、支持和保护盆腔器官的作用。女性骨盆还是胎儿娩出的产道。

（二）髋关节

1. 组成

髋关节由股骨头与髋臼构成（图1–44）。

案例：髋关节脱位

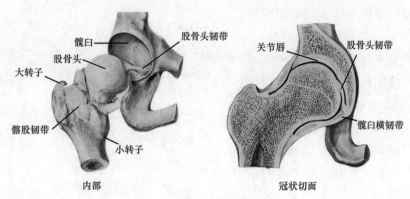

◎ 图1-44 髋关节

2. 构造特点

髋臼深凹，且边缘有髋臼唇附着，增加了关节窝的深度。关节囊厚而坚韧，股骨颈的前面全部包在囊内，后面内侧 2/3 位于囊内，外侧 1/3 露于囊外，所以股骨颈骨折分囊内骨折和囊外骨折。髋关节周围有韧带加强，主要是前面的髂股韧带，上方附着于髂前下棘的下方，向下附于股骨的转子间线。髂股韧带可限制大腿过度后伸，对维持直立姿势具有重要意义。关节囊内有股骨头韧带，起于髋臼横韧带，止于股骨头凹，内含营养股骨头的血管。一般认为，此韧带对髋关节的运动并无限制作用。

3. 运动形式

髋关节能做屈、伸、内收、外展、旋内、旋外和环转运动。与肩关节相比，其稳固性大，但运动的灵活性及幅度较小。

（三）膝关节

1. 组成

膝关节由股骨下端、胫骨上端以及髌骨构成（图1–45）。

动画："解膝之痛，珍膝当下"

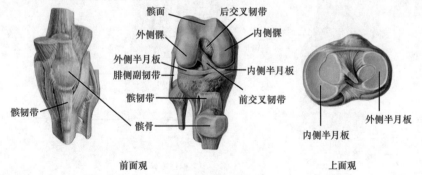

◎ 图1-45 膝关节

2. 构造特点

膝关节为人体最大且构造最复杂、损伤机会较多的关节。膝关节的关节囊较薄且松弛，周围有韧带加固。关节囊前方有股四头肌腱及其向下延续而成的**髌韧带**加强，内、外侧分别有胫侧副韧带和腓侧副韧带加强。关节囊内有连于股骨与胫骨之间的两条**膝交叉韧带**。前交叉韧带斜向后外上方，有制止胫骨前移的作用；后交叉韧带位于前交叉韧带的后内侧，斜向前内上方，具有限制胫骨后移的作用。在关节腔内，股骨与胫骨相对的关节面之间，垫有两块纤维软骨板，分别称**内侧半月板**和**外侧半月板**。内侧半月板大而较薄，呈"C"形，外侧半月板较小，呈"O"形，半月板具有一定的弹性，能缓冲重力，起到保护关节面的作用。半月板将膝关节腔分隔为不完全的上、下两腔，除使关节头和关节窝更加适应外，也增加了膝关节运动的灵活性。

> **了解膝关节腔穿刺术**
> **要求**：自行查阅膝关节腔穿刺术的操作目的、适应证、操作流程及注意事项。
> **能力目标**：
> （1）能说出膝关节腔穿刺术的用途；
> （2）能运用膝关节构造的相关知识解释穿刺部位与层次。

3. 运动形式

膝关节可做屈、伸运动，在半屈位时，还可有小幅度的旋内、旋外运动。

（四）小腿骨连结

小腿骨的上端由胫骨的腓关节面与腓骨头构成胫腓关节，两骨干之间借小腿骨间膜相连，下端借胫腓韧带连结。胫骨和腓骨间活动度很小。

（五）足骨连结

足骨连结包括距小腿关节、跗骨间关节、跗跖关节、跖趾关节及趾间关节5种（图1–46）。

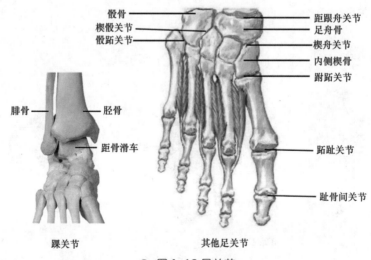

◎ 图1-46 足关节

1. **距小腿关节** 又称**踝关节**，由胫、腓骨下端的关节面与距骨滑车构成。关节囊前、后部松弛，两侧有韧带加强。内侧韧带较厚，外侧韧带较薄弱，足过度内翻时易引起外侧韧带损伤。踝关节主要做背屈及跖屈运动。在跖屈时，足可做轻度的侧方运动，此时踝关节容易发生扭伤，其中以内翻损伤最多见。

2. **跗骨间关节** 为各跗骨之间的关节。跗骨间借许多韧带相连，对维持足弓有重要意义。

3. **跗跖关节** 由 3 块楔骨和骰骨的远侧面与 5 个跖骨底构成，可做轻微的运动。

4. **跖趾关节** 由各跖骨小头与各趾的第 1 节趾骨底构成，可做屈、伸及轻微的收、展运动。

5. **趾骨间关节** 位于相续的两节趾骨之间，仅能做屈伸运动。

6. **足弓** 是由跗骨、跖骨以及足底的韧带、肌腱等共同构成的凸向上方的弓，可分为纵弓及横弓（图 1-47）。足弓具有良好的弹性，利于行走、跳跃，可缓冲震荡，保护足底的血管、神经免受压迫。然而韧带或肌肉（腱）损伤、先天性软组织发育不良或足骨骨折等，均可导致足弓塌陷，形成扁平足。

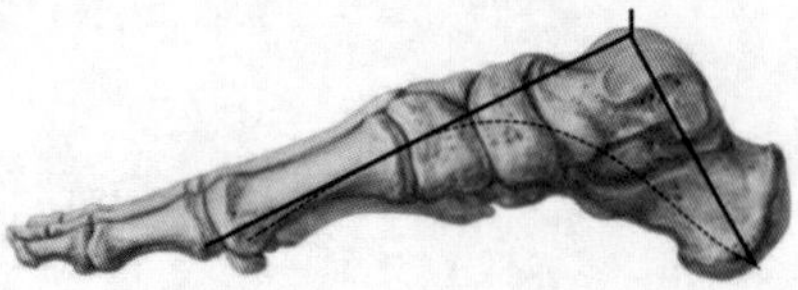

◎ 图 1-47 足弓

五、颅骨的连结

（一）颅的纤维连结和软骨连结

颅骨的连结大多为缝和软骨连结。随着年龄的增长，有些缝和软骨连结可转化为骨性结合，对颅内脑组织有很好的保护作用。

（二）颞下颌关节

1. 组成

颞下颌关节又称下颌关节，是颅骨连结中唯一的滑膜关节（图 1-48）。由颞骨的下颌窝、关节结节与下颌头构成。

2. 构造特点

关节囊松弛，前部较薄弱，外侧有韧带加强。囊内有椭圆形的关节盘，将关节腔分隔成上、下两部分。关节囊前部较为松弛，当张口过大时，下颌头有可能滑到关节结节的前方而无法退回关节窝，造成颞下颌关节脱位。

3. 运动形式

颞下颌关节属于联合关节，两侧同时运动，可使下颌骨上提、下降和向前、后、侧方运动。

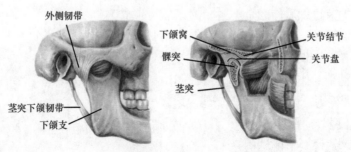

◎ 图 1-48 颞下颌关节

思维导图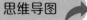

详版思维导图:
骨连结

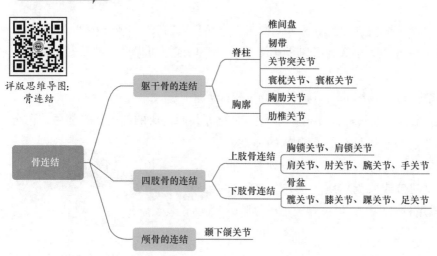

自我检测

一、单项选择题

1. 穿过肩关节囊的是（　　　）

   A. 肱三头肌肌腱　　　　　　B. 肱二头肌肌腱长头

   C. 肱二头肌肌腱短头　　　　D. 喙肱肌肌腱　　　　　E. 肱肌肌腱

2. 运动最灵活的关节是（　　　）

   A. 肩关节　　　　　　　　　B. 肘关节　　　　　　　C. 髋关节

   D. 膝关节　　　　　　　　　E. 腕关节

3. 脊柱的生理弯曲叙述正确的是（　　　）

   A. 颈曲凸后　　　　　　　　B. 胸曲凸前　　　　　　C. 腰曲凸前

   D. 骶曲凸前　　　　　　　　E. 以上都不对

4. 参与构成骨盆的骨不包括（　　　）

   A. 骶骨　　　　　　　　　　B. 腰椎　　　　　　　　C. 耻骨

   D. 髂骨　　　　　　　　　　E. 坐骨

5. 防止髋关节过度后伸的是（　　　）

   A. 股骨头韧带　　　　　　　B. 髂股韧带　　　　　　C. 骶棘韧带

   D. 骶结节韧带　　　　　　　E. 交叉韧带

6. 前交叉韧带的作用是（　　　）

   A. 缓冲外力　　　　　　　　B. 增强灵活性

   C. 防止胫骨向前移位　　　　D. 防止胫骨向后移位　　E. 以上都对

7. 不参与构成膝关节的结构是（　　　）

A. 股骨内侧髁   B. 股骨外侧髁   C. 髌骨

D. 胫骨   E. 腓骨

8. 有关节盘的关节是（   ）

A. 肘关节   B. 肩关节   C. 指间关节

D. 髋关节   E. 颞下颌关节

9. 关于颞下颌关节错误的是（   ）

A. 属联合关节   B. 关节囊松弛   C. 内有关节盘

D. 灵活   E. 属于直接连结

10. 下列关于肘关节的描述哪一项错误（   ）

A. 由肱骨下端和桡、尺骨上端构成   B. 各关节有一个共同的关节腔

C. 关节囊的前后壁较厚   D. 可在冠状轴上做屈、伸运动

E. 内外有韧带加强

二、思考题

简述椎间盘的构造、功能及椎间盘脱出症的解剖特点。

知识链接   **退行性骨关节病**

退行性骨关节病又称骨性关节炎、退行性关节炎、老年性关节炎、肥大性关节炎，是一种退行性病变，系由增龄、肥胖、劳损、创伤、关节先天性异常、关节畸形等诸多因素引起的关节软骨退化损伤、关节边缘和软骨下骨反应性增生。本病多见于中老年人群，好发于负重关节及活动量较多的关节（如颈椎、腰椎、膝关节、髋关节等）。过度负重或使用这些关节，均可促使退行性变化的发生。临床表现为缓慢发展的关节疼痛、压痛、僵硬、关节肿胀、活动受限和关节畸形等。

第三节 肌学

1. 能描述骨骼肌的形态、分类及辅助结构
2. 能说出斜方肌、背阔肌、竖脊肌、胸大肌、咀嚼肌、胸锁乳突肌、三角肌、肱二头肌、肱三头肌、髂腰肌、臀大肌、股四头肌、小腿三头肌的位置和作用
3. 能说出膈的三个裂孔的位置及其内容物
4. 能描述腹前外侧群肌的名称、位置、层次及作用
5. 能说出腹股沟管和股三角的位置、构成及内容
6. 能在体表辨识全身重要的肌性标志

一、肌学总论

微课：骨骼
肌概述

人体肌按形态、功能及分布可分为**骨骼肌**、**心肌**和**平滑肌**三种。骨骼肌通常附着于骨骼上，是运动系统的动力部分，在神经系统的支配下，骨骼肌的收缩及舒张牵动骨骼产生运动。由于骨骼肌的运动受人的意志控制，亦称**随意肌**，其分布最广，约 600 多块，占体重的 40% 左右。每块肌都有一定的形态和结构，执行一定的功能，并有丰富的血管和淋巴管，受相应的神经支配，所以每块肌都可视为一个器官（图 1-49）。

（一）肌的形态、构造

肌按形态大致可分为四类：长肌、短肌、扁肌和轮匝肌。**长肌**呈长梭形或带状，多分布于四肢，收缩时显著缩短，能产生大幅度的运动。**短肌**小而短，多分布于躯干深层，具有明显的节段性，收缩时能产生的运动幅度较小。**扁肌**呈宽阔的薄片状，也称阔肌，多分布于胸、腹壁，除有运动功能外还能保护和支持体内器官。**轮匝肌**呈环形，位于孔、裂周围，收缩时可以关闭孔、裂。

每块骨骼肌都包括肌腹和肌腱两部分。**肌腹**部分位于中间，主要由大量的骨骼肌纤维组成，色红而柔软，具有收缩和舒张功能。**肌腱**部分位于肌腹两端，主要由平行致密的胶原纤维束构成，色白、强韧且无收缩功能。肌借助肌腱附着于骨骼上。当肌受到突然暴力时，常常导致肌腹、肌腹与肌腱的连接处或肌腱的骨附着处断裂。长肌的肌腱多呈条索状，扁肌的肌腱扁宽呈膜片状，又称**腱膜**。

此外，人体内还有一些肌形态比较复杂，如二头肌、二腹肌、羽肌、半羽肌等（图 1-50）。

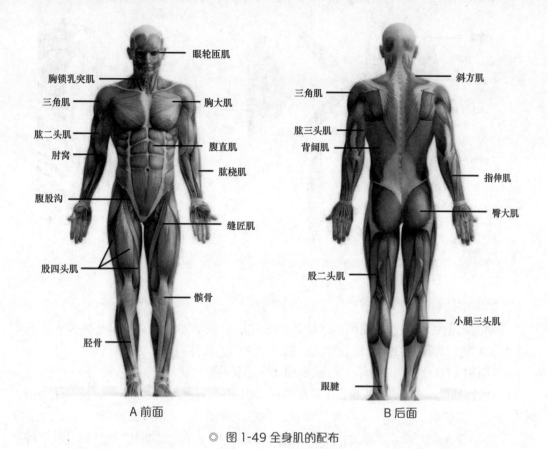

◎ 图 1-49 全身肌的配布

（二）肌的起止、配布和作用

肌通常两端附于两块或两块以上的骨，中间跨过一个或多个关节。肌收缩时，一骨的位置相对固定，另一骨因受到肌的牵引而发生位置的移动。全身肌的起、止点有一定规律，通常起点靠近身体正中矢状面或四肢的近端，止点则在另一端（图1-51）。肌在固定骨上的附着点称定点，而在移动骨上的附着点称动点，二者在一定条件下可以相互转化，故肌在骨上的定点和动点是相对的。

肌的配布与关节运动轴密切相关。每一个关节至少配布有两组运动方向相反的肌，这些在作用上相互对抗的肌称为**拮抗肌**，如肘关节前方的屈肌群和后方的伸肌群。在运动轴的同一侧作用相同的肌，称为**协同肌**，如肘关节前方的各块屈肌。它们互相拮抗，又互相依存，在神经系统的支配下，彼此协调，使动作准确有序。例如，屈肌收缩时，伸肌必须相应舒张，才能产生屈的动作；同理，伸肌收缩时，屈肌必须相应舒张，才能完成伸的动作。

肌主要有两种作用：一种是静力作用，即通过肌纤维等长收缩，产生肌张力来维持身体的平衡和保持一定的姿势等，如坐位、站立、蹲下等。另一种是动力作用，使身体完成各种运动，如行走、跳跃或伸手取物等。

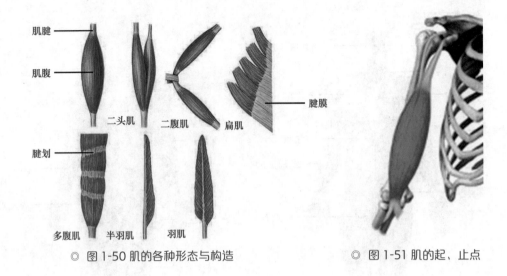

◎ 图 1-50 肌的各种形态与构造   ◎ 图 1-51 肌的起、止点

（三）肌的辅助结构

在肌活动的影响下，肌周围的结缔组织转化成一些辅助结构，对肌起保护和协助作用，为肌的辅助装置。肌的辅助装置包括筋膜、滑膜囊及腱鞘等。

1. **筋膜**（fascia）遍布全身，分浅筋膜和深筋膜两种（图 1–52）。

（1）**浅筋膜** 亦称**皮下筋膜**，由疏松结缔组织构成，位于真皮之下，包被身体各部，内有脂肪。脂肪组织的多少因身体的部位、性别及营养状态的不同而有所不同。浅筋膜具有维持体温和保护深部结构的作用。浅动脉、浅静脉、皮神经、淋巴管走行于浅筋膜内。临床上做皮下注射时即将药物注入此层中。

（2）**深筋膜** 亦称**固有筋膜**，由致密结缔组织构成，位于浅筋膜的深面，它包被体壁、肌和血管神经等，不仅遍布全身且相互连续。在四肢，深筋膜插入肌群之间，并附着于骨，构成肌间隔，分隔肌群。深筋膜有保护和约束肌的作用，并在肌收缩时，减少相邻肌或肌群之间的摩擦，有利于各自的独立运动。深筋膜包裹每块肌或肌群构成肌筋膜鞘。病理情况下，肌筋膜鞘可限制炎症扩散，潴留脓液。在腕、踝部，深筋膜增厚形成支持带，对深部的肌腱起支持和约束作用。深筋膜还包绕血管、神经形成血管神经鞘。

2. **滑膜囊** 为封闭的结缔组织小囊，壁薄，内有滑液，多存在于肌腱与骨面相接触处，以减少两者间的摩擦，起到保护、协助肌腱灵活运动的作用。有的滑膜囊在关节附近与关节腔相通。滑膜囊炎症可影响肢体局部的运动功能。

> **了解皮下注射技术**
>
> **要求：** 自行查阅皮下注射技术的操作目的、要点、流程及注意事项。
>
> **能力目标：**
>
> （1）能说出皮下注射的用途；
>
> （2）能依据用途描述皮下注射可选择的部位：前臂外侧、腹壁、背部两肩胛间及股外侧部等处；
>
> （3）能准确指出皮下注射穿经的层次结构：经表皮、真皮达浅筋膜，并分析进针角度。

3. **腱鞘** 是包裹在长肌腱外面的鞘管，多位于手、足等活动幅度较大的部位（图1-53）。腱鞘可分为内、外两层，外层为纤维层，内层为滑膜层。纤维层是深筋膜增厚形成的。滑膜层为双层套管状，一层紧贴在纤维层内面，另一层包被在肌腱的表面，两层相互移行，形成密闭的滑膜腔，内含少量的滑液，以保证肌收缩时，肌腱能在腱鞘内自由滑动。腱滑膜层从骨面移行到肌腱的部分称腱系膜，供应腱的血管、神经由此通过。手指若不恰当地长时间、过度而快速的活动，可导致腱鞘炎，产生疼痛并影响肌腱的活动。

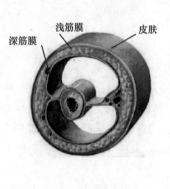

◎ 图 1-52 筋膜

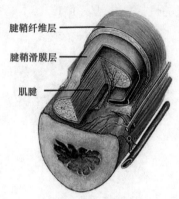

◎ 图 1-53 腱鞘

二、头颈肌

微课：头颈肌

（一）头肌

头肌分为**面肌**和**咀嚼肌**两部分。

1. **面肌** 肌束多起自颅骨表面或筋膜，止于面部皮肤，主要分布于面部口、眼、鼻等孔裂周围，可分为环形肌和辐射肌两种，收缩时可闭合或开大孔裂，同时牵动面部皮肤显示出喜、怒、哀、乐等各种表情，故面肌又称**表情肌**（图1-54）。

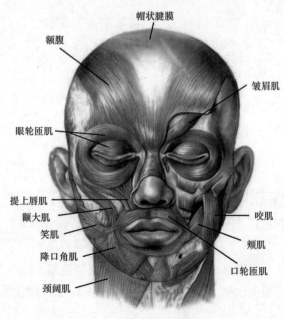

◎ 图 1-54 面肌

2. **咀嚼肌** 包括颞肌、咬肌、翼内肌和翼外肌 4 对。配布于颞下颌关节周围，参与咀嚼运动。

（1）**颞肌** 起自颞窝，肌束呈扇形向下会聚，止于下颌骨的冠突。

（2）**咬肌** 起自颧弓，纤维斜向后下止于下颌角外面（图 1-55）。

（3）**翼内肌** 起自翼突，止于下颌支和下颌角内面。

（4）**翼外肌** 起自翼突，向后外止于下颌颈（图 1-56）。

头肌的概括总结见表 1-1：

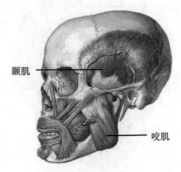

◎ 图 1-55 颞肌和咬肌

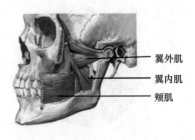

◎ 图 1-56 翼内肌和翼外肌

表 1-1　　　　　　　　　　　头肌

肌群名称		起点	止点	作用
面肌	额肌	帽状腱膜	眉部皮肤	提眉，下牵皮肤
	枕肌	上项线	帽状腱膜	后牵头皮
	眼轮匝肌	环绕眼裂周围		闭合眼裂
	口轮匝肌	环绕口裂周围		闭合口裂
	颊肌	面颊深层	口角	使唇颊贴紧牙齿，帮助咀嚼和吸吮，牵口角向外
咀嚼肌	颞肌	颞窝	下颌骨冠突	上提下颌（闭口）
	咬肌	颧弓	下颌骨的咬肌粗隆	
	翼内肌	翼窝	下颌骨内面	
	翼外肌	翼突外侧	下颌颈	两侧收缩拉下颌向前（张口）；单侧收缩拉下颌向对侧

（二）颈肌

颈肌位于颅和胸廓之间，分浅、深两群。浅群主要有颈阔肌、胸锁乳突肌、舌骨上肌群和舌骨下肌群；深群主要为斜角肌。

1. **颈阔肌** 位于颈前部两侧浅筋膜中，为扁阔的皮肌，起自胸大肌和三角肌表面的筋膜，向上止于口角。收缩时，可拉口角向下，紧张颈部的皮肤，并使颈部出现皱褶。

2. **胸锁乳突肌** 位于颈部两侧皮下，大部分被颈阔肌覆盖，以 2 个头分别起自胸骨柄和锁骨内侧端，会合斜向后上方，止于颞骨乳突。胸锁乳突肌一侧收缩可使头向同侧倾斜，面部转向对侧；两侧同时收缩可使头后仰。胸锁乳突肌最主要的作用是维持头的端正姿势以及使头在水平方向上做从一侧到另一侧的观察运动。此肌可因损伤等原因造成一侧痉挛或挛缩，形成斜颈畸形（图1-57）。

3. **舌骨上肌群** 位于舌骨与下颌骨之间及颅底之间，每侧有4块，包括二腹肌、下颌舌骨肌、颏舌骨肌和茎突舌骨肌。

4. **舌骨下肌群** 位于颈前正中线两侧，覆盖在喉、气管和甲状腺的前方。依其起止顺序分别为胸骨舌骨肌、肩胛舌骨肌、胸骨甲状肌和甲状舌骨肌（图1-57）。

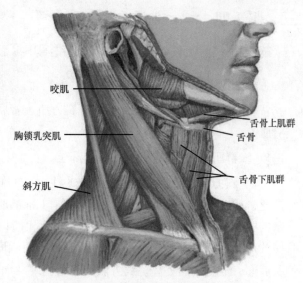

◎ 图1-57 胸锁乳突肌和舌骨上下肌群

舌骨上、下肌群能固定舌骨和喉，使之上、下移动，配合张口、吞咽和发音等动作。

5. **斜角肌** 主要有**前斜角肌、中斜角肌**和**后斜角肌**。各肌均起自颈椎横突，前、中斜角肌止于第1肋，后斜角肌止于第2肋。前、中斜角肌与第1肋之间的三角形间隙称斜角肌间隙，锁骨下动脉和臂丛由此进入腋窝。3块斜角肌双侧同时收缩可上提第1、2肋，辅助深吸气，单侧收缩则使颈侧屈（图1-58）。在病理情况下，前斜角肌肥厚或痉挛可引起斜角肌间隙狭窄，使臂丛神经和血管受压，产生相应的临床症状，称斜角肌综合征。临床上将麻醉药注入斜角肌间隙，可进行臂丛神经阻滞麻醉。

头颈部的肌性标志主要有颞肌、咬肌、胸锁乳突肌等。

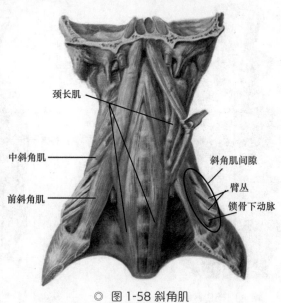

◎ 图1-58 斜角肌

三、躯干肌

躯干肌分为背肌、胸肌、膈、腹肌和会阴肌。

（一）背肌

背肌分浅、深两群。浅群主要有斜方肌、背阔肌、肩胛提肌和菱形肌；深群主要为竖脊肌。

1. **浅群肌** 分别起自脊柱的不同部位，止于上肢骨（图1-59）。

（1）**斜方肌** 位于项部和背上部的浅层，一侧呈三角形，两侧合起来呈斜方形。起点广泛，从枕外隆凸向下直达第12胸椎，上部的肌束斜向外下方，中部的肌束平行向外，下部的肌束斜向外上方，止于肩胛冈、肩峰和锁骨的外侧1/3。上部肌束收缩可上提肩胛骨（耸肩）；下部肌束收缩使肩胛骨下降；两侧同时收缩，可使肩胛骨向脊柱靠拢，并使头后仰，成挺胸的姿势。斜方肌瘫痪会出现"塌肩"畸形。

（2）**背阔肌** 为全身最大的扁肌，位于背的下部、腰部及胸的后外侧壁。以腱膜起自下6个胸椎棘突和全部腰椎棘突以及髂嵴后份，肌束向外上方集中，止于肱骨小结节嵴。其收缩时使臂内收、旋内和后伸，形成背手姿势。当上肢上举固定时，可上提躯干。

（3）**肩胛提肌** 呈带状位于项部两侧，斜方肌深面。收缩时上提肩胛骨。

（4）**菱形肌** 位于斜方肌中部深面，呈菱形，收缩时牵拉肩胛骨移向内上方。

2. **深群肌** 主要有**竖脊肌**，又称**骶棘肌**（图1-60），为背肌中最大、最长的肌，位于背部深层全部椎骨棘突两侧的纵沟内。起自骶骨背面和髂嵴后份，向上分出多条肌束，分别止于椎骨、肋骨及枕骨。其收缩时使脊柱后伸和头后仰，对维持人体直立起重要作用。单侧收缩使脊柱侧屈。许多腰痛患者，主要是因此肌受累所致，即临床上所谓的"**腰肌劳损**"。破伤风患者，竖脊肌可痉挛性收缩，形成"**角弓反张**"体征。

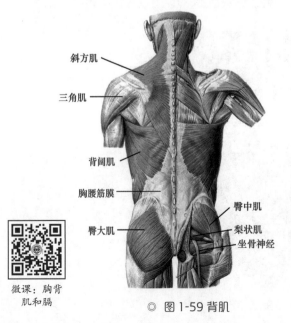

◎ 图1-59 背肌

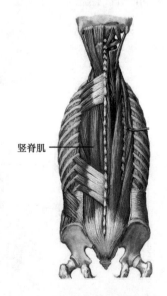

◎ 图1-60 竖脊肌

微课：胸背肌和膈

胸腰筋膜包绕竖脊肌构成竖脊肌鞘，分前、后两层，后层在腰部显著增厚，也是背阔肌的起始腱膜。

（二）胸肌

胸肌可分为两群：一群为胸上肢肌，起自胸廓，止于上肢骨，收缩时运动上肢，包括胸大肌、胸小肌和前锯肌；另一群为胸固有肌，起、止均在胸廓，参与胸廓的组成，收缩时运动胸廓，包括肋间外肌和肋间内肌（图1-61）。

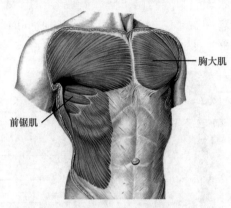

◎ 图1-61 胸肌

1. **胸上肢肌**

（1）**胸大肌** 位于胸前壁的上部，位置表浅，呈扇形，起自锁骨内侧半、胸骨和第1～6肋软骨，肌束向外汇集，止于肱骨大结节嵴。作用：收缩时可使肩关节内收、旋内和前屈。如上肢固定，可上提躯干，还可提肋辅助吸气。

（2）**胸小肌** 位于胸大肌深面，呈三角形，起自第3～5肋，止于肩胛骨喙突。作用：收缩时牵拉肩胛骨向前下方，当肩胛骨固定时，可提肋辅助深吸气。

（3）**前锯肌** 位于胸廓侧壁，以数个锯齿状肌束，起自第1～8肋，肌束斜向后上，经肩胛骨的前方，止于肩胛骨内侧缘和下角。作用：收缩时牵拉肩胛骨向前，使肩胛骨紧贴胸廓，下部肌束牵拉肩胛骨下角旋外，辅助臂上举，当肩胛骨固定时，可提肋辅助深吸气。

2. **胸固有肌**

（1）**肋间外肌** 位于各肋间隙的浅层，起自上位肋骨下缘，肌束斜向前下，止于下位肋骨上缘。作用：提肋，辅助吸气。

（2）**肋间内肌** 位于肋间外肌深面，起自下位肋骨上缘，止于上位肋骨下缘，肌束方向与肋间外肌相反。作用：降肋，辅助呼气。

（三）膈

膈封闭胸廓下口，位于胸、腹腔之间，构成胸腔的底、腹腔的顶。

膈为向上膨隆呈穹窿状的扁肌（图1-62）。膈的周围部为肌腹，中央部称中心腱。

膈的肌纤维起自剑突后面、第 7 ～ 12 肋的内面、第 2 ～ 3 腰椎体的前面，肌束向中央集中移行为中心腱。膈在椎体前面的部分呈锥形，称膈脚。

膈上有 3 个裂孔，即主动脉裂孔、食管裂孔和腔静脉孔。**主动脉裂孔**在第 12 胸椎前方，有主动脉和胸导管通过；**食管裂孔**在主动脉裂孔的左前上方，约在第 10 胸椎水平，有食管和迷走神经通过；**腔静脉孔**在食管裂孔右前上方的中心腱内，约在第 8 胸椎水平，有下腔静脉通过。

膈是主要的呼吸肌，收缩时，膈穹窿下降，胸腔容积扩大，辅助吸气；舒张时，膈穹窿上升恢复原位，胸腔容积减小，辅助呼气。膈与腹肌同时收缩时，能增加腹压，协助排便、呕吐及分娩等活动。双侧膈肌麻痹可出现呼吸困难。

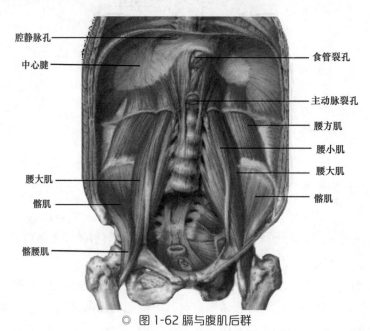

◎ 图 1-62 膈与腹肌后群

微课：腹肌
与肌间结构

（四）腹肌

腹肌位于胸廓下缘和骨盆上缘之间，参与腹壁的组成。按其部位可分为前外侧群和后群两部分。前外侧群有腹直肌、腹外斜肌、腹内斜肌和腹横肌；后群有腰大肌和腰方肌。

1. **前外侧群**（图 1-63）

（1）**腹直肌**　位于腹前壁正中线两侧的一对长带状肌，上宽下窄，起自耻骨嵴，向上止于胸骨剑突和第 5 ～ 7 肋软骨前面。腹直肌居腹直肌鞘内，肌纤维被 3 ～ 4 条横形的腱划分成几个肌腹。腱划与腹直肌鞘的前层紧密结合，不能分离，从体表观察，腱划处呈横行浅沟。

（2）**腹外斜肌**　位于腹前外侧壁的浅层，为一宽阔扁肌，起端呈锯齿状，起自下 8 位肋骨的外面，肌纤维斜向前下，近腹直肌外侧缘移行为腱膜，经过腹直肌前面，参与构成腹直肌鞘的前层，止于腹前壁正中的白线。

腹外斜肌腱膜的下缘卷曲增厚，附着于髂前上棘与耻骨结节之间，**称为腹股沟韧带**。

该韧带的内侧端分出一小束腱纤维向下后方返折至耻骨梳，称腔隙韧带（陷窝韧带）（图 1-64）。

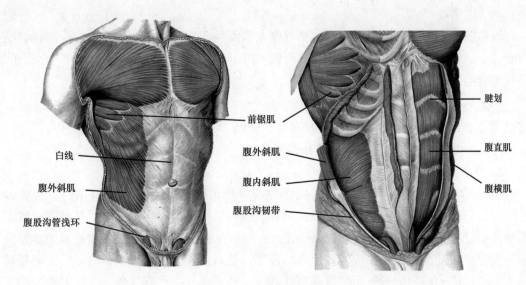

◎ 图 1-63 腹肌前外侧群

在耻骨结节的外上方，腹外斜肌腱膜形成一近似三角形的裂孔，称**腹股沟管浅环（皮下环）**。男性有精索通过，女性有子宫圆韧带通过（图 1-64）。

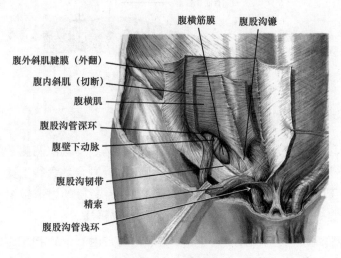

◎ 图 1-64 腹股沟区

（3）**腹内斜肌** 位于腹外斜肌深面。起自胸腰筋膜、髂嵴和腹股沟韧带的外侧半，肌束呈扇形展开，上部肌束行向前上与腹外斜肌的肌束交叉，绝大部分肌束行至腹直肌外侧缘移行为腱膜，分前、后两层包裹腹直肌，参与构成腹直肌鞘的前层及后层，在腹正中终于白线。

腹内斜肌下部肌束呈弓形，越过男性精索或女性子宫圆韧带，延为腱膜，止于耻骨梳。男性腹内斜肌最下部发出一些细散的肌纤维包绕精索和睾丸，称**提睾肌**，收缩时上提睾丸。

（4）**腹横肌**　位于腹内斜肌深面，起自下位 6 个肋骨的内面、胸腰筋膜、髂嵴和腹股沟韧带的外侧 1/3，肌束横行向前延为腱膜，腱膜经过腹直肌后面参与构成腹直肌鞘后层，止于白线。

腹横肌最下部肌束亦呈弓行越过男性精索或女性子宫圆韧带，腱膜与腹内斜肌腱膜会合止于耻骨梳，形成**腹股沟镰**或称**联合腱**（图 1-64）。腹横肌最下部分亦有肌束下降参与构成提睾肌。

腹前外侧群肌形成牢固而有弹性的腹壁，具有保护和固定腹腔器官的作用。腹肌收缩时可缩小腹腔，增加腹内压，以协助排便、分娩、呕吐和咳嗽等生理功能；还可降肋、协助呼气；并能使脊柱做前屈、侧屈和旋转运动。

2. 腹肌的肌间结构

（1）**腹直肌鞘**　包绕腹直肌，由腹前外侧壁 3 块扁肌的腱膜构成（图 1-65）。分前、后两层：前层由腹外斜肌腱膜与腹内斜肌腱膜的前层构成；后层由腹内斜肌腱膜的后层与腹横肌腱膜构成，前、后两层在白线处愈合。但在脐下 4 ~ 5 cm 处 3 块扁肌的腱膜全部转到腹直肌前面，参与构成腹直肌鞘的前层，使后层缺如，腹直肌鞘的后层由于腱膜在此中断形成一凸向上的弧形界线称**弓状线**，又称半环线。弓状线以下，腹直肌后面直接与腹横筋膜相贴。

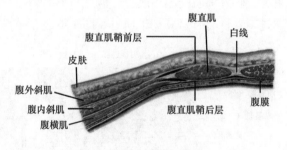

◎ 图 1-65 腹直肌鞘

（2）**白线**　位于腹前壁正中线上，左、右腹直肌鞘之间，由两侧 3 层扁肌的腱膜交织而成（图 1-63）。上方起自胸骨剑突，下方止于耻骨联合。白线上宽下窄，坚韧而少血管，常作为腹部手术入路的切口。约在白线的中点有疏松的瘢痕组织环即脐环，此处是腹壁的薄弱点之一，若腹腔内容物由此膨出，则形成**脐疝**。

（3）**腹股沟管**　位于腹前外侧壁的下部，腹股沟韧带内侧半的上方，由外上斜向内下，长约 4 ~ 5 cm。为腹前壁 3 层扁肌之间的一条斜行裂隙，男性的精索或女性的子宫圆韧带由此通过。

腹股沟管有 2 个口：内口称**腹股沟管深环（腹环）**，位于腹股沟韧带中点上方约一横指处，为腹横筋膜向外的突口；外口称**腹股沟管浅环（皮下环）**。腹股沟管有 4 个壁：前壁为腹外斜肌腱膜和腹内斜肌，后壁为腹横筋膜和腹股沟镰，上壁为腹内斜肌和腹横肌的弓状下缘，下壁为腹股沟韧带（图 1-64）。

腹股沟管是腹壁下部的薄弱区之一，如腹腔内容物经腹股沟管深环进入腹股沟管，再由浅环突出，下降入阴囊，形成**腹股沟斜疝**。

（4）**腹股沟三角** 又称海氏三角，位于腹前外侧壁的下部，内侧界为腹直肌的外侧缘，外侧界为腹壁下动脉，下界为腹股沟韧带。此三角也是腹腔的薄弱区，若腹腔的内容物由此三角突出，则**为腹股沟直疝**。

3. 后群

后群主要有两对肌，腰大肌和腰方肌（腰大肌在下肢肌中叙述）。

腰方肌位于腹后壁脊柱两侧，呈长方形，起自髂嵴，止于第 12 肋（图 1-62）。收缩时降第 12 肋，辅助呼气。单侧收缩时可使脊柱侧屈。

4. 腹部筋膜

（1）**浅筋膜** 在腹上部为一层，在脐以下分浅、深两层：浅层内富含脂肪，称 **Camper 筋膜**；深层含有弹性纤维，为膜性层，称 **Scarpa 筋膜**。

（2）**深筋膜** 分别包被腹壁各肌。其中贴附于腹横肌和腹直肌鞘腹腔面的一层广阔的深筋膜称腹横筋膜，是一层重要的结构。

（五）会阴肌

会阴肌是指封闭小骨盆下口所有肌的总称，主要有肛提肌、会阴浅横肌、会阴深横肌和尿道括约肌等。

1. 肛提肌

肛提肌为一对宽的扁肌，会合成漏斗状。肛提肌起自小骨盆腔的前壁和外侧壁的内面，肌束行向后下及内侧，止于阴道壁、直肠壁和尾骨尖。肛提肌构成盆底，封闭小骨盆下口的大部分，能够承托盆腔器官，对阴道和肛管起括约作用（图 1-66）。

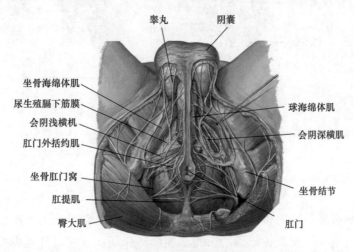

◎ 图 1-66 男性会阴肌

2. 会阴深横肌

会阴深横肌位于小骨盆下口的前下部，肌束横行紧张于两侧坐骨支之间。

3. 尿道括约肌

尿道括约肌位于会阴深横肌前方，肌束呈环形围绕尿道。在女性，此肌还环绕阴道，称尿道阴道括约肌，具有紧缩尿道和阴道的作用。

4. 会阴的局部结构

（1）**盆膈** 由肛提肌和尾骨肌及覆盖在其上、下面的盆膈上、下筋膜构成。其封闭小骨盆下口的大部分，对承托盆腔器官有重要作用。盆膈的中部有直肠通过。

（2）**尿生殖膈** 由会阴深横肌和尿道括约肌及覆盖在它们上、下面的尿生殖膈上、下筋膜构成。尿生殖膈位于盆膈的前下方，在前下方封闭小骨盆下口。在男性其中部有尿道通过；女性的尿生殖膈有尿道和阴道通过。

躯干部的肌性标志主要有：斜方肌、背阔肌、竖脊肌、胸大肌、前锯肌、腹直肌、腱划等。

四、四肢肌

（一）上肢肌 微课：四肢肌

上肢肌按其所在部位可分为肩肌、臂肌、前臂肌和手肌。

1. 肩肌

肩肌配布于肩关节周围，能运动肩关节并增强肩关节的稳固性。肩肌主要有三角肌、肩胛下肌、冈上肌、冈下肌、小圆肌和大圆肌等（图 1-67、图 1-68）。

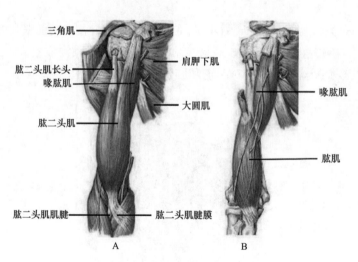

◎ 图 1-67 肩肌和臂肌前群（A. 浅层；B. 深层）

三角肌位于肩部，呈三角形。起自锁骨外侧端、肩峰和肩胛冈，肌束从前、后和外侧包围肩关节，集中止于肱骨外侧的三角肌粗隆。作用：收缩时外展肩关节，前部肌束收缩可使肩关节前屈和内旋，后部肌束收缩可使肩关节后伸和外旋。

肱骨上端由于三角肌的覆盖，使肩部呈圆隆形。分布于三角肌的腋神经受损可致该肌瘫痪萎缩，此圆隆消失，出现**"方形肩"**。三角肌中部可作为肌内注射的部位。

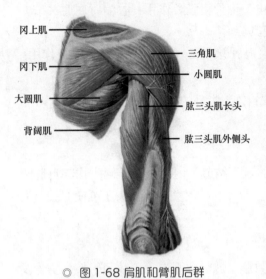

冈上肌
冈下肌
大圆肌
背阔肌
三角肌
小圆肌
肱三头肌长头
肱三头肌外侧头

◎ 图 1-68 肩肌和臂肌后群

了解三角肌注射技术

要求： 自行查阅三角肌注射技术的操作目的、要点、流程及注意事项。

能力目标：

(1) 能说出三角肌注射的用途；

(2) 能依据三角肌注射区九分法分析注射的安全区与危险区，明确注射部位为上臂外侧，自肩峰向下 2~3 横指；

(3) 能准确指出三角肌注射穿经的层次结构：经皮肤、浅筋膜、深筋膜至三角肌内，并分析进针角度。

肩肌的概括总结见表 1-2：

表 1-2 肩肌

肌群	名称	起点	止点	作用
浅层	三角肌	锁骨外侧端、肩峰、肩胛冈	肱骨三角肌粗隆	肩关节外展，前屈、旋内或后伸、旋外
深层	冈上肌	肩胛骨冈上窝	肱骨大结节上份	肩关节外展
	冈下肌	肩胛骨冈下窝	肱骨大结节中份	肩关节旋外
	小圆肌	肩胛骨外侧缘	肱骨大结节下份	
	大圆肌	肩胛骨下角	肱骨小结节嵴	肩关节后伸、内收及旋内
	肩胛下肌	肩胛下窝	肱骨小结节	肩关节内收、旋内

肩肌在经过肩关节的上方、前方和后方时，腱纤维与关节囊纤维相交织，形成"肩袖"。肩袖对加强肩关节的稳定性起着重要作用。

2. **臂肌**

臂肌位于肱骨周围，分前、后两群（图 1-67、图 1-68）。

（1）前群

前群包括浅层的肱二头肌和深层的喙肱肌和肱肌。

①**肱二头肌** 呈梭形，起端有 2 个头，长头起自肩胛骨的盂上结节，穿过肩关节囊，沿肱骨结节间沟下降；短头起自肩胛骨的喙突。2 个头在臂前下部合成 1 个肌腹，在臂前

部的中央形成明显的隆起，向下移行为肌腱，止于桡骨粗隆。作用：收缩时屈肘关节，还可协助屈肩关节，当前臂处于旋前位时，能使其旋后。

②喙肱肌 位于肱二头肌短头的后内方，起自肩胛骨喙突，止于肱骨中部内侧。作用：收缩时协助肩关节屈曲和内收。

③肱肌 位于肱二头肌下半部的深面，起自肱骨体下半部的前面，止于尺骨粗隆。作用：收缩时屈肘关节。

（2）后群

肱三头肌起端有3个头，长头起自肩胛骨的盂下结节，内侧头和外侧头均起自肱骨背面，3个头会合后以肌腱止于尺骨鹰嘴。作用：收缩时伸肘关节，长头还可使肩关节后伸和内收。

3. **前臂肌**

前臂肌位于尺、桡骨的周围，有19块，多数起于肱骨的下端，少数起于尺、桡骨及前臂骨间膜；多数肌的肌腹位于前臂的近侧部，向远侧移行为细长的肌腱，止于腕骨、掌骨或指骨。前臂肌分前、后两群。前群主要是屈肌和旋前肌；后群主要是伸肌和旋后肌（图1-69、图1-70）。

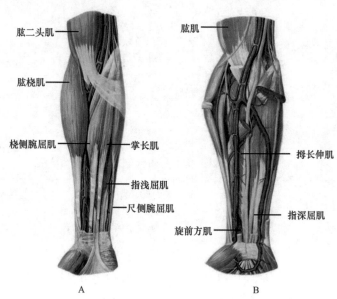

◎ 图1-69 前臂肌前群（A浅层；B深层）

（1）前群 包括屈肘、屈腕、屈指和前臂旋前的肌。共9块，分4层排列。

①第一层 5块，自桡侧向尺侧依次为：**肱桡肌、旋前圆肌、桡侧腕屈肌、掌长肌和尺侧腕屈肌**。肱桡肌起自肱骨外上髁上方，向下止于桡骨茎突，作用为屈肘关节。其余4肌皆起自肱骨内上髁及附近的前臂深筋膜，向下分别止于桡骨中段外侧面、第2掌骨底、掌腱膜和豌豆骨。掌长肌的作用为屈腕关节，另3块肌的作用与名称一致。

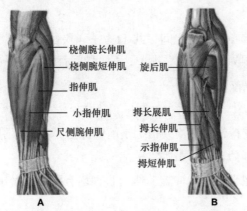

◎ 图 1-70 前臂肌后群（A 浅层；B 深层）

②第二层　1块。**指浅屈肌**起自肱骨内上髁、尺骨和桡骨前面，经腕管和手掌，分别进入第 2 ~ 5 指的屈肌腱鞘。指浅屈肌的作用为屈近节指间关节、屈掌指关节和屈腕。

③第三层　2块。**拇长屈肌**位于桡侧。**指深屈肌**位于尺侧。两肌起自桡、尺骨上端的前面和骨间膜，肌腱经腕管入手掌。拇长屈肌止于拇指远节指骨，屈拇指。指深屈肌移行为 4 条肌腱，在指浅屈肌的深面下行，止于第 2 ~ 5 指的远节指骨，屈 2 ~ 5 指。

④第四层　1块。**旋前方肌**是方形小肌，贴在桡、尺骨远端的前面，使前臂旋前。

（2）后群　包括伸肘、伸腕、伸指和前臂旋后的肌。共 10 块，分浅、深两层。

①浅层　5块，自桡侧向尺侧依次为：**桡侧腕长伸肌**、**桡侧腕短伸肌**、**指伸肌**、**小指伸肌**和**尺侧腕伸肌**。这 5 块肌共同起自肱骨外上髁，桡侧腕长、桡侧腕短伸肌和尺侧腕伸肌止于掌骨，伸腕；指伸肌向下移行为 4 条肌腱，分别到达第 2 ~ 5 指的指背扩展为指背腱膜，止于中节和远节指骨，伸指、伸腕；小指伸肌肌腱移行为小指指背腱膜，伸小指。

②深层　5块，自外上向内下依次为：**旋后肌**、**拇长展肌**、**拇短伸肌**、**拇长伸肌**和**示指伸肌**。除旋后肌起自尺骨近侧，止于桡骨上端的前面，其余 4 肌均起自桡、尺骨背面，分别止于拇指和示指。各肌的作用与名称一致。

4. 手肌

手肌短小，配布于手的掌面，运动手指，分外侧、内侧和中间三群（图 1-71）。

（1）外侧群　较为发达，在手掌拇指侧形成隆起，称**鱼际**（thenar）。由 4 块小肌组成，可分为浅、深两层。浅层外侧为**拇短展肌**，内侧为**拇短屈肌**；深层外侧为**拇对掌肌**，内侧为**拇收肌**。外侧群肌的作用：收缩时可使拇指外展、屈、对掌和内收等。

（2）内侧群　在手掌小指侧形成一个肌性隆起，称为**小鱼际**（hypothenar）。共 3 块小肌：小指侧的浅层外侧为**小指短屈肌**，内侧为**小指展肌**，深层为**小指对掌肌**。内侧群肌的作用：收缩时可使小指外

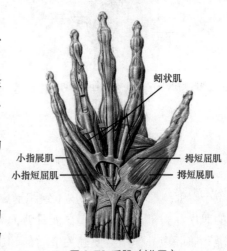

◎ 图 1-71 手肌（浅层）

展、屈曲和对掌等。

（3）中间群 位于掌心和掌骨之间，共11块：4块**蚓状肌**屈掌指关节，伸指间关节；3块**骨间掌侧肌**使手指内收（向中指靠拢）；4块**骨间背侧肌**使手指外展（远离中指）。

5. 上肢的筋膜与腱鞘

臂内、外侧肌间隔为臂部的深筋膜发出，附于肱骨上，分隔前、后肌群。腕掌侧韧带、腕背侧韧带和屈肌支持带（腕横韧带）是前臂深筋膜在腕部附近明显增厚而形成的。手掌中间的深筋膜特别强韧，称掌腱膜。

经过腕部的屈腕、屈指肌腱和伸腕、伸指肌腱均有腱滑膜鞘包裹。

6. 上肢的局部结构

（1）**腋窝** 是位于上臂上部与胸外侧壁之间的一个锥体形腔隙。腋窝内有血管、神经和淋巴结等。

（2）**肘窝** 是位于肘关节前方呈三角形的浅窝。肘窝的上界为肱骨内、外上髁的连线；外侧界为肱桡肌；内侧界为旋前圆肌。肘窝内有血管、神经通过。

（二）下肢肌

下肢肌粗大有力，筋膜厚实而坚韧，按部位可分为髋肌、大腿肌、小腿肌和足肌4部分。

1. 髋肌

髋肌位于髋关节周围，起自骨盆，止于股骨，主要运动髋关节。髋肌分前、后两群（图1-72、图1-73）。

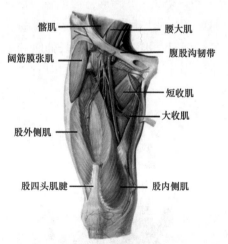

◎ 图1-72 髋肌和大腿肌（前面）

标注：髂肌、腰大肌、阔筋膜张肌、腹股沟韧带、短收肌、大收肌、股外侧肌、股四头肌腱、股内侧肌

（1）前群 包括髂腰肌和阔筋膜张肌。

①**髂腰肌** 由腰大肌和髂肌组成，腰大肌起自腰椎体侧面和横突，髂肌起自髂窝，两肌向下会合，经腹股沟韧带深面进入股部，止于股骨小转子。作用：髂腰肌收缩时使髋关节前屈和旋外；下肢固定，可使躯干前屈，如仰卧起坐。

②**阔筋膜张肌** 位于大腿上部前外侧，起自髂前上棘，肌腹在阔筋膜两层之间，向下移行为髂胫束，止于胫骨外侧髁、腓骨头及膝关节囊。阔筋膜张肌收缩时紧张阔筋膜，屈髋关节。

（2）后群 主要位于臀部，又称臀肌，主要有臀大肌、臀中肌、臀小肌和梨状肌。

①**臀大肌** 为臀部最大的一块肌，略呈方形，位于臀部浅层，它与臀部皮下组织形成特有的臀部隆起，此肌的外上1/4处为临床上常用的肌内注射部位。该肌起自骶骨背面和髂骨翼外面，肌束斜向外下，止于股骨的臀肌粗隆和髂胫束。作用：使髋关节后伸和旋外。下肢固定，能防止躯干前倾，对维持身体直

立有重要作用。

②**臀中肌** 位于臀部外上方，大部分被臀大肌覆盖，为羽状肌。

③**臀小肌** 位于臀中肌深面。两肌皆起自髂骨翼外面，一起止于股骨大转子。臀中肌与臀小肌作用相同：收缩时使髋关节外展。

④**梨状肌** 位于臀大肌深面、臀中肌内下方。起自骶骨前面，穿坐骨大孔至臀部，止于股骨大转子。作用：收缩时可使髋关节外展和外旋。

坐骨大孔被梨状肌分隔为梨状肌上孔和梨状肌下孔，孔内有血管和神经通过。

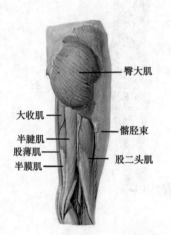
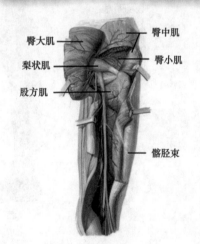

◎ 图 1-73 髋肌和大腿肌后面（A 浅层；B 深层）

2. 大腿肌

大腿肌位于股骨周围，可分为前群、后群和内侧群（图 1-72、图 1-73）。

（1）前群 位于大腿前面，有缝匠肌和股四头肌。

①**缝匠肌** 呈扁带状，是全身最长的肌。起自髂前上棘斜向内下方，止于胫骨上端内侧面。缝匠肌收缩时屈髋和屈膝关节，并使小腿旋内。

②**股四头肌** 是全身体积最大的肌，有 4 个头，分别为股直肌、股内侧肌、股外侧肌和股中间肌。股直肌起自髂前下棘，其余 3 个头均起自股骨，4 头合并向下移行为腱，包绕髌骨前面和两侧，向下续为髌韧带，止于胫骨粗隆。股四头肌收缩时伸膝关节，股直肌还可屈髋关节。当膝关节屈曲小腿自然下垂时，叩击髌韧带，可引起膝跳反射（小腿前伸）。

（2）内侧群 位于大腿内侧，共有 5 块肌，分 3 层排列。浅层由外侧向内侧有**耻骨肌**、长收肌和股薄肌；中层有**短收肌**，在耻骨肌和长收肌深面；深层有**大收肌**，在上述肌的深面。这一群肌均起自耻骨支和坐骨支，除股薄肌止于胫骨上端内侧，其余各肌都止于股骨粗线。大收肌下端有一腱与股骨之间形成收肌腱裂孔，有股血管通过。内侧群肌的作用：收缩时使髋关节内收。

（3）后群 位于大腿后面，有3块肌，包括股二头肌、半腱肌和半膜肌。

①**股二头肌** 位于股后部外侧，长头起自坐骨结节，短头起自股骨粗线，两头会合，以长腱止于腓骨头。

②**半腱肌** 位于股后内侧，腱细长，约占肌的一半。起自坐骨结节，止于胫骨上端。

③**半膜肌** 位于半腱肌深面，上部是扁薄的腱膜，起自坐骨结节，止于胫骨内侧髁。

后群肌的主要作用：收缩时可屈膝关节、伸髋关节。当半屈膝位时，股二头肌可使小腿旋外，半腱肌和半膜肌可使小腿旋内。

3. 小腿肌

小腿肌位于胫、腓骨周围，分前群、后群和外侧群（图1-74）。

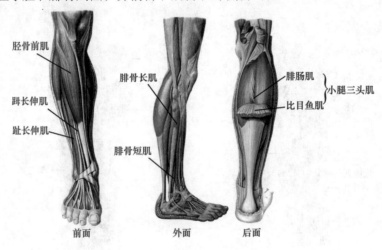

◎ 图1-74 小腿肌

（1）前群 位于小腿前面，有3块肌，从内侧向外侧依次为**胫骨前肌**、**踇长伸肌**和**趾长伸肌** 。3块肌均起自胫、腓骨上端和骨间膜，下行至足背，胫骨前肌止于内侧楔骨和第1跖骨底；踇长伸肌止于踇趾远节趾骨；趾长伸肌分成4条腱止于第2～5趾。小腿前群肌均可伸踝关节（足背屈）。此外，胫骨前肌能使足内翻，踇长伸肌能伸踇趾，趾长伸肌能伸第2～5趾。

（2）外侧群 位于腓骨外侧，有2块肌，由浅入深依次为**腓骨长肌**和**腓骨短肌**。2肌均起自腓骨外侧面，其腱经外踝后方至足底，腓骨长肌止于内侧楔骨和第1跖骨，腓骨短肌止于第5跖骨粗隆。外侧群肌的作用：收缩时使足外翻和跖屈。此外，2肌对维持足弓起着重要的作用。

（3）后群 位于小腿后面，分浅、深两层。

①浅层 有强大的**小腿三头肌**，粗大有力，在小腿后方形成膨隆的外形，是由浅层的

腓肠肌和深层的**比目鱼肌**组成的。腓肠肌为 2 个头，分别起自股骨内、外侧髁；比目鱼肌在腓肠肌深面，起自胫、腓骨上端。两肌在小腿中部会合，向下移行为粗大的**跟腱**，止于跟骨结节。小腿三头肌作用：收缩时上提足跟，使足跖屈，另外腓肠肌还能屈膝关节。站立位时，能固定踝关节和膝关节，防止身体前倾，对维持直立姿势有重要作用。

②深层 有 3 块肌，由内侧向外侧依次为**趾长屈肌**、**胫骨后肌**和**踇长屈肌**。它们均起自胫、腓骨后面和骨间膜，向下的肌腱经内踝后方行至足底。趾长屈肌腱分成 4 条止于第 2 ~ 5 趾，胫骨后肌至足底后止于足舟骨和楔骨，踇长屈肌止于踇趾。小腿后群深层 3 块肌均可屈踝关节（足跖屈）。此外，胫骨后肌能使足内翻，踇长屈肌和趾长屈肌还分别有屈踇趾和屈第 2 ~ 5 趾的作用。

4. **足肌**

足肌可分为足背肌和足底肌。

（1）**足背肌** 比较弱小，包括踇短伸肌和趾短伸肌，作用：伸踇趾和第 2 ~ 4 趾。

（2）**足底肌** 配布和作用与手肌相似，分外侧、内侧和中间三群，但没有与踇趾和小趾相当的对掌肌（图 1-75）。中间群除足蚓状肌和骨间肌外，还有趾短屈肌和足底方肌。足底肌的主要作用在于屈趾和维持足弓。

四肢的主要肌性标志有：三角肌、肱二头肌、肱二头肌腱、肱三头肌、肱桡肌、桡侧腕屈肌、掌长肌、指浅屈肌、尺侧腕屈肌、拇长展肌、拇短伸肌、拇长伸肌、指伸肌、大鱼际、小鱼际、臀大肌、股四头肌、髌韧带、股二头肌、半腱肌、半膜肌、胫骨前肌、踇长伸肌、趾长伸肌、小腿三头肌、跟腱等。

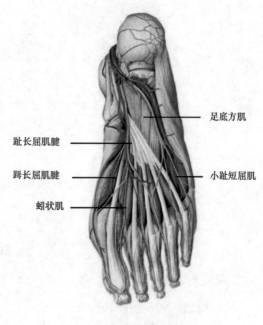

足底方肌

趾长屈肌腱

踇长屈肌腱

蚓状肌

小趾短屈肌

◎ 图 1-75 足肌

5. **下肢筋膜**

大腿的深筋膜很发达，称**阔筋膜**，呈鞘状包绕大腿各肌，阔筋膜的外侧部分最厚，称**髂胫束**。在耻骨结节外下方约 3 cm 处，阔筋膜形成一卵圆形薄弱区，称卵圆孔或隐静脉孔，有大隐静脉、淋巴管等穿行。小腿的深筋膜在踝关节附近增厚，形成伸肌和屈肌支持带，有约束肌腱的作用。小腿肌的肌腱在经过踝关节周围时，都有腱滑膜鞘包绕。足底深筋膜在足底中间部增厚称足底腱膜，有增强足纵弓的作用。

6. **下肢的局部结构**

（1）**股三角** 位于股前面的上部，呈倒置的三角形。上界为腹股沟韧带，内侧界为长收肌内侧缘，外侧界为缝匠肌的内侧缘。股三角内有股神经、股动脉、股静脉和淋巴结等。

（2）**腘窝** 位于膝关节后方，呈菱形。腘窝的上外侧界为股二头肌，上内侧界为半腱肌和半膜肌，下外侧界和下内侧界分别为腓肠肌外侧头和腓肠肌内侧头。腘窝内有腘动脉、腘静脉、胫神经、腓总神经和淋巴结等。

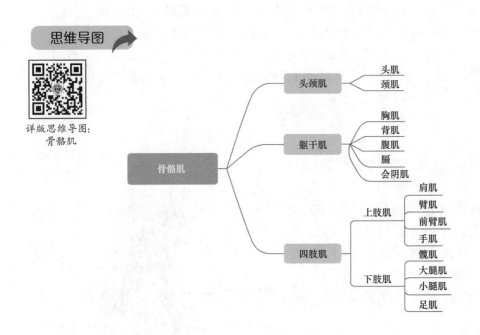

详版思维导图：
骨骼肌

自我检测

一、单项选择题

1. 最强大的脊柱伸肌是（　　　）
    A. 背阔肌　　　　　　　　　B. 竖脊肌　　　　　　　C. 斜方肌
    D. 腰大肌　　　　　　　　　E. 腰方肌
2. 一侧胸锁乳突肌收缩，表现为（　　　）
    A. 头后仰　　　　　　　　　B. 头偏向对侧　　　　　C. 面朝向同侧
    D. 头偏向同侧、面朝向对侧　　E. 头前屈
3. 膈收缩时（　　　）
    A. 顶部上升，胸腔缩小助吸气　　　　B. 顶部下降，胸腔缩小助呼气
    C. 顶部下降，胸腔扩大助吸气　　　　D. 顶部上升，胸腔扩大助呼气
    E. 以上均不对
4. 最主要的呼吸肌是（　　　）
    A. 胸大肌　　　　　　　　　B. 胸小肌　　　　　　　C. 肋间肌
    D. 膈　　　　　　　　　　　E. 腹肌

5. 形成肩部圆隆的是（　　　）

    A. 斜方肌 　　　　　　　　　B. 三角肌 　　　　　　　　　C. 冈上肌

    D. 前锯肌 　　　　　　　　　E. 胸小肌

6. 助臂上举的是（　　　）

    A. 斜方肌 　　　　　　　　　B. 三角肌 　　　　　　　　　C. 冈上肌

    D. 前锯肌 　　　　　　　　　E. 背阔肌

7. 屈肩的肌是（　　　）

    A. 肱三头肌 　　　　　　　　B. 肱二头肌 　　　　　　　　C. 三角肌

    D. 斜方肌 　　　　　　　　　E. 前锯肌

8. 止于胫骨粗隆的是（　　　）

    A. 股四头肌 　　　　　　　　B. 缝匠肌 　　　　　　　　　C. 阔筋膜张肌

    D. 长收肌 　　　　　　　　　E. 半腱肌

9. 形成小腿肚的是（　　　）

    A. 小腿三头肌 　　　　　　　B. 胫骨后肌 　　　　　　　　C. 踇长屈肌

    D. 趾长屈肌 　　　　　　　　E. 腓骨长肌

10. 臀大肌收缩可使髋关节（　　　）

    A. 前屈 　　　　　　　　　　B. 后伸 　　　　　　　　　　C. 内收

    D. 外展 　　　　　　　　　　E. 旋内

二、思考题

1. 左侧胸锁乳突肌损伤可出现哪些症状？为什么？

2. 参与呼吸的肌主要有哪些？各有何作用？

3. 膈上有哪些裂孔？各有哪些结构通过？

4. 肌肉注射常选用什么部位？

知识链接　　**肌无力**

    肌无力主要表现为部分或全身骨骼肌无力，易疲劳，活动后症状加重，经休息后症状减轻，一般病情严重、病程长，且难治。各年龄组均可发生，多发生于 15～35 岁，男女发病比约 1∶2.5。起病急缓不一，多隐匿。症状可暂时减轻、缓解、复发及恶化，常交替出现，经休息和使用抗胆碱酯酶药物治疗后部分恢复。儿童型重症肌无力患者指新生儿至青春期发病者，除个别为全身型外，大多局限为眼外肌。

知行学思 感受中国力量 致敬国之脊梁

　　人体直立需要脊柱的支撑，国家发展亦需要国之脊梁。

　　鲁迅先生说："自古以来，就有埋头苦干的人，有拼命硬干的人，有为民请命的人，有舍身求法的人。"中国，是一个英雄的国家，自然英雄辈出。为革命流血牺牲的仁人志士，为新中国发展不眠不休的科学家，抗美援朝战争中保家卫国的战士们，新冠肺炎疫情中不畏生死的逆行者，这些平凡而伟大的英雄就是国之脊梁。

　　他们犹如一颗颗星、一盏盏灯、一簇簇火，推动中华民族不断发展壮大，照亮中华民族伟大复兴的光辉前程。这星，这灯，这火，必将汇成洪流，而你我，每一位普通人，都身处其中，我们所有人就是不可战胜的中国力量！

（尹帅 刘媛媛）

模块二

人体的内脏

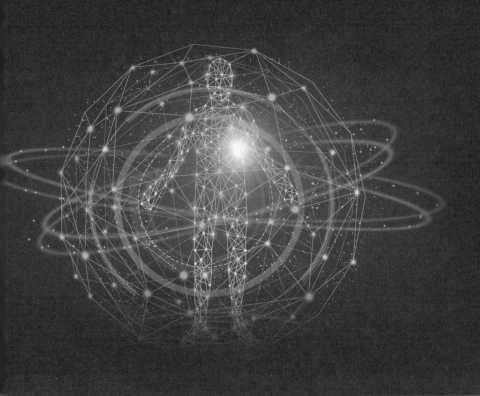

第二章

消化系统

生活在大千世界中，我们要始终保持热情和精力，充满能量，才能正常地工作、生活、学习，才能尝试去做我们感兴趣的所有活动。

那么能量从哪里来呢？

大家可能会异口同声地说："从食物中来。"

确实如此，一日三餐带给我们足够的能量。

那么，食物是在哪里被人体消化、吸收、利用的呢？在我们的消化系统。

通过对本章的学习，你会对消化系统的组成、形态、结构以及与功能之间的联系认识得更加深入。

消化系统（alimentary system）是内脏的一部分，由消化管和消化腺组成（图 2-1）；其主要功能是消化食物，吸收营养物质，排出食物残渣。

消化管为中空性器官，是从口腔到肛门粗细不等的迂曲管道，包括口腔、咽、食管、胃、小肠（分为十二指肠、空肠、回肠）和大肠（分为盲肠、阑尾、结肠、直肠、肛管）。临床上通常把十二指肠及以上的消化管称为**上消化道**，空肠及以下的消化管称为**下消化道**。消化腺包括口腔腺（腮腺、舌下腺、下颌下腺）、肝、胰以及消化管壁内的小腺体（如食管腺、胃腺、肠腺）。它们均开口于消化管内，其分泌液参与对食物的消化。

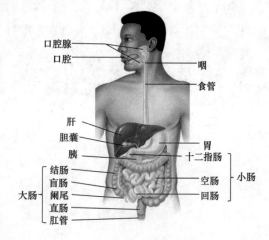

◎ 图 2-1 消化系统概观

微课：消化概论和口腔

第一节 消化管

学习目标

1. 能说出消化管的组成

2. 能说出咽峡的概念，舌的形态、舌乳头的名称及功能，牙的形态及构造；会用牙式表示乳牙或恒牙；能说出口腔三对唾液腺的位置及开口部位

3. 能说出咽的分部及各部分特征

4. 能说出食管的三个狭窄及其临床意义

5. 能描述胃的位置、形态和分部

6. 能描述小肠的分部；能说出十二指肠的分部和形态特点

7. 能描述大肠的分部、形态特点；能说出阑尾的位置，指出其根部的体表投影，结肠的分部，直肠及肛管的形态特征

一、口腔

口腔（oral cavity）是消化管的起始部，向前经口裂通向外界，向后经咽峡与咽相通。其前壁为上、下唇；上壁为腭；下壁为口腔底；两侧壁为颊（图2-2）。

口腔以上、下牙弓（包括牙槽突、牙列）和牙龈为界分为**口腔前庭**和**固有口腔**。当上、下牙列咬合时，二者经第3磨牙后方的间隙相通，临床上可通过此间隙对牙关紧闭的病人灌注营养物质或急救药物。

（一）口唇与颊

了解口腔护理技术

要求：自行查阅一般口腔护理技术的操作目的、要点、流程、适应证。

能力目标：

能对患者的口腔情况进行评估。

(1) 口唇色泽，有无出血、干裂等；

(2) 口腔黏膜的颜色，有无溃疡等；

(3) 牙的数量是否齐全，有无龋齿、义齿等；

(4) 舌的颜色、舌乳头的形态，有无溃疡、出血等；

(5) 咽峡、腭垂、腭扁桃体是否正常；

(6) 口腔有无异常气味。

口唇分为上唇和下唇，上、下唇之间的裂隙称**口裂**。在口裂的两侧，上、下唇结合处称**口角**。上唇外面正中线处有一纵行浅沟称**人中**，为人类所特有。昏迷患者急救时，可在此处进行指压或针刺，促使患者苏醒。上唇两侧与颊交界处的弧形浅沟称**鼻唇沟**。

颊位于口腔两侧，由皮肤、颊肌及黏膜组成。在上颌第二磨牙牙冠相对的颊黏膜上有腮腺导管的开口。

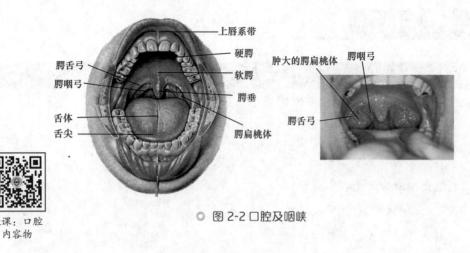

◎ 图 2-2 口腔及咽峡

微课：口腔
内容物

（二）腭

腭分隔鼻腔与口腔，构成口腔的上壁。腭的前 2/3 以骨为基础，被覆黏膜，称**硬腭**；后 1/3 由骨骼肌和黏膜构成，称**软腭**。软腭后缘游离，中央有一向下的突起称腭垂或悬雍垂。腭垂两侧有两对黏膜皱襞，前方的一对称**腭舌弓**，续于舌根；后方的一对称**腭咽弓**，延至咽侧壁。两弓之间的凹陷称扁桃体窝，容纳腭扁桃体。腭垂、左、右腭舌弓及舌根共同围成**咽峡**，是口腔与咽的分界和通道（图 2-2）。

（三）舌

舌位于口腔底，呈扁椭圆形，以骨骼肌为基础，表面覆以黏膜。舌具有搅拌食物、协助吞咽、感受味觉和辅助发音的功能。

1. 舌的形态

舌分为上、下两面，上面称**舌背**。在舌背后部可见倒 "V" 字形的**界沟**，界沟后 1/3 为舌根，前 2/3 为**舌体**，舌体的前端称**舌尖**（图 2-3）。

2. 舌黏膜

舌黏膜呈淡红色，覆于舌的表面。舌根背面的黏膜内有淋巴组织聚集成的突起，称舌扁桃体。在舌体和舌尖的黏膜上有大小不等的突起，称**舌乳头**。舌乳头有 4 种（图 2-3）：**丝状乳头**、**菌状乳头**、**叶状乳头**和**轮廓乳头**。丝状乳头数量多，如丝绒状，能感受触觉、痛觉和温度觉；菌状乳头呈鲜红色，散在分布于丝状乳头之间；轮廓乳头最大，排列于界沟前方，有 7~11 个；叶状乳头在人类已经基本退化，仅在舌的两侧缘可看到。除丝状乳头外，其余舌乳头内均含有**味蕾**，是味觉感受器，能感受酸、甜、苦、咸等味觉刺激。

舌下面正中线处有连口腔底的黏膜皱襞，称舌系带。舌系带根部两侧各有一个圆形隆起，称舌下阜，是下颌下腺导管和舌下腺大管的共同开口。舌下阜向后外侧延续成带状的黏膜皱襞，称为舌下襞，舌下腺位于其深面，舌下腺小管开口于舌下襞（图 2-4）。

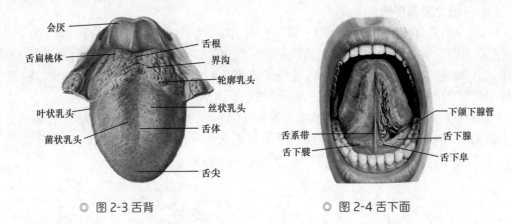

◎ 图 2-3 舌背

◎ 图 2-4 舌下面

3. 舌肌

舌肌属于骨骼肌，分为舌内肌和舌外肌。舌内肌的起、止点均在舌内，构成舌的主体，肌束呈纵、横和垂直 3 个方向排列，收缩时可改变舌的外形；舌外肌起自舌的周围结构止于舌内，收缩时可改变舌的位置。最重要的舌外肌是**颏舌肌**（图 2-5），该肌左、右各一，起自下颌骨颏棘，肌束向后呈扇形止于舌内。两侧颏舌肌同时收缩，舌伸向前下方；一侧收缩，舌尖伸向对侧。如一侧颏舌肌瘫痪，伸舌时舌肌偏向瘫痪侧。

（四）牙

牙是人体最坚硬的器官，嵌于上、下颌骨的牙槽内，具有咀嚼食物和辅助发音等功能。

1. 牙的形态和构造

牙分为牙冠、牙颈和牙根三部分。暴露于口腔内的部分称**牙冠**，嵌入牙槽内的部分称**牙根**，介于牙冠、牙根之间被牙龈覆盖的部分称**牙颈**。牙中间的空腔称髓腔，牙根的尖端有根尖孔（图 2-6）。

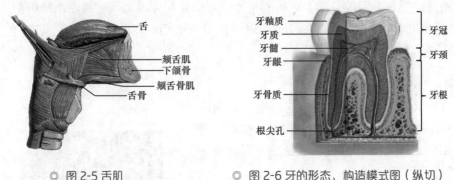

◎ 图 2-5 舌肌

◎ 图 2-6 牙的形态、构造模式图（纵切）

牙由牙质、牙釉质、牙骨质和牙髓构成。**牙质**构成牙的大部分，呈淡黄色，硬度仅次于釉质。牙冠的牙质表面覆有一层洁白的**牙釉质**，为人体内最坚硬的组织。在牙颈和牙根的牙质表面覆有**牙骨质**。**牙髓**位于牙腔内，由神经、血管、淋巴管和结缔组织共同构成。牙髓内有丰富的感觉神经末梢，牙髓炎时常引起剧烈疼痛。

2．牙的分类和排列

人的一生共有两组牙（图2-7）。第一组牙称乳牙，一般在出生后6个月开始萌出，3岁左右出齐，共20颗。6~7岁起乳牙开始脱落。第二组牙称**恒牙**，在乳牙脱落后相继萌出，共32颗，14岁左右基本出齐。恒牙中的第三磨牙萌出最晚，往往在18～28岁或更晚才萌出，又称**迟牙**或**智齿**，有的人甚至终生不萌出。

临床上为了记录牙的位置，以被检查者的方位为准，以"＋"记号划分为4区，表示左、右上颌及左、右下颌的牙位，以罗马数字Ⅰ～Ⅴ表示乳牙，以阿拉伯数字1～8表示恒牙。如"Ⅴ"表示左上颌第2乳磨牙，"6"表示左下颌第1磨牙。

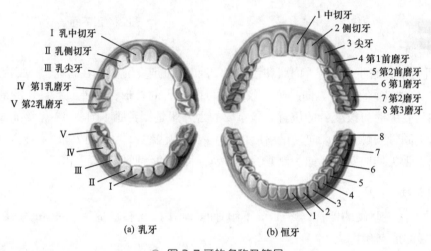

◎ 图2-7 牙的名称及符号

3．牙周组织

牙槽骨、牙周膜和牙龈三部分构成**牙周组织**，对牙起支持、保护和固定作用。

牙槽骨是牙根周围的骨质。**牙周膜**是介于牙槽骨与牙根之间的致密结缔组织，可固定牙根、缓冲咀嚼时的压力。**牙龈**是包被牙槽骨、牙颈表面的口腔黏膜，血管丰富，色淡红。牙周组织炎症时，牙可逐渐松动。

（五）唾液腺

唾液腺又称口腔腺，具有分泌唾液、湿润清洁口腔、消化和杀菌等功能。包括唇腺、颊腺、腭腺等小腺体和腮腺、下颌下腺、舌下腺三对大唾液腺（图2-8）。

1．**腮腺** 是最大的唾液腺，位于耳郭的前下方，呈不规则的三角形。腮腺前缘发出腮腺管，在颧弓下一横指处越过咬肌表面前行，穿颊肌，开口于平对上颌第2磨牙的颊黏膜上。

2．**下颌下腺** 位于下颌骨体的内面，呈卵圆形，其导管开口于舌下阜。

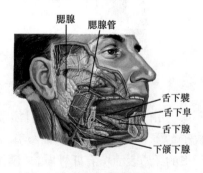

◎ 图2-8 唾液腺

3. **舌下腺** 为三对唾液腺中最小的，位于口腔底舌下襞的深面，其导管开口于舌下阜和舌下襞。

微课：咽部

二、咽

咽（pharynx）是前后略扁的漏斗形肌性管道，位于第1~6颈椎前方，上起颅底，下至第6颈椎体下缘与食管相续，长约12 cm。咽的后壁和侧壁完整，前壁不完整，分别与鼻腔、口腔和喉腔相通。因此，咽是消化道和呼吸道的共用通道，分为鼻咽、口咽和喉咽三部分（图2-9）。

（一）鼻咽

鼻咽位于鼻腔后方，软腭平面以上，向前经鼻后孔与鼻腔相通。鼻咽两侧壁下鼻甲后方约1.5 cm处，各有一咽鼓管咽口，经此口借咽鼓管与中耳鼓室相通。此口后上方有半环形隆起称**咽鼓管圆枕**，是寻找咽鼓管咽口的标志。咽鼓管圆枕后上方有一凹陷称**咽隐窝**，是鼻咽癌的好发部位。在鼻咽后上壁的黏膜下有丰富的淋巴组织，称**咽扁桃体**，在幼儿时期最为发达，6~7岁开始萎缩，10岁以后几乎完全退化。

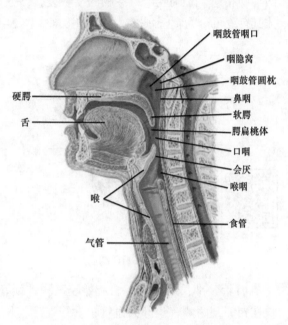

◎ 图2-9 头颈部正中矢状断面

（图标注：咽鼓管咽口、咽隐窝、咽鼓管圆枕、鼻咽、软腭、腭扁桃体、口咽、会厌、喉咽、食管、喉、气管、硬腭、舌）

（二）口咽

口咽位于口腔后方，介于软腭与会厌上缘平面之间，向前经咽峡通口腔。其外侧壁腭舌弓与腭咽弓之间的凹陷称**扁桃体窝**，容纳有腭扁桃体。腭扁桃体表面的黏膜内陷形成10～20个扁桃体小窝，腭扁桃体发炎时，扁桃体小窝脓液易于积存。

> **了解咽拭子标本采集技术**
>
> **要求：** 自行查阅咽拭子标本采集的目的、操作流程、实施要点及注意事项。
>
> **能力目标：**
>
> 能在活体准确辨识鼻咽拭子及口咽拭子采集的部位；能协助完成咽拭子采集并注意防护。

咽扁桃体、腭扁桃体和舌扁桃体等共同围成**咽淋巴环**。咽扁桃体、腭扁桃体和舌扁桃体均由淋巴组织构成，是消化管和呼吸道上端的防御性结构，具有重要的防御功能。

（三）喉咽

喉咽位于喉的后方，自会厌上缘平面向下，至第6颈椎体下缘平面移行于食管。喉咽向前经喉口通喉腔，是咽腔中最狭窄的部位，在喉口两侧各有一个深窝，称**梨状隐窝**，是异物易滞留的部位（图 2-10）。

三、食管

（一）位置与分部

食管（esophagus）为细长扁窄的肌性管道，全长约 25 cm。上端于第 6 颈椎下缘平面与咽相连，于胸腔下行穿膈的食管裂孔，下端于第 11 胸椎体的左侧与胃的贲门相续。按其行程可分为食管颈部、胸部和腹部（图 2-11）。

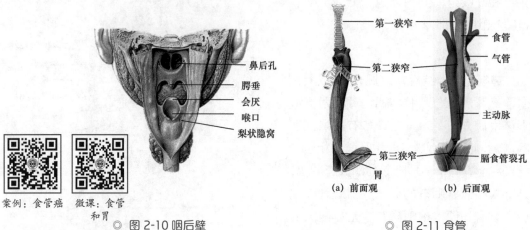

案例：食管癌 微课：食管和胃

◎ 图 2-10 咽后壁

◎ 图 2-11 食管

食管颈部长约 5 cm，自起始端至胸骨颈静脉切迹平面，其前壁与气管相贴，后方与脊柱相邻，两侧有颈部大血管；食管胸部较长，为 18 ~ 20 cm，位于颈静脉切迹至穿膈食管裂孔处，自上而下前方依次为气管、左主支气管和心包；食管腹部最短，长为 1 ~ 2 cm，位于膈食管裂孔与贲门之间。

（二）食管的狭窄

食管全长有三处生理性狭窄。第一狭窄在食管起始处，距中切牙约 15 cm。第二狭窄在食管与左主支气管交叉处，距中切牙约 25 cm。第三狭窄在食管穿膈的食管裂孔处，距中切牙约 40 cm。这些狭窄常为食管内异物滞留和食管癌的好发部位。进行食管内插管时，也要注意这 3 处狭窄。

四、胃

胃（stomach）是消化管中最膨大的部分，上接食管，下续十二指肠。成人胃容量约为 1 500 mL，新生儿胃容量约为 30 mL。胃具有容纳食物、调和食糜、分泌胃液、初步消化食物以及内分泌等功能。

（一）形态和分部

胃有前、后两壁，入、出两口和上、下两缘（图 2-12）。胃的两壁为前壁和后壁，前壁膨隆，后壁平坦。胃的入口称**贲门**，与食管相接；出口称**幽门**，与十二指肠相续。

胃的上缘短而凹，朝向右上方，**称胃小弯**。胃小弯最低处形成一切迹，**称角切迹**。胃的下缘长而凸，朝向左下方，**称胃大弯**。胃的形态可因体型、体位、性别、年龄以及充盈程度的不同而有所变化。

胃可分为四部分（图 2-12）：①**贲门部**，位于贲门附近的部分；②**胃底**，贲门平面以上凸出的部分；③**胃体**，胃底至角切迹之间的大部分；④**幽门部**，自角切迹至幽门之间的部分。临床上常将幽门部称为胃窦。幽门部又分为左侧略宽大的**幽门窦**和右侧略窄的**幽门管**。胃癌和胃溃疡多发生于幽门窦胃小弯附近。

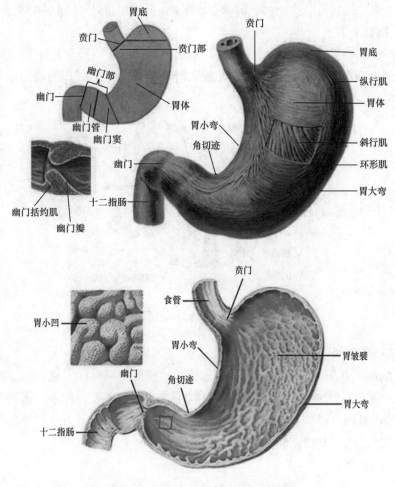

◎ 图 2-12 胃的形态、分部及冠状切面

（二）位置和毗邻

胃在中等程度充盈时，大部分位于左季肋区，小部分位于腹上区。贲门和幽门的位置较为固定，贲门位于第 11 胸椎体左侧，幽门位于第 1 腰椎体右侧。

胃前壁的右侧部与肝左叶相邻；左侧部与膈相邻，前方有左肋弓；在剑突下，胃的前壁与腹前壁直接相贴，该处是胃的触诊部位。胃后壁与左肾、左肾上腺、横结肠、脾和胰等器官相邻。

五、小肠

小肠（small intestine）是消化管中最长的一段，全长为 5 ~ 7 m，是食物消化与营养吸收的主要场所，并具有强大的内分泌功能。它上起幽门，下连盲肠，依次分为十二指肠、空肠和回肠。

（一）十二指肠

十二指肠（duodenum）为小肠的起始段，长约 25 cm，呈"C"形从右侧包绕胰头，紧贴腹后壁。十二指肠可分为上部、降部、水平部、升部四部分（图 2-13）。

1. 十二指肠上部

十二指肠上部在第 1 腰椎体的右侧起自幽门，斜向右上方至肝门下方急转向下移行为降部。上部近幽门处肠管壁薄腔大，黏膜光滑无皱襞，称十二**指肠球**，是十二指肠溃疡的好发部位。

微课：小肠

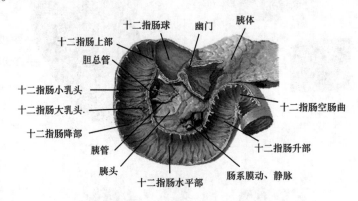

◎ 图 2-13 十二指肠和胰（前面观）

2. 十二指肠降部

十二指肠降部在第 1 腰椎右侧下降，至第 3 腰椎体水平转向左续于水平部。降部后内侧壁上有一纵行黏膜皱襞，称十二指肠纵襞，其下方圆形隆起称十二**指肠大乳头**，是胆总管和胰管的共同开口处。十二指肠大乳头距中切牙约 75 cm。在十二指肠大乳头上方可见十二指肠小乳头，是副胰管的开口。

3. 十二指肠水平部

十二指肠水平部在第 3 腰椎平面向左横行，跨过下腔静脉至腹主动脉前方与升部相连，肠系膜上动、静脉紧贴该部前方下行。

4. 十二指肠升部

十二指肠升部自第 3 腰椎左侧上升，至第 2 腰椎体左侧急转向前下方，形成十二指肠空肠曲，移行为空肠。十二指肠空肠曲被十二指肠悬肌固定于腹后壁。十二指肠悬肌和包绕其下段的腹膜皱襞共同构成十二**指肠悬韧带**，又称 **Treitz 韧带**（图 2-14），是手术时确认空肠起始部的标志。

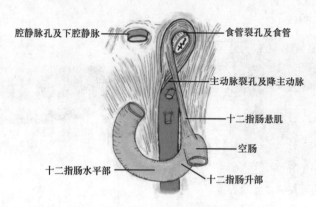

腔静脉孔及下腔静脉 —— 食管裂孔及食管

—— 主动脉裂孔及降主动脉

—— 十二指肠悬肌

—— 空肠

十二指肠水平部 —— 十二指肠升部

◎ 图 2-14 十二指肠悬韧带

（二）空肠和回肠

空肠（jejunum）上端接十二指肠，回肠（ileum）下端连盲肠，在腹腔的中下部迂回盘曲形成肠襻。空肠和回肠均由肠系膜连于腹后壁，活动度较大。空肠和回肠之间无明显界线，空肠占空肠和回肠全长近侧 2/5，位于腹腔左上部，管径较粗，肠壁较厚，颜色红润，肠系膜内动脉弓少，直血管较长，血液循环丰富，黏膜皱襞高而密集，绒毛较茂盛，有散在的孤立淋巴滤泡。回肠占全长远侧的 3/5，位于腹腔右下部，管径较细，管壁较薄，肠系膜内动脉弓多，直血管较短，颜色灰暗，黏膜皱襞及绒毛低平而稀疏，除有孤立淋巴滤泡外，还有集合淋巴滤泡，尤其在回肠下部较多（图 2-15）。

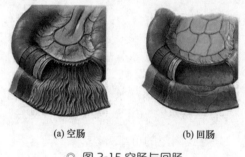

(a) 空肠   (b) 回肠

◎ 图 2-15 空肠与回肠

六、大肠

微课：大肠

大肠（large intestine）全长约为 1.5 m，起自回肠末端，终于肛门。可分为盲肠、阑尾、结肠、直肠和肛管五部分（图 2-16），主要有吸收水分、分泌黏液、形成粪便并将其排出体外等功能。

除阑尾、直肠和肛管外，盲肠和结肠有三个特征性结构，即结肠带、结肠袋和肠脂垂（图 2-17）。**结肠带**有三条，由肠壁的纵行平滑肌增厚而成，沿肠管的纵轴平行排列，汇集于阑尾根部。**结肠袋**是肠壁呈囊状向外膨出的部分。**肠脂垂**是附着于结肠带两侧的大、小不等的脂肪突起。这三个特征是肉眼区分大肠和小肠的特征性结构。

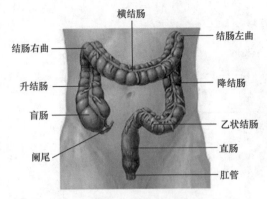

◎ 图 2-16 大肠分部

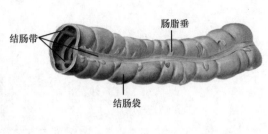

◎ 图 2-17 盲肠、结肠的三种特征型结构

（一）盲肠

盲肠（cecum）是大肠的起始段，长度为 6～8 cm，呈囊袋状，位于右髂窝内。盲肠下端为盲端，向上接续升结肠。回肠末端突入盲肠，在回盲口处形成上、下两片唇状黏膜皱襞称**回盲瓣**，此瓣既可控制小肠内容物进入盲肠的速度，又可防止大肠内容物逆流到回肠。在盲肠后内侧壁回盲瓣下方约 2 cm 处，有阑尾的开口（图2-18）。

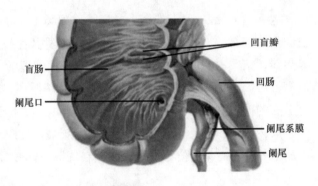

◎ 图 2-18 盲肠

（二）阑尾

阑尾（vermiform appendix）长度为 6～8 cm，是一蚓状盲管。多位于右髂窝内（图2-19），其末端游离，位置变异较大，但其根部位置固定，位于三条结肠带汇集处。手术时可沿结肠带向下追踪，是寻找阑尾的可靠方法。

阑尾末端的位置变化很大，通常以回肠前、下位和盲肠后位居多，其次是盆位。但阑尾根部的位置较固定，其体表投影称**麦氏点（McBurney 点）**，在脐与右髂前上棘连线的中、外 1/3 交点处。急性阑尾炎时，此处常有明显的压痛、反跳痛，有一定诊断价值（图 2-19）。

（三）结肠

结肠（colon）围绕在空肠和回肠周围，起于盲肠，终于直肠，可分为升结肠、横结肠、降结肠和乙状结肠四部分（图 2-16）。

1. **升结肠** 直接续于盲肠，在右侧腹后壁上升至肝右叶下方，转向左形成**结肠右曲**（或称肝曲），移行为横结肠。

2. **横结肠** 起自结肠右曲，向左横行至脾的下方转折向下形成结肠左曲（或称脾曲）与降结肠相连。横结肠借横结肠系膜连于腹后壁，活动度较大，常呈弓形下垂。

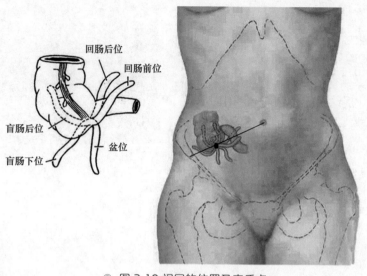

案例：阑尾炎

◎ 图 2-19 阑尾的位置及麦氏点

3. **降结肠** 起自结肠左曲，沿左侧腹后壁下降，至左髂窝处移行为乙状结肠。

4. **乙状结肠** 在左髂窝内，呈"乙"形弯曲，至第 3 骶椎平面移行为直肠。乙状结肠借乙状结肠系膜连于骨盆左后壁，活动度较大。乙状结肠是憩室和肿瘤的好发部位。

（四）直肠

直肠（rectum）位于小骨盆腔后部，长度为 10 ~ 14 cm，在第 3 骶椎前方续接乙状结肠，沿骶骨和尾骨前方下行，穿盆膈移行为肛管。

直肠并不直，在矢状面上可见两个弯曲：①**骶曲**，是直肠位于骶骨前方下降形成凸向后的弯曲；②**会阴曲**，是直肠越过尾骨尖前方形成凸向前的弯曲。在临床上进行直肠或乙状结肠镜检时，要注意这些弯曲。

直肠下段肠腔膨大，称**直肠壶腹**，其腔面有三个半月形皱襞，称**直肠横襞**（图 2-20）。其中第二条直肠横襞最大且位置最为恒定，位于直肠右前壁，距肛门约 7 cm，是临床上做直肠镜检查时的定位标志。

（五）肛管

肛管（anal canal）上接直肠，末端终于肛门（anus），长度为 3 ~ 4 cm（图 2-20）。肛管内面有 6 ~ 10 条纵行的黏膜皱襞，称**肛柱**。相邻肛柱下端相连的半月状黏膜皱襞称**肛瓣**。肛瓣与相邻的肛柱下端共同形成开口向上的小隐窝，称**肛窦**。粪便可积存在窦内发生感染，严重时可形成肛门周围脓肿或肛瘘。

肛柱下端和肛瓣共同连成锯齿状的环形线，称**齿状线**，又称肛皮线；此线是皮肤与黏膜的分界线。肛管黏膜下组织和皮下组织有丰富的静脉丛，病理情况下静脉丛可曲张

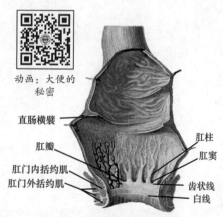

动画：大便的秘密

◎ 图 2-20 直肠和肛管

直肠横襞
肛瓣
肛门内括约肌
肛门外括约肌
肛柱
肛窦
齿状线
白线

突起形成痔。发生在齿状线以上的痔称内痔，齿状线以下的痔称外痔。在齿状线下方有约 1 cm 宽的光滑环形区域，称肛梳或痔环。肛梳下缘有一浅沟，称**白线**，此处为肛门内、外括约肌的分界线。肛门内、外括约肌是围绕在肛管周围的肌组织，肛门内括约肌由环行平滑肌增厚而成，有协助排便的作用；肛门外括约肌由骨骼肌构成，有括约肛门和控制排便的作用。

了解灌肠技术

要求：自行查阅灌肠技术的操作目的、类型、适应证、操作流程及注意事项。

能力目标：

（1）能评估患者肛周情况；

（2）能解释导管自肛门插入的深度。

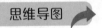

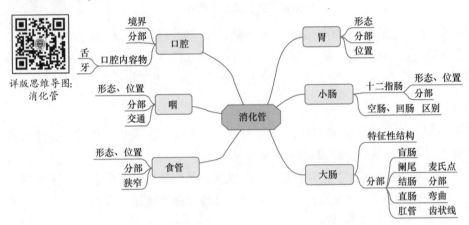

详版思维导图：消化管

自我检测

一、单项选择题

1. 牙式 8 代表的是（　　）

　　A. 右上颌第 1 磨牙　　　B. 右上颌第 2 乳磨牙　C. 左上颌第 1 磨牙

　　D. 左上颌第 3 磨牙　　　E. 右下颌中切牙

2. 食管的第 3 处狭窄距中切牙（　　）

　　A. 15 cm　　　　　　　B. 25 cm　　　　　C. 35 cm

　　D. 40 cm　　　　　　　E. 45 cm

3. 十二指肠球位于（　　）

　　A. 十二指肠升部　　　B. 十二指肠上部　　C. 十二指肠降部

　　D. 十二指肠水平部　　E. 十二指肠纵襞

4. 手术中寻找阑尾的可靠方法是（　　　）
   A. 沿盲肠内侧缘寻找　　　B. 沿回肠末端寻找　　C. 以 McBurney 点为标志
   D. 沿结肠带寻找　　　　　E. 沿结肠袋寻找

5. 肛管内腔面皮肤与黏膜的分界标志是（　　　）
   A. 肛梳　　　　　　　　　B. 痔环　　　　　　　C. 齿状线
   D. 白线　　　　　　　　　E. 肛门

6. 下列选项中（　　　）只有一般感觉功能
   A. 菌状乳头　　　　　　　B. 丝状乳头　　　　　C. 轮廓乳头
   D. 叶状乳头　　　　　　　E. 以上都没有

7. 关于胃的描述，下列选项中（　　　）是正确的
   A. 贲门又称贲门部　　　　　B. 幽门部通常位于胃的最后面
   C. 幽门高于贲门　　　　　　D. 角切迹位于胃小弯的最低点
   E. 胃底在胃的最低处

8. 以下选项中不属于咽峡组成的是（　　　）
   A. 腭舌弓　　　　　　　　B. 腭咽弓　　　　　　C. 舌根
   D. 腭垂　　　　　　　　　E. 悬雍垂

9. 以下选项中没有结肠带的肠管是（　　　）
   A. 横结肠　　　　　　　　B. 盲肠　　　　　　　C. 乙状结肠
   D. 直肠　　　　　　　　　E. 升结肠

10. 以下选项中关于咽的说法错误的是（　　　）
   A. 上起自颅底　　　　　　B. 下至第 6 颈椎下缘　C. 喉咽下方接喉
   D. 与中耳鼓室相通　　　　E. 口咽有梨状隐窝

二、思考题

1. 一小儿误吞玻璃球，后随大便排出体外，思考玻璃球经过的器官。
2. 试总结咽的位置、分部与交通。
3. 试总结消化管中的括约肌都有哪些，分别属于什么肌。
4. 试述阑尾根部的体表投影位置，并尝试在体表扪及。

知识链接　消化性溃疡

    消化性溃疡主要指发生在胃和十二指肠的慢性溃疡，亦可发生于食管下段。这些溃疡的形成与胃酸和胃蛋白酶的消化作用有关，故称消化性溃疡。本病的总发病率占人口的 5% ～ 10%，十二指肠球部溃疡较胃溃疡多见，以青壮年多发，男多于女。

    消化性溃疡常见的临床表现有规律性上腹部疼痛。胃溃疡的局限性疼痛多位于剑

突下正中或偏左；起病多缓慢，病程为数年或数十年，疼痛多在餐后半小时至 1 小时发作，下次进餐前缓解，其规律是进食→疼痛→缓解。当溃疡较深，特别是穿孔患者，疼痛可涉及背部。十二指肠溃疡往往表现为餐前疼痛、进食缓解的规律；约半数患者有午夜痛，病人常可痛醒。节律性疼痛大多持续几周，随后缓解数月，可反复发生。

除疼痛外，患者还常兼有其他胃肠道症状，如嗳气、反酸、烧心、恶心、呕吐等，呕吐和恶心多反映溃疡具有较高的活动程度。

第二节 消化腺

学习目标

1. 能说出肝的形态、位置、体表投影及微细结构
2. 能说出胆囊的形态、位置及指出胆囊底的体表投影
3. 能说出胆汁的排出途径
4. 能概述胰腺的位置、形态及微细结构

一、肝

微课：肝的形态

肝（liver）是人体内最大的腺体。我国成人肝的重量，男性为 1230~1450g，女性为 1100~1300g，胎儿和新生儿肝的重量和体积相对较大，约占体重的 5%。肝的功能复杂且强大，不仅能分泌胆汁，参与食物的消化，还具有解毒、代谢、储存、防御等功能，胚胎时期还可以造血。

（一）肝的外形

肝（图 2-21、图 2-22）呈红褐色，质软而脆，受暴力冲击易破裂出血。肝似楔形，可分为上、下两面和前、后、左、右四缘。

肝上面隆凸，与膈相贴，称膈面；借矢状位的镰状韧带分为较小的肝左叶和较大的肝右叶。肝膈面后部无腹膜覆盖的部分，称裸区。

肝下面凹凸不平，与腹腔脏器相邻，称脏面。脏面有一近似呈"H"形的沟，左纵沟前部为肝圆韧带裂，有肝圆韧带通过，肝圆韧带是胎儿时期脐静脉闭锁后的遗迹；左纵沟后部有静脉韧带裂，有静脉韧带通过，是胎儿时期静脉导管闭锁后的遗迹；右纵沟前部为胆囊窝，容纳胆囊；后部为腔静脉沟，有下腔静脉通过；其正中的横沟称肝门（porta hepatis），是肝左管、肝右管、肝门静脉、肝固有动脉、神经、淋巴管等结构进出肝的门户。出入肝门的结构被结缔组织包绕，形成肝蒂。肝的脏面被"H"形沟分为四叶：右纵沟右

侧为肝**右叶**，左纵沟左侧为肝**左叶**，左、右纵沟之间横沟之前称**方叶**，横沟后方为**尾状叶**。

（二）肝的位置、体表投影和毗邻

肝大部分位于右季肋区及腹上区，小部分位于左季肋区。肝大部分被肋弓遮盖，仅在腹上区左、右肋弓间的部分直接和腹前壁相贴。

肝的上界与膈穹窿一致。其最高点在右侧相当于右锁骨中线和第 5 肋的交点处；左侧略低，在左锁骨中线和第 5 肋间隙的交点处。肝的下界，右侧和右肋弓一致，在腹上区肝下缘可达剑突下方约 3cm。7 岁以下的健康儿童，肝下界可超出右肋弓下缘 2cm 以内；7 岁以后肝下界接近成人。肝的位置随膈的运动上、下移动，平静呼吸时肝可上、下移动 2～3cm（图 2-23）。

肝的脏面在右侧从前向后分别邻接结肠右曲、十二指肠、右肾和右肾上腺；肝左叶下面与胃前壁相邻，后上部邻接食管腹部。

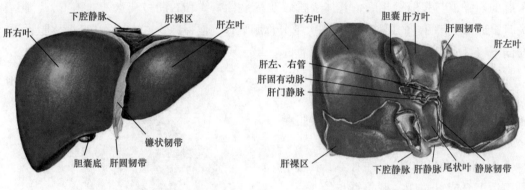

◎ 图 2-21 肝的膈面　　　　◎ 图 2-22 肝的脏面

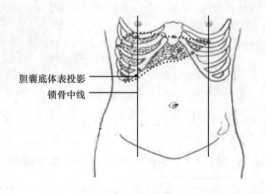

◎ 图 2-23 成人肝的体表投影

案例：肝炎

（三）肝的血液循环

肝的血液供应丰富，有两套血管入肝。肝门静脉是肝的功能性血管，肝固有动脉是肝的营养性血管。出肝的血管是肝静脉，汇入下腔静脉（图 2-24）。

肝门静脉————→小叶间静脉————→终末门微静脉
（功能性血管）

肝血窦——→中央静脉——→小叶下静脉——→肝静脉——→下腔静脉

肝固有动脉————→小叶间动脉————→终末门微动脉
（营养性血管）

◎ 图 2-24 肝的血液循环

二、肝外胆道系统

肝外胆道系统是指肝门以外的胆道系统，包括胆囊、肝左管、肝右管、肝总管和胆总管，主要有贮存和输送胆汁的功能。

1. **胆囊**（gallbladder） 位于肝脏面的胆囊窝内，具有贮存和浓缩胆汁的功能。胆囊容积为 40 ~ 60 ml，呈梨形，分为底、体、颈、管四部分。前端钝圆称**胆囊底**，常露出于肝的前缘，与腹前壁相贴，其体表投影在右锁骨中线和右肋弓交点处的稍下方，胆囊炎时，此处常有明显的压痛感；中间大部分称**胆囊体**，是胆囊的主体；后端变细称**胆囊颈**，弯向下移行成**胆囊管**（图 2–25）。胆囊内衬黏膜，胆囊底和胆囊体的黏膜呈蜂窝状，而胆囊管和胆囊颈处黏膜呈螺旋状突入管腔，形成**螺旋襞**，可控制胆汁进出，胆囊结石易嵌顿在此。

2. **肝管与肝总管** 肝左管、肝右管出肝门后汇合成肝总管，**肝总管**长约 3cm，下行与胆囊管汇合成胆总管。

3. **胆总管** 长 4 ~ 8cm，直径 0.6 ~ 0.8cm，由肝总管、胆囊管汇合而成。在肝十二指肠韧带游离缘内下行，经十二指肠上部后方，至胰头与十二指肠降部之间与胰管汇合，形成略膨大的**肝胰壶腹**（Vater壶腹），斜穿十二指肠降部后内侧壁，开口于十二指肠大乳头。在肝胰壶腹周围有增厚的环行平滑肌，称**肝胰壶腹括约肌**（Oddi 括约肌）。肝胰壶腹括约肌的收缩与舒张，可控制胆汁和胰液的排出。

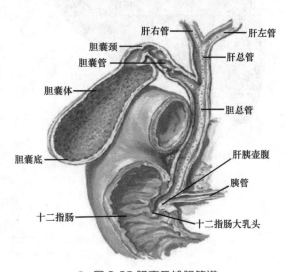

◎ 图 2-25 胆囊及输胆管道

胆汁由肝细胞分泌排出至十二指肠腔，其途径如图 2–26 所示。

①平时，未进食状态，肝胰壶腹括约肌收缩，胆囊舒张：

肝细胞分泌胆汁 → 胆小管 → 小叶间胆管 → 肝左、右管 → 肝总管 → 胆囊管 → 胆囊

②进食（尤其高脂肪食物），肝胰壶腹括约肌舒张，胆囊收缩：

肝细胞分泌胆汁 → 胆小管 → 小叶间胆管 → 肝左、右管 → 肝总管 ⎫
　　　　　　　　　　　　　　　　　　　　　胆囊 → 胆囊管 ⎬→胆总管→肝胰壶腹→十二指肠降部

微课：肝外
胆道和胰

◎ 图 2-26 胆汁的产生与排出途径

三、胰

胰（pancreas）是人体第二大消化腺，由内分泌部和外分泌部组成，内分泌部即胰岛，可分泌胰岛素，参与调节糖代谢；外分泌部分泌胰液，具有消化、分解蛋白质、糖、脂肪的重要功能。

（一）形态和分部

胰呈三棱锥形，质地软，色灰红，可分为胰头、胰体和胰尾三部分（图2-27）。其右端膨大被十二指肠所包绕，称**胰头**，胰头常向左下方伸出一钩突；中间部大部分呈棱柱状，称**胰体**；末端较细，伸向脾门，称**胰尾**。在胰实质内，有一条纵贯其全长的管道，称胰管，它沿途收集各级小叶间导管，输送胰液，与胆总管汇合形成肝胰壶腹后，共同开口于十二指肠大乳头。此外，还常有一条副胰管开口于十二指肠小乳头。

（二）位置

胰位于胃的后方，在第1、2腰椎水平横贴于腹后壁，其前面被有腹膜，是腹膜外位器官。

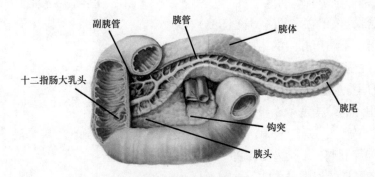

◎ 图 2-27 胰的形态与分部

思维导图

详版思维导图：
大消化腺

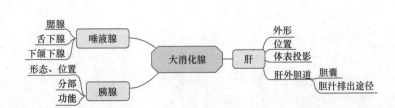

自我检测

一、单项选择题

1．不属于消化腺的是（　　　）

    A．肝　　　　　　　　B．肾上腺　　　　　　C．胰

    D．肠腺　　　　　　　E．胃腺

2．肝脏面的结构不包括（　　　）

    A．肝圆韧带　　　　　B．静脉韧带　　　　　C．胆囊窝

    D．冠状韧带　　　　　E．肝门

3．胆总管是由（　　　）汇合而成

    A．肝右管与肝左管　　B．胆囊颈与肝总管　　C．胆囊管与肝总管

    D．肝右管与肝总管　　E．胆囊管和肝右管

4．关于肝的位置描述不正确的是（　　　）

    A．小部分位于剑突下直接与腹前壁相接触　　B．前面大部分为肋弓掩盖

    C．大部分位于右季肋区　　　　　　　　　　D．上界在右锁骨中线平第 5 肋

    E．大部分位于右季肋区和腹上区

5．下列哪项不属于肝门的结构（　　　）

    A．肝左管　　　　　　B．肝右管　　　　　　C．肝门静脉

    D．肝固有动脉　　　　E．肝圆韧带

6．分泌胆汁的结构是（　　　）

    A．胆小管　　　　　　B．胆囊　　　　　　　C．肝细胞

    D．小叶间胆管　　　　E．胰

7．关于胰描述错误的是（　　　）

    A．可分泌胰岛素　　　B．胰头被十二指肠包绕

    C．胰尾达脾门　　　　D．属于腹膜间位器官

    E．分泌胰液

8．肝门描述正确的是（　　　）

    A．有肝门静脉　　　　B．有肝静脉　　　　　C．有下腔静脉

    D．有肝总管　　　　　E．有胆总管

9．胆总管和胰管共同开口于（　　　）

    A．十二指肠上部　　　B．十二指肠降部　　　C．十二指肠水平部

    D．十二指肠升部　　　E．十二指肠纵襞

10．肝的上界在右锁骨中线处相交于（　　　）

    A．第 4 肋　　　　　　B．第 4 肋间隙　　　　C．第 5 肋

    D．第 5 肋间隙　　　　E．第 6 肋

二、思考题

1. 试述胆囊炎时的压痛部位。
2. 某患者肝右叶肝内胆管结石，试述结石排出到十二指肠经过的结构。

知识链接 **病毒性肝炎**

病毒性肝炎是由多种肝炎病毒引起的以肝脏病变为主的一种传染病。临床上以食欲减退、恶心、上腹部不适、肝区痛、乏力为主要表现。部分病人可有黄疸、发热和肝大伴有肝功能损害。有些病人可慢性化，甚至发展成肝硬化，少数可发展为肝癌。

病毒性肝炎的病原学分型有甲、乙、丙、丁、戊、庚六种类型，各型之间无交叉免疫，可同时或先后感染，混合感染或重叠感染，使症状加重。甲型病毒性肝炎和戊型病毒性肝炎以粪—口传播为主，常见发热、黄疸，呈急性经过，罕见迁延成慢性；乙型病毒性肝炎和丙型病毒性肝炎，多经输血或血制品以及密切接触传播，易迁延为慢性，甚至进展为肝硬化。

微课：腹膜 (1)

第三节 腹膜

学习目标

1. 能说出腹膜的概念、分部并解释腹膜腔与腹腔的区别
2. 能说出腹、盆腔脏器与腹膜的关系并举例
3. 能说出网膜的构成及分类
4. 能说出主要的韧带、系膜及陷凹

一、概述

腹膜（peritoneum）是一层薄而光滑的浆膜，由间皮和少量结缔组织构成，呈半透明状。衬于腹、盆壁内面的腹膜，称**壁腹膜**；贴覆于腹、盆腔脏器表面的腹膜，称**脏腹膜**。壁腹膜和脏腹膜相互延续、移行，围成不

了解腹部手术术后护理

简介：1. 慎选卧位；2. 饮食护理；3. 尽早活动等。

思考：腹腔感染者，术后早期半坐卧位对患者的影响？

规则潜在性浆膜腔隙，称**腹膜腔**。男性腹膜腔是一完全封闭的腔隙；女性腹膜腔借输卵管腹腔口，经输卵管、子宫、阴道和外界相通（图2-28）。

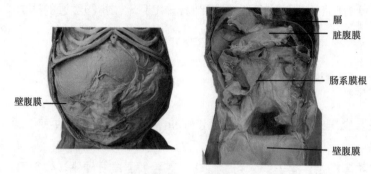

膈
脏腹膜
肠系膜根
壁腹膜
壁腹膜

◎ 图 2-28 腹膜

腹腔和腹膜腔的概念是不同的。**腹腔**是指盆膈以上由腹壁和膈围成的腔；腹膜腔是存在于腹腔内脏、壁腹膜之间的腔隙，腹膜腔内有少量的浆液。腹腔内的器官均位于腹膜腔之外。

腹膜具有分泌、吸收、保护、支持、防御和修复等多种功能：①正常腹膜可分泌少量浆液，起润滑和减少脏器间磨擦的作用。②腹膜能吸收腹膜腔内的液体和空气等。一般上腹部腹膜吸收能力较强，因此，腹膜炎或腹部手术后的病人多采取半卧位，使炎性渗出液流入下腹部，以减少腹膜对毒素的吸收。③腹膜能形成韧带、系膜等结构，对脏器有支持和固定的作用。④腹膜腔的浆液中有大量的巨噬细胞和纤维素，能发挥防御及修复功能。

二、腹膜与腹盆腔器官的关系

根据腹、盆腔器官被腹膜覆盖程度的不同，可将腹、盆腔器官分为三类（图2-29）。

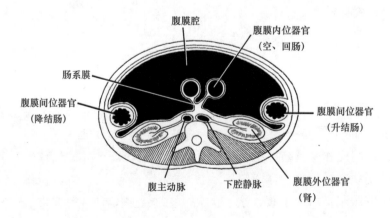

腹膜腔
腹膜内位器官
（空、回肠）
肠系膜
腹膜间位器官
（降结肠）
腹膜间位器官
（升结肠）
腹主动脉
下腔静脉
腹膜外位器官
（肾）

◎ 图 2-29 腹膜与器官的关系

（一）腹膜内位器官

腹膜内位器官是指表面都被腹膜覆盖的器官。这类器官活动性较大，如胃、十二指肠上部、空肠、回肠、盲肠、阑尾、横结肠、乙状结肠、脾和输卵管等。

（二）腹膜间位器官

腹膜间位器官是指表面大部分或三面被腹膜覆盖的器官。这类器官活动性较小，如肝、胆囊、升结肠、降结肠、直肠上段、子宫和充盈的膀胱等。

（三）腹膜外位器官

腹膜外位器官是指器官仅一面被腹膜所覆盖，主要是前面。这类器官位置固定，几乎不能活动，如肾、肾上腺、输尿管、胰、十二指肠降部和水平部直肠中、下段及空虚的膀胱等。

三、腹膜形成的结构

腹膜从腹、盆壁内面移行至器官表面，或由一个器官移行于另一个器官时，形成了网膜、系膜、韧带和陷凹等结构。这些结构不仅对器官起连接及固定作用，同时也是神经和血管走行的部位。

（一）网膜

网膜包括小网膜和大网膜（图2-30）。

微课: 腹膜（2）

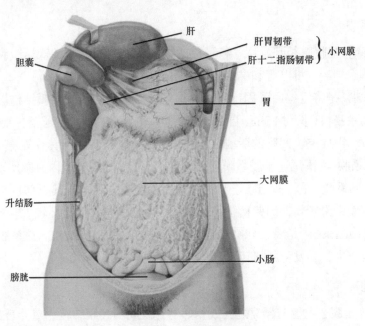

◎ 图2-30 网膜

1. **小网膜** 是从肝门向下至胃小弯、十二指肠上部之间的双层腹膜结构，分为两部分。连于肝门和胃小弯的部分称**肝胃韧带**，内有胃左、右血管，胃左、右淋巴结和胃的神经等；

连于肝门和十二指肠上部的部分，称**肝十二指肠韧带**，内有胆总管、肝固有动脉和肝门静脉等。小网膜右侧游离，后方为网膜孔，通过此孔可进入胃后方的网膜囊。

2. **大网膜**　是连于胃大弯和横结肠之间的四层腹膜结构，形似围裙状，垂于腹腔脏器的前方。大网膜内有丰富的脂肪、血管和巨噬细胞等，具有重要的防御功能。当腹腔器官有炎症时，大网膜下垂部分可移动、包裹以防止炎症扩散蔓延。因此腹部手术时，可根据大网膜移动情况来探查病变部位。小儿的大网膜较短，当有下腹部的炎症，如阑尾炎穿孔时，大网膜无法使炎症局限，因而易形成弥漫性腹膜炎。

3. **网膜囊**　是位于小网膜及胃后方的扁窄间隙，又称**小腹膜腔**（图2-31）。网膜囊以外的腹膜腔称大腹膜腔。网膜囊经其右侧的**网膜孔**与大腹膜腔相通。网膜囊位置较深，当胃后壁穿孔时，胃内容物常积聚在囊内，给疾病的早期诊断带来一定困难。

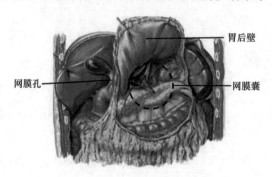

◎ 图 2-31 网膜囊和网膜孔

（二）系膜

系膜是壁、脏腹膜相互延续移行形成的将肠管连于腹后壁的双层腹膜结构。两层腹膜间夹有血管、神经、淋巴管和淋巴结等（图2-28）。

1. **肠系膜**　是将空、回肠固定于腹后壁呈扇形展开的双层腹膜结构。其附着在腹后壁的部分称肠系膜根，长约15cm，自第2腰椎的左侧斜向右下方，延至右骶髂关节的前方。肠系膜宽而长，因此空、回肠的活动性较大，易发生肠扭转、肠套叠等急腹症。

2. **阑尾系膜**　将阑尾连于肠系膜下方，呈三角形。其游离缘内有阑尾动、静脉通过。

3. **横结肠系膜**　是将横结肠连于腹后壁的双层腹膜结构，其根部自结肠右曲向左至结肠左曲。系膜中份较长，因此横结肠中份呈弓形悬垂状，活动性较大。

4. **乙状结肠系膜**　是将乙状结肠连于左下腹的双层腹膜结构。该系膜较长，故乙状结肠活动度也较大，易发生肠扭转。

（三）韧带

韧带是连于腹、盆壁与器官之间或相邻器官之间的腹膜结构，对器官起固定作用。

1. **肝的韧带**

肝的上方有镰状韧带、冠状韧带和三角韧带。肝的下方有肝胃韧带和肝十二指肠韧带。**镰状韧带**是位于肝的膈面与膈之间呈矢状位的双层腹膜结构，其游离缘内含肝圆韧带。

冠状韧带为膈与肝之间呈冠状位的腹膜结构，分前、后两层，两层之间无腹膜被覆的区域称为肝裸区。在冠状韧带的左、右两端，前、后两层相贴增厚，形成左、右**三角韧带**。

2. **脾的韧带**

脾的韧带包括胃脾韧带和脾肾韧带。**胃脾韧带**是连于胃底和脾门间的双层腹膜结构。**脾肾韧带**为脾门连至左肾前面的双层腹膜结构。

（四）陷凹

陷凹主要位于盆腔内，是腹膜在盆腔脏器之间移行返折而成的。男性在直肠与膀胱之间，有**直肠膀胱陷凹**。女性在膀胱与子宫之间有膀胱子宫陷凹，在直肠与子宫之间有**直肠子宫陷凹**，也称 Douglas 腔。直肠子宫陷凹较深，与阴道后穹之间仅隔薄层阴道后壁和腹膜。站立或半卧位时，男性的直肠膀胱陷凹和女性的直肠子宫陷凹是腹膜腔最低部位，因此腹膜腔如有积液常聚积于这些陷凹内。

思维导图

详版思维导图：
腹膜

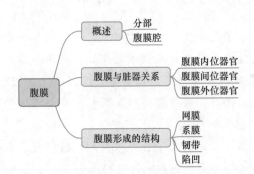

自我检测

单项选择题

1. 属于腹膜内位器官的是（　　）
   A. 子宫　　　　　　　　B. 肾上腺　　　　　　C. 卵巢
   D. 肝脏　　　　　　　　E. 肾
2. 表面几乎都被腹膜覆盖的器官是（　　）
   A. 胃　　　　　　　　　B. 肾脏　　　　　　　C. 肝脏
   D. 胆囊　　　　　　　　E. 肾上腺

3. 下列器官中，活动度较大的是（　　）

   A. 胃　　　　　　　B. 肾脏　　　　　　C. 肝脏

   D. 胆囊　　　　　　E. 肾上腺

4. 关于小网膜说法错误的是（　　）

   A. 由双层腹膜组成

   B. 包括肝胃韧带和肝十二指肠韧带

   C. 肝十二指肠韧带内有肝门静脉走行

   D. 小网膜左侧后方可经网膜孔与网膜囊相通

   E. 呈扇形

5. 腹膜在女性盆腔不形成（　　）

   A. 腹膜腔　　　　　B. 膀胱子宫陷凹　　　C. 直肠子宫陷凹

   D. 直肠膀胱陷凹　　E. 韧带

知行学思　　"让天下人不再挨饿"——袁隆平

    "民以食为天，粮丰天下安"。自古以来，保障粮食安全始终是治国安邦的头等大事。袁隆平，一生致力于杂交水稻技术的研究、应用与推广，为我国粮食安全、农业科学发展和世界粮食供给作出了杰出贡献。2021 年 5 月 22 日 13 点 07 分，"杂交水稻之父"、"共和国勋章"获得者、中国工程院院士袁隆平在湖南长沙逝世，享年91 岁。袁老有两个梦想：一个是"禾下乘凉梦"，一个是"覆盖全球梦"。杂交水稻不仅解决了中国人的温饱，也解决了世界人民的吃饭问题。袁老是真正的科学家，爱国者，他把一生都奉献给了国家，奉献给了人民。

（孙佳）

第三章

呼吸系统

我们每天都要吸入氧气，呼出二氧化碳，生命就在一呼一吸之间。

《黄帝内经》曰："人一呼脉再动，一吸脉亦再动。"呼吸吐纳，是古时就有的养生功法。

呼吸新鲜空气能带给我们足够的能量。

那么，空气中的氧气是通过哪里被人体吸入、机体产生的二氧化碳又是通过哪里排出体外呢？就是我们的呼吸系统。

通过对本章的学习，你会对呼吸系统的组成、形态、结构以及与功能之间的联系认识更加的深入，或许还能增强你的环保意识呢。

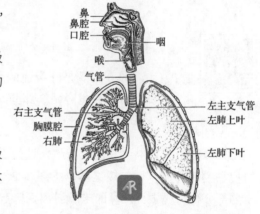

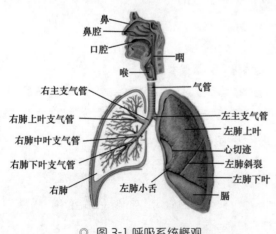

◎ 图 3-1 呼吸系统概观

呼吸系统（respiratory system）也是内脏的一部分，由呼吸道和肺两部分组成（图 3-1）；其主要功能是执行人体与外界环境之间的气体交换，即从外界吸入 O_2 并排出体内产生的 CO_2。此外，鼻又是嗅觉器官，喉还有发音的功能。

呼吸道是传送气体的一系列通道，包括鼻、咽、喉、气管及各级支气管等。临床上通常把鼻、咽、喉称为**上呼吸道**，把气管及各级支气管称为**下呼吸道**。肺由肺实质和肺间质构成（前者由支气管树和肺泡构成；后者由结缔组织、血管、淋巴管和神经等构成），是完成气体交换的器官。

第一节 呼吸道

学习目标

1. 能说出上、下呼吸道的组成
2. 能说出鼻黏膜的分部及结构特点，鼻易出血区的位置
3. 能说出鼻旁窦的名称、位置及开口部位
4. 能描述喉软骨的组成，喉的位置、喉腔的分部与形态特点
5. 能描述气管位置、分部与毗邻，气管隆嵴的位置及临床意义

微课：鼻

一、鼻

鼻（nose）既是呼吸道的起始部位，又是嗅觉器官，并辅助发音。鼻分为外鼻、鼻腔和鼻旁窦3部分。

（一）外鼻

外鼻位于面部中央，是以骨和软骨为支架，外被皮肤、内覆黏膜而构成，呈三棱锥体形（图3-2）。外鼻上端较狭窄的部分称为**鼻根**，外鼻的末端游离而隆起称为**鼻尖**，鼻根与鼻尖之间的隆嵴称为**鼻背**，鼻根和鼻背部皮肤较薄而松弛；鼻尖两侧的隆起部称为**鼻翼**，此处只有软骨支撑，呼吸困难的患者会有鼻翼扇动的症状，鼻翼和鼻尖部皮肤较厚，含丰富的皮脂腺和汗腺，是疖肿和痤疮的好发部位；鼻翼下方的开口称**鼻孔**，是气体进出呼吸道的门户。

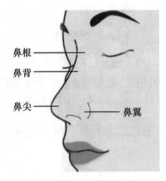

◎ 图3-2 外鼻

（二）鼻腔

鼻腔是以骨和软骨为支架，内面覆有黏膜和皮肤所围成的不规则腔隙，是呼吸道的起始部。鼻腔被一呈矢状位的**鼻中隔**分为左、右两部分，向前借鼻孔与外界相通，向后借**鼻后孔**通鼻咽部。鼻中隔由犁骨、筛骨垂直板和鼻中隔软骨及被覆的黏膜构成。鼻中隔前下部的黏膜较薄，血管丰富而表浅，易因外界刺激而引起出血，故称此区为**易出血区**（Little区）。在成人，鼻中隔的

了解鼻腔冲洗技术

要求： 自行查阅鼻腔冲洗技术的作用机制、装置、方法及适应证。

能力目标：

能正确掌握鼻腔冲洗技术的操作要点。

（1）每日需清洗3-4次；

（2）清洗时，患者需采取坐位或站位等，头需略向前倾15°；

（3）避免冲洗鼻中隔，引起鼻出血；

（4）冲洗后，需将鼻内脏物清出。

位置常略偏向一侧，其中以偏向左侧最为常见，故两侧鼻腔大小和形态多不对称。每侧鼻腔又以**鼻阈**为界，分为前后两部，前为**鼻前庭**，后为**固有鼻腔**。

1. 鼻前庭

鼻前庭为鼻腔的前下部，由鼻翼围成，内衬以皮肤，生有鼻毛，对空气有过滤、加温、加湿的作用。鼻前庭缺乏皮下组织，是疖肿的好发部位。鼻前庭借后上方弧形隆起的**鼻阈**与固有鼻腔分界。

2. 固有鼻腔

固有鼻腔位于鼻腔的上部，是鼻腔的主要部分，即临床所称的鼻腔（图3-3、图3-4）。固有鼻腔主要由骨性鼻腔被覆黏膜而构成。内侧壁为鼻中隔，在外侧壁上，自上而下有上、中、下3个鼻甲突向鼻腔。在三个鼻甲的下方各有一裂隙，分别称为上、中、下**鼻道**。在下鼻道前部有鼻泪管开口，距鼻前孔约3cm。在上鼻甲的后上方与鼻腔顶部的蝶骨体之间有一凹陷，称**蝶筛隐窝**。固有鼻腔的黏膜分为**嗅区**和**呼吸区**两部分。嗅区位于上鼻甲与其相对应的鼻中隔平面以上的黏膜，具有感受嗅觉的功能；其余部分的黏膜为呼吸区，范围较大，对吸入的空气起加温、湿润和净化作用。

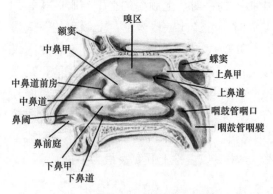

◎ 图3-3 固有鼻腔（外侧壁）

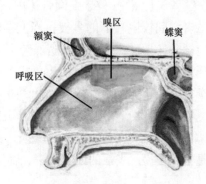

◎ 图3-4 固有鼻腔（内侧壁）

（三）鼻旁窦

鼻旁窦为骨性鼻旁窦内衬黏膜而成，均开口于鼻腔，能温暖和湿润空气，对发音产生共鸣作用。鼻旁窦包括额窦、筛窦、蝶窦和上颌窦4对（图3-5、图3-6）。

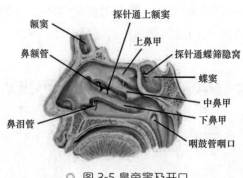

◎ 图3-5 鼻旁窦及开口

动画：入芝兰之室，
久而不闻其香

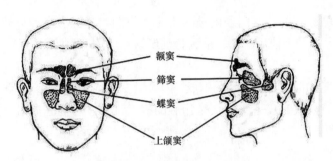

◎ 图 3-6 鼻旁窦的体表投影

1. **额窦** 位于额骨额鳞下部的二层骨板之间，大致相当于两侧眉弓的深面，左、右两侧常不对称。额窦开口于中鼻道。

2. **筛窦** 位于筛骨迷路内，是众多相互连通的筛窦小房的总称。每一侧的筛窦可分为前、中、后三组。其中前组和中组开口于中鼻道，后组开口于上鼻道。

3. **蝶窦** 位于蝶骨体内，常被薄骨板分隔为左、右不对称的两腔隙，并经其前壁的窦口开口于蝶筛隐窝。

4. **上颌窦** 位于上颌骨体内，是副鼻窦中最大的一对。上颌窦的上壁与眶腔相邻，二者之间仅隔较薄的骨板，当上颌窦肿瘤或炎症时，可经此壁侵入眶；上颌窦的下壁为上颌骨牙槽突构成，上颌窦底与上颌第2前磨牙和第1、2磨牙的牙根紧邻，二者之间仅隔薄层骨质，上颌牙根的感染极易蔓延至上颌窦内；上颌窦前壁中央部骨质较薄，是上颌窦根治手术的入路之一。上颌窦炎症时，该处会有压痛感；上颌窦内侧壁即为鼻腔外侧壁的一部分，相当于中、下鼻道的外侧部分。在靠近下鼻甲骨附着处的下方，骨质较薄，是上颌窦穿刺的进针部位。上颌窦开口于中鼻道。其开口部位高于窦底，不易引流，是上颌窦易患炎症的原因之一，临床上慢性鼻窦炎中，以慢性上颌窦炎最为多见。

二、喉

微课：喉

　　喉（larynx）既是呼吸管道，又是发音器官，喉是以软骨为基础，借韧带、关节和肌肉等构成的管状器官。喉位于颈前部中份，成年人的喉相当于第3~6颈椎高度，上借甲状舌骨膜与舌骨相连，下与气管相续，小儿喉的位置比成年人的高，随着年龄的增长，喉的位置逐渐降低；成年女性喉的位置一般略高于成年男性。喉的活动较大，可随吞咽或发音而上、下移动。喉的前面被舌骨下肌群覆盖，后面紧邻喉咽，其两侧为颈部的大血管、神经和甲状腺侧叶。

（一）喉软骨

喉软骨构成喉的支架，包括成对的杓状软骨和不成对的甲状软骨、环状软骨、会厌软骨（图3-7、图3-8）。

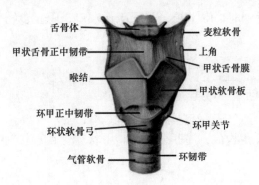

◎ 图 3-7 喉软骨及其连结（前面）

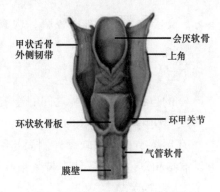

◎ 图 3-8 喉软骨及其连结（后面）

1. 甲状软骨

甲状软骨是喉软骨中最大的一块，位于甲状舌骨膜与环状软骨之间，并构成喉的前外侧壁。甲状软骨由左、右两块近似方形的软骨板在前方正中线处愈合而成，愈合部的上端向前突出，称喉结，成年男性喉结尤为明显。两软骨板的后缘游离，并向上、下各伸出一对突起，分别称上角和下角（图 3-9）。上角借韧带连舌骨大角，下角与环状软骨相关节。

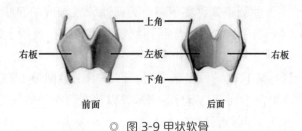

◎ 图 3-9 甲状软骨

2. 环状软骨

环状软骨位于甲状软骨下方，向下接气管，形如指环，是喉软骨中唯一呈完整环形的软骨，对保持呼吸道的畅通具有重要作用，损伤后易致喉腔狭窄。环状软骨分为环状软骨弓和环状软骨板两部分。环状软骨弓居前方，低而窄呈弓状，平对第 6 颈椎，是颈部的重要标志之一。环状软骨板位于后方，高而宽，呈板状，其上缘两侧各有一对与杓状软骨相关节的关节面。在环状软骨板与环状软骨弓的移行部两侧，各有一与甲状软骨下角相关节的关节面（图 3-10）。

3. 杓状软骨

杓状软骨位于环状软骨后部上缘，左右各一，呈锥体形，有一尖、一底、两突起（图 3-10）。底朝下与环状软骨板上缘关节面构成环杓关节。由底向前伸出的突起，称声带突，有声韧带附着；由底向外侧伸出的突起，称肌突，有肌肉附着。

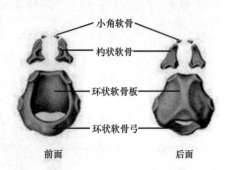

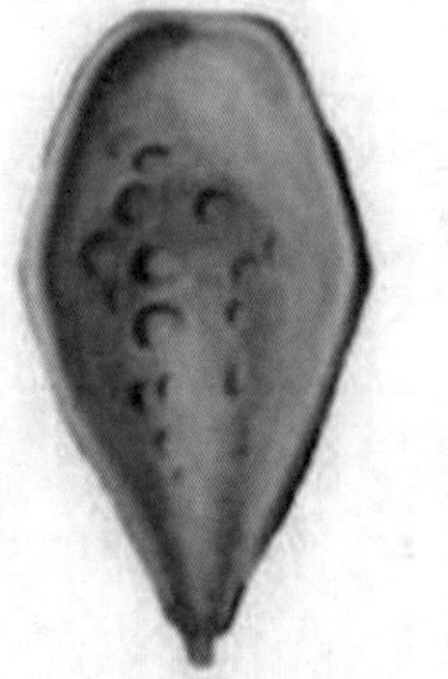

◎ 图 3-10 环状软骨和杓状软骨

4. 会厌软骨

会厌软骨位于甲状软骨的后上方，呈上宽下窄形似树叶状（图 3-11）。会厌软骨上缘游离，下端借韧带连于甲状软骨上切迹的后

◎ 图 3-11 会厌软骨

人体解剖学

下方。会厌软骨表面被以黏膜，构成**会厌**。吞咽时，喉上提，会厌盖住喉口，阻止食物进入喉腔。

（二）喉的连结

喉的连结包括喉软骨之间的连结以及喉与舌骨、喉与气管之间的连结。

1. 环甲关节

环甲关节由环状软骨外侧面与甲状软骨下角构成，属联合关节。甲状软骨在冠状轴上做前倾和复位运动，使声带紧张或松弛。

2. 环杓关节

环杓关节由环状软骨板上缘的关节面与杓状软骨底构成。杓状软骨可沿此关节的垂直轴做旋转运动，使声带突向内、外侧转动，使声门开大或缩小。同时，杓状软骨亦能向侧方滑动。

3. 弹性圆锥

弹性圆锥又称**环甲膜**，为弹性纤维构成的膜状结构。自甲状软骨前角的后面，向后下附着于环状软骨上缘和杓状软骨声带突。此膜上缘游离，紧张于甲状软骨前角与杓状软骨声带突之间，**称声韧带**，是构成声带的基础。弹性圆锥的前部较厚，张于甲状软骨下缘与环状软骨弓上缘之间，**称环甲正中韧带**。当急性喉阻塞时，为抢救病人生命，可在环甲正中韧带处施行穿刺术，以建立暂时的通气道。

4. 甲状舌骨膜

甲状舌骨膜是连于甲状软骨上缘与舌骨之间的结缔组织膜。

5. 环气管韧带

环气管韧带是自环状软骨下缘连于第一气管软骨环之间的结缔组织膜。

（三）喉腔

喉腔（图3-12）向上经喉口通咽，向下与气管相续，其入口称**喉口**。

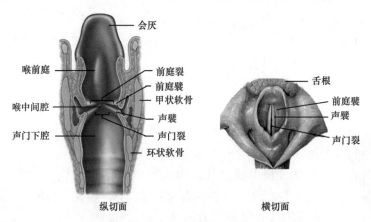

◎ 图 3-12 喉腔冠状切面

喉口朝向后上方，由会厌上缘、杓状会厌襞和杓间切迹围成。喉腔内衬黏膜，在其中部的侧壁上，有两对自外侧壁呈前后方向突入喉腔中的黏膜皱襞，上方的一对称**前庭襞**，活体呈粉红色。在左、右前庭襞之间有呈前窄后宽的裂隙，称**前庭裂**；下方的一对称**声襞**，在活体上颜色较浅，较前庭襞更为突向喉腔。两声襞及杓状软骨基底部之间的裂隙，称**声门裂**，是喉腔中最狭窄的部位。通常所称的**声带**是由声襞及其襞内的声韧带和声带肌构成，是发音的结构。声带也是声带息肉、声带小结和癌肿的易发部位。

喉腔借两对黏膜皱襞分为三部分：①从喉口至前庭裂之间的部分称**喉前庭**；②前庭裂与声门裂之间的部分，称**喉中间腔**，在喉腔三部分中其容积最小。喉中间腔向两侧突至前庭襞与声襞之间的隐窝，称**喉室**；③声门裂至环状软骨下缘之间的部分，称**声门下腔**，此腔呈上窄下宽，且黏膜下组织疏松，炎症时易引起水肿，特别是婴幼儿因喉腔较窄小，水肿时易引起喉阻塞而导致呼吸困难。

（四）喉肌

喉肌属于骨骼肌，附着于喉软骨的内、外侧面。按其功能可分为两群：外侧群主要有环甲肌，主要作用于环甲关节，使声带紧张或松弛；内侧群作用于环杓关节，使声门开大或缩小。喉肌可控制发音的强弱及调节音调的高低。

三、气管与主支气管

案例：气管切开　微课：气管、支气管和肺

（一）气管

气管（trachea）位于颈前正中，食管的前方，上接环状软骨，向下入胸腔，至胸骨角平面分为左、右主支气管，其分叉处称**气管杈**。在气管杈的内面偏左，有一上凸的半月形软骨隆嵴，称**气管隆嵴**，是支气管镜检查的定位标志（图3-13）。按气管的位置和行程，可分为气管颈部和气管胸部两部分。

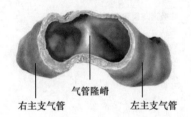

右主支气管　气管隆嵴　左主支气管

◎ 图3-13 气管隆嵴

> **了解气管切开术**
> **要求：** 自行查阅气管切开术的目的、操作部位、适应证及并发症等。
> **能力目标：**
> 能说出气管切开术后病人护理要点：伤口护理、呼吸道护理、预防感染、心理护理等。

气管全长10~12cm，由16~20个呈"C"字形的软骨环以及各软骨环之间的环状韧带和平滑肌、结缔组织构成。气管腔面衬贴有黏膜。气管软骨环后壁的缺口由平滑肌和结缔组织构成的膜壁封闭。临床上急性喉阻塞时，常在第3~5气管软骨环处，施行气管切开术。

（二）主支气管

主支气管（principal bronchus）是气管的第一级分支，分为左主支气管与右主支气管。

左主支气管平均长4~5cm，细、长，走向倾斜，与气管中线的延长线形成35°~40°的夹角。

右主支气管平均长 2~3cm，粗、短，走向陡直，与气管中线延长线形成 22°~25° 的夹角（图 3-14）。因右肺通气量较左肺通气量大，故气管内异物多坠入右主支气管。

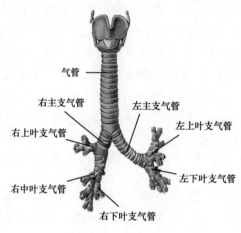

◎ 图 3-14 气管与主支气管

思维导图

详版思维导图：
呼吸道

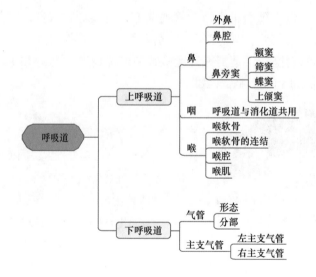

动画：如何实施口
对口人工呼吸？

自我检测

一、单项选择题

1. 喉炎时，易引起水肿的是（　　）
   A. 喉室黏膜 　　　　 B. 喉中间腔黏膜 　　　　 C. 声门下腔黏膜
   D. 喉软骨 　　　　 E. 鼻黏膜

2. 右主支气管（　　）
   A. 细 　　　　 B. 粗短而较直 　　　　 C. 异物不易进入
   D. 走行较水平 　　　　 E. 长

3. 上鼻甲及鼻中隔上部的黏膜称为（　　）
   A. 味觉区 　　　　 B. 呼吸区 　　　　 C. 嗅区
   D. 易出血区 　　　　 E. 易过敏区

4. 开口于蝶筛隐窝的鼻旁窦是（　　）
   A. 上颌窦 　　　　 B. 筛窦前群 　　　　 C. 蝶窦
   D. 额窦 　　　　 E. 筛窦后群

5. 开口部位高于窦底的是（　　）
   A. 上颌窦 　　　　 B. 筛窦前群 　　　　 C. 蝶窦
   D. 额窦 　　　　 E. 筛窦后群

6. 筛窦后群开口于（　　）
   A. 蝶筛隐窝 　　　　 B. 上鼻道 　　　　 C. 中鼻道
   D. 下鼻道 　　　　 E. 鼻泪管

7. 既属于呼吸系统，又属于消化系统的是（　　）
   A. 鼻 　　　　 B. 咽 　　　　 C. 喉
   D. 气管 　　　　 E. 支气管

8. 既是呼吸器官，又是发音器官的是（　　）
   A. 鼻 　　　　 B. 咽 　　　　 C. 喉
   D. 气管 　　　　 E. 支气管

9. 有关气管的描述，正确的是（　　）
   A. 软骨呈"O"形 　　 B. 颈段两侧无大血管
   C. 胸骨角平面分为左、右主支气管
   D. 后邻胃 　　　　 E. 属于上呼吸道

10. 喉腔最狭窄的部位在（　　）
   A. 喉前庭 　　　　 B. 喉中间腔 　　　　 C. 声门下腔
   D. 声门裂 　　　　 E. 前庭裂

二、思考题

1. 简述左、右主支气管的形态特点及临床意义。
2. 试总结鼻旁窦的名称及开口部位。

鼻窦炎是由病毒、细菌或真菌引起的鼻窦感染，为鼻科常见疾病，分为急性鼻窦炎和慢性鼻窦炎，主要症状是鼻塞、流脓涕和头痛，常常伴嗅觉减退或丧失，一般无传染性，无遗传性。

　　急性鼻窦炎发病率较高，所有人群都可能发病，尤其是儿童、老人等全身抵抗力较低者。急性鼻窦炎多继发于急性鼻炎（主要是鼻腔黏膜的急性卡他性炎症或化脓性炎症）。大多数患者经过药物治疗可痊愈。

　　根据 2015 年一项调查，中国人群慢性鼻窦炎总体患病率达 8%，其中广州 8.44%、北京 4.18%、乌鲁木齐 9.24%、武汉 9.76%、长春 10.23%、淮安 4.56%、成都 9.38%。慢性鼻窦炎大多是因为急性鼻窦炎反复发作未彻底治愈引起的，双侧或多窦发病较为常见。大多数患者经过药物和手术治疗后可痊愈。

第二节　肺

学习目标

1. 能说出肺的形态、肺门的定义及左、右肺的区别
2. 能指出肺的位置及肺尖的体表投影

一、肺的形态、位置

　　肺（lung）左右各一（图 3-15），是进行气体交换的器官。肺位于胸腔内，纵隔两侧。两肺下面借膈与腹腔脏器相隔。因心位置偏左，故左肺狭长；右肺因肝的影响而位置较高，故宽而短。肺质软而轻，呈海绵状，富有弹性，内含空气，比重小于 1，故浮水不沉。胎儿肺内不含有空气，质实而重，比重大于 1，入水则沉。法医常依据此特点来判断新生儿是否为宫内死亡。肺的颜色随年龄、职业的不同发生变化，小儿呈淡红色，成人由于大量尘埃的

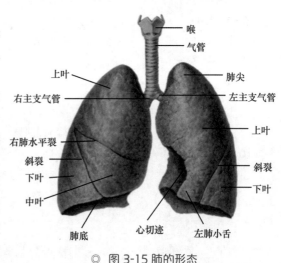

◎ 图 3-15 肺的形态

吸入和沉积，多呈深灰色，并混有很多黑色斑点，吸烟者尤甚。

肺似圆锥形，包括1尖、1底、2面、3缘。肺尖钝圆，经胸廓上口突入颈根部。肺尖的体表投影在锁骨内侧 1/3 上方 2~3cm。肺底又称膈面，位于膈上面，受膈压迫肺底呈半月形凹陷。肋面为邻接肋和肋间隙的面，肋面膨隆。纵隔面即内侧面（图 3-16），为朝向纵隔的面，其中央凹陷称**肺门**，是主支气管、肺动脉、肺静脉、支气管血管、淋巴管和神经等出入的门户，这些出入肺门的结构，被结缔组织包裹在一起叫**肺根**。肺的前缘较锐利，为肋面与纵隔面在前方的移行处；下缘也较锐利，为膈面、纵隔面与肋面的移行处，伸向膈与胸壁所夹的间隙内；后缘圆钝，为肋面与纵隔面在后方的移行处。

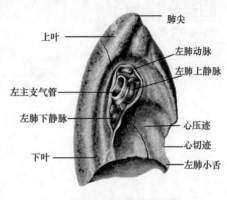

左肺前缘下部有心切迹，另左肺借斜裂分为上、下 2 个肺叶，右肺借斜裂与水平裂将其分为上、中、下 3 个叶。

◎ 图 3-16 左肺的纵隔面

二、肺内支气管和支气管肺段

左、右主支气管入肺后反复分支，形成树枝状结构，称**支气管树**。

左、右主支气管在肺门附近分出肺叶支气管，左肺有上、下肺叶支气管，右肺有上、中、下肺叶支气管。各肺叶支气管及其分支和他们所属的肺组织，称为一个**肺叶**。各肺叶支气管在相应的肺叶内再分出 2~5 支肺段支气管。每一肺段支气管及其分支和它们所属的肺组织，称**支气管肺段**，简称**肺段**。各肺段呈圆锥形，尖朝向肺门，底朝向肺表面。按肺段支气管的分支分布，左、右肺各分为 10 个肺段（图 3-17）。临床上常以支气管肺段为单位施行定位诊断或肺段切除。

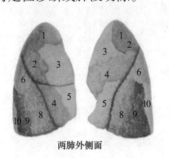

两肺外侧面　　　　　　　　　　两肺纵膈面

◎ 图 3-17 肺段

思维导图

详版思维导图:
肺

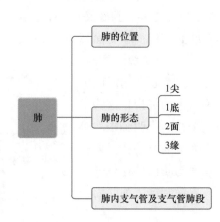

自我检测

一、单项选择题

1. 肺（　　）
   A. 属于呼吸器官 　　　　B. 有1个 　　　　C. 是物质运输的器官
   D. 位于中纵隔内 　　　　E. 在纵隔上方

2. 关于右肺的描述正确的说法是（　　）
   A. 分二叶 　　　　B. 比左肺狭长 　　　　C. 有斜裂和水平裂
   D. 前缘有心切迹 　　　　E. 后缘锐利

3. 肺根内不包括（　　）
   A. 主支气管 　　　　B. 气管杈 　　　　C. 肺动脉
   D. 肺静脉 　　　　E. 支气管血管

4. 左肺（　　）
   A. 分3叶 　　　　B. 宽短 　　　　C. 有心切迹
   D. 前缘圆钝 　　　　E. 有斜裂和水平裂

5. 肺尖（　　）
   A. 在锁骨内侧 　　　　B. 在锁骨下方 　　　　C. 在锁骨外侧
   D. 在锁骨上方 　　　　E. 不超出胸廓上口

6. 左肺的特点为（　　）
   A. 前缘有心切迹 　　　　B. 分三叶 　　　　C. 略粗短
   D. 外侧面有肺根 　　　　E. 内侧面为膈面

7. 成人肺与胎儿肺的区别哪一项是错误的（　　　）

    A. 胎儿肺不含空气　　　　B. 胎儿肺比重较小　　　C. 胎儿肺可沉于水底

    D. 成人肺比重较小　　　　E. 成人肺色较深

8. 下列说法错误的是（　　　）

    A. 左肺有左肺小舌　　　　B. 右肺有右肺小舌　　　C. 左肺有肺根

    D. 右肺有肺根　　　　　　E. 肺在膈上方

9. 关于左肺的描述错误的说法是（　　　）

    A. 分二叶　　　　　　　　B. 比右肺狭长　　　　　C. 有斜裂和水平裂

    D. 前缘有心切迹　　　　　E. 前缘有肺小舌

10. 关于肺的形态，描述错误的是（　　　）

    A. 肺底即膈面　　　　　　B. 前缘锐利　　　　　　C. 后缘较锐利

    D. 纵隔面即内侧面　　　　E. 肺尖在颈根部

二、思考题

试总结空气进入肺所经过的结构。

    大叶性肺炎是指主要由肺炎链球菌等细菌感染引起的呈大叶性分布的肺部急性炎症。好发于青壮年男性和冬春季节。常见诱因有受寒、淋雨、醉酒或全身麻醉手术后、镇静剂过量等。主要病理改变为肺泡的渗出性炎症和实变。临床症状有突然寒战、高热、咳嗽、胸痛、咳铁锈色痰。血白细胞计数增高；典型的 X 线表现为肺段、肺叶实变。病程一般为 7~10 天，及时应用青霉素等抗生素治疗可痊愈。

第三节 胸膜

案例：气胸

微课：胸膜和纵隔

学习目标

1. 能说出胸腔、胸膜和胸膜腔的定义
2. 能说出胸膜的分部和肋膈隐窝的概念、位置及临床意义
3. 能说出胸膜下界与肺下界的体表投影

一、胸膜与胸膜腔

（一）胸膜的概念

胸膜（pleura）是一层薄而光滑的浆膜（图 3-18），具有分泌和吸收浆液的功能，可分为脏胸膜与壁胸膜两部分。**脏胸膜**被覆于肺的表面；**壁胸膜**衬贴在胸壁的内面、膈的上面和纵隔的两侧。

（二）胸膜腔的概念

胸膜腔（pleural cavity）是胸膜脏、壁两层在肺根处互相移行，两者之间形成的封闭腔隙。胸膜腔左右各一，互不相通。胸膜腔内呈负压状态，腔内含有少量浆液，以减少呼吸时胸膜脏、壁层之间的摩擦。

胸膜腔的存在，使肺可随胸廓的运动扩张和缩小，完成气体的吸入和呼出。任何原因导致的胸膜破裂，均可使气体进入胸膜腔，从而产生气胸。

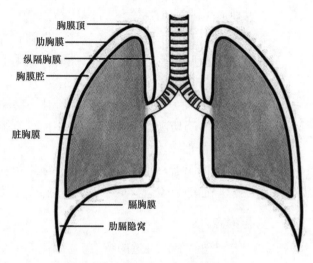

◎ 图 3-18 胸膜与胸膜腔模式图

> **了解胸膜腔穿刺术**
> **要求：** 自行查阅胸膜腔穿刺术的目的、操作步骤、适应证与禁忌症。
> **能力目标：**
> 能做出或说出胸膜腔穿刺的常用体位；能在活体上准确找出常用穿刺点。

（三）胸膜的分部

脏胸膜紧贴肺表面，并深入肺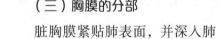叶间裂内。壁胸膜依其所被覆的部位不同可分为 4 个部分：

1. **胸膜顶** 是包被在肺尖上方的部分，是肋胸膜与纵隔胸膜向上延续的移行部，突出胸廓上口，高度同肺尖。

2. **肋胸膜** 为贴附在胸壁内面的部分，与胸壁易于剥离。

3. **纵隔胸膜** 贴附于纵隔的两侧面，呈矢状位，其中部向外侧包绕肺根移行于脏胸膜，在肺根下方前后两层重叠，构成肺韧带，有固定肺的作用，亦是肺手术的标志。

4. **膈胸膜** 贴附于膈的胸腔面，与膈紧密相贴，不易剥离。

（四）胸膜隐窝

胸膜隐窝（又称胸膜窦）是不同部位的壁胸膜各部转折并相互移行处的胸膜腔。其中最大、最重要的一对是位于左、右侧肋胸膜与膈胸膜转折处的半环形间隙，称**肋膈隐窝**（肋膈窦）。肋膈隐窝容量最大且位置最深，是胸膜腔的最低部位，即使在深吸气时，肺下缘也不会伸入其内，因此胸膜腔积液首先积聚于此，同时，也是易发生粘连的部位。肋膈隐窝是临床上胸膜穿刺抽液或引流的部位（图 3-18）。

二、胸膜与肺的体表投影

壁胸膜各部相互移行之处，形成了胸膜的返折线。胸膜的体表投影就是胸膜的返折线在体表的投影位置。它标志着胸膜腔的范围。

（一）胸膜的体表投影

胸膜前界的体表投影即肋胸膜和纵隔胸膜前缘之间的返折线。两侧均起自胸膜顶，斜向内下方经胸锁关节后方至胸骨柄后面，约在第2肋胸关节水平，左右侧靠拢，并沿中线稍左垂直下行。左侧前返折线在第4肋软骨处弯转向外下，沿胸骨缘附近下行至第6肋软骨后方移行于胸膜下返折线，右侧在第6胸肋关节处右转，移行于胸膜下返折线。左、右胸膜前返折线上、下两端彼此分开，所以在胸骨后面形成两个三角形间隙，上方的间隙称胸腺区，下方的间隙称心包区。

胸膜下界的体表投影是肋胸膜与膈胸膜的返折线。两侧大致相同，右侧起自第6胸肋关节处，左侧起自第6肋软骨后方，起始后两侧均行向下外方，在锁骨中线与第8肋相交，在腋中线与第10肋相交，在肩胛线与第11肋相交，在脊柱旁平第12胸椎棘突高度。

（二）肺的体表投影

肺前界体表投影几乎与胸膜前界相同，肺尖与胸膜顶体表投影一致高出锁骨内侧1/3上方2~3cm；肺下界体表投影比胸膜下界的返折线高出约两个肋，即在锁骨中线与第6肋相交，在腋中线与第8肋相交，在肩胛线与第10肋相交，在脊柱旁平第10胸椎棘突高度（表3–1）。

表 3-1 　　　　　　　　　　　肺和胸膜下界的体表投影

	锁骨中线	腋中线	肩胛线	后正中线
肺下界	第6肋	第8肋	第10肋	平第10胸椎棘突
胸膜下界	第8肋	第10肋	第11肋	平第12胸椎棘突

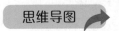

思维导图

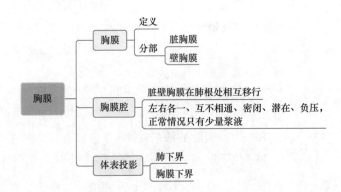

自我检测

一、单项选择题

1. 胸膜腔的最低部分是（　　　）

   A. 膈胸膜　　　　　　　　　　B. 肋胸膜　　　　　　C. 纵隔胸膜

   D. 肋膈胸膜　　　　　　　　　E. 肋膈隐窝

2. 关于胸膜的哪项描述是错误的（　　　）

   A. 分脏胸膜和壁胸膜两部分　　　　B. 壁胸膜分四部分

   C. 两侧胸膜腔通过肺根互相交通　　D. 肋胸膜与膈胸膜转折处为胸膜腔最低点

   E. 属浆膜

3. 关于肋膈隐窝错误的是（　　　）

   A. 是胸膜腔的一部分　　　　　B. 左右各一　　　　　C. 相互连通

   D. 深吸气时肺下缘不能伸入其中　E. 胸膜腔的最低点

4. 肺下界的体表投影是（　　　）

   A. 在锁骨中线平第 5 肋　　　　B. 在腋中线平第 8 肋

   C. 在腋中线平第 10 肋　　　　D. 在肩胛线平第 11 肋

   E. 在后正中线平第 11 肋

5. 有关胸膜的描述错误的是（　　　）

   A. 壁胸膜分四部分　　　　　　B. 左右肺分别位于左右胸膜腔内

   C. 胸膜腔内有少量浆液，呈负压

   D. 左右胸膜腔是两个完全封闭的腔，互不相通

   E. 左右肺分别位于左右胸腔内

6. 正常情况下两侧胸膜腔（　　　）

   A. 互不相通　　　　　　　　　B. 借肺根互相通连

   C. 分别与腹膜腔相通　　　　　D. 借呼吸道与外界相通

   E. 不光滑

7. 胸膜下界的体表投影在肩胛线与（　　　）相交

   A. 第 6 肋　　　　　　　　　　B. 第 8 肋　　　　　C. 第 10 肋

   D. 第 11 肋　　　　　　　　　E. L10 棘突

8. 下列哪一项不是壁胸膜的结构（　　　）

   A. 肋胸膜　　　　　　　　　　B. 脏胸膜　　　　　　C. 膈胸膜

   D. 纵隔胸膜　　　　　　　　　E. 胸膜顶

9. 关于肋膈隐窝的描述错误的是（　　　）

   A. 亦称肋膈窦　　　　　　　　B. 是胸膜腔的最高处

   C. 胸腔积液首先聚集于此　　　D. 位于肋胸膜与膈胸膜的移行处

   E. 半环形腔隙

10. 胸膜下界的体表投影在腋中线与（　　）相交
    A. 第 6 肋　　　　　　　B. 第 8 肋　　　　　　C. 第 10 肋
    D. 第 11 肋　　　　　　E. 第 12 肋

二、思考题
1. 试述肺下界的体表投影。
2. 试述胸膜下界的体表投影。

胸腔积液是指胸膜腔内积聚了过多液体的现象，主要表现为胸闷、气短、呼吸困难等。正常人胸膜腔内有 5 ～ 15ml 液体，在做呼吸运动时起润滑作用，胸膜腔内每天有 500 ～ 1000ml 的液体形成与吸收，任何原因导致胸膜腔内液体产生增多或吸收减少，即可产生胸腔积液。

第四节 纵隔

学习目标

1. 能说出纵隔的定义
2. 能说出纵隔的境界
3. 能说出纵隔的分布及主要内容

纵隔（mediastinum）是左、右两侧纵隔胸膜之间所有器官、结构和结缔组织的总称。纵隔内的器官主要包括心包、心脏及出入心的大血管、气管、食管、胸导管、神经、胸腺和淋巴结等。它们借疏松的结缔组织互相连结，以利于各器官的活动。纵隔的前界是胸骨，后界为脊柱胸段，两侧壁为纵隔胸膜，上经胸廓上口与颈部相通，底为膈。成人纵隔稍偏向左侧。纵隔的正常位置的维持取决于两侧胸膜腔压力的平衡。当一侧胸膜腔压力增高（如气胸）、或降低（如肺不张）时，可引起纵隔的位移或摆动。

纵隔以胸骨角平面为界分为上纵隔和下纵隔，下纵隔又以心包为界，分为前纵隔、中纵隔和后纵隔（图3-19）。上纵隔主要有胸腺、头臂静脉、上腔静脉、膈神经、迷走神经、喉返神经、主动脉弓及三大分支（头臂干、左颈总动脉和左锁骨下动脉）、气管、食管、胸导管和淋巴结。前纵隔内含胸腺下部、前纵隔淋巴结及疏松结缔组织。中纵隔内含心包、心及出入的大血管、奇静脉弓、膈神经、心包膈血管及淋巴结。后纵隔内有主支气管、食管、胸导管、胸主动脉及分支、奇静脉、半奇静脉、迷走神经、胸交感干和淋巴结。

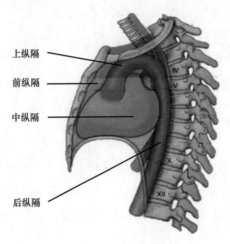

◎ 图 3-19 纵隔的分部

思维导图

详版思维导图：
胸膜和纵隔

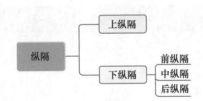

自我检测

单项选择题

1. 关于纵隔的说法正确的是（　　）

    A. 位于胸膜腔内　　　　　B. 容纳心和肺　　　　C. 两侧界为纵隔胸膜

    D. 心位于上纵隔　　　　　E. 在膈左侧

2. 纵隔的上界是（　　）

    A. 膈　　　　B. 胸骨　　　　C. 胸椎　　　　D. 胸廓上口　　　　E. 甲状软骨

3. 纵隔的下界是（　　）

A. 膈　　　　　B. 胸骨　　　　C. 胸椎　　　　D. 胸廓上口　　　E. 肺底

4. 下纵隔又以（　　）为界分为前、中、后纵隔

A. 气管　　　　B. 食管　　　　C. 心包　　　　D. 胃　　　　　　E. 肺

5. 纵隔的两侧界是（　　）

A. 纵隔胸膜　B. 脊柱胸段　C. 胸廓上口　D. 肋膈隐窝　E. 大血管

知行学思　　　"国士无双"——钟南山

2020 年，新冠肺炎疫情来势汹汹，人民生命安全和身体健康面临严重威胁。84 岁的钟南山院士再次临危受命，紧急奔赴武汉抗击新冠肺炎疫情第一线。

18 年前，抗击非典时，钟南山不顾生命危险救治危重患者，一句"把最危重的病人送到我这"令人感动，一句"非典并不可怕，可防可治"让当时处于恐慌的人们安下心来。

18 年后，新冠抗疫中，又是一句"抗击疫情，医生就是战士，我们不冲上去谁冲上去？"落地有声，铿锵有力！钟南山肩上始终扛着医者的担当。

钟南山两次逆行出征，以院士的专业，战士的勇猛，肩负起国士的担当，诠释了医者仁心和大爱无疆！

（刘美晓）

第四章

泌尿系统

人体能够维持正常的生理状态，离不开每天营养物质的消化吸收、运输和体内最终产物的排出。人体的细胞代谢产生的代谢废物、循环系统中多余的水和无机盐、进入体内的药物及代谢物，都需要从机体中排泄出去，而这都依赖于泌尿系统。

那么体内代谢产生的废物如何通过泌尿系统排出呢？

通过对本章的学习，会让你对泌尿系统的组成、形态、结构以及功能有更加深入的认识。

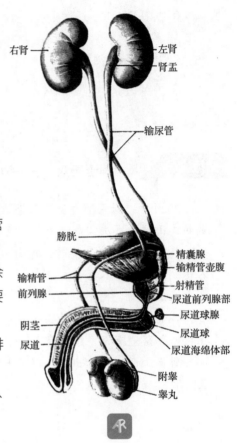

泌尿系统（urinary system）由肾、输尿管、膀胱和尿道组成（图4-1）。肾产生尿液，输尿管将尿液输送至膀胱，膀胱是储存尿液的器官，尿液经尿道排出体外。

泌尿系统的主要功能是排出机体新陈代谢产生的废物、多余的水和无机盐，保持机体的水盐平衡和酸碱平衡。此外，肾还有内分泌功能，可产生促红细胞生成素、肾素和 1,25—二羟维生素 D_3 等。

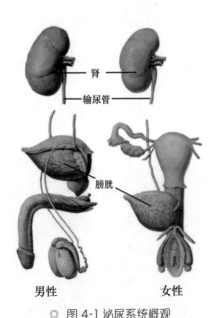

男性　　　　女性

◎ 图 4-1 泌尿系统概观

微课：泌尿系统概述、肾的形态结构

第一节 肾

学习目标

1. 能描述肾的形态、位置及冠状剖面结构
2. 能说出肾的被膜
3. 能描述输尿管的行程、分部和狭窄
4. 能描述膀胱的位置、形态，膀胱壁的结构，膀胱的毗邻关系；能说出膀胱三角的概念及其临床意义
5. 能描述女性尿道的形态、特点、开口部位及其临床意义
6. 能描述肾的血液循环特点

一、肾的形态

肾（kidney）为实质性器官，左右各一，形似蚕豆，新鲜肾呈红褐色（图4-2）。肾可分为上、下两端，前、后两面，内、外侧两缘。上端宽而薄，下端窄而厚。前面较凸，后面较平。肾的外侧缘隆凸，内侧缘中部凹陷，是肾动脉、肾静脉、肾盂和淋巴管、神经出入的部位，称为**肾门**。进出肾门的结构被结缔组织所包裹合称为肾蒂。肾蒂主要结构的排列顺序：由前向后为肾静脉、肾动脉和肾盂；从上向下为肾动脉、肾静脉和肾盂。肾门向肾实质内凹陷形成的腔隙称为**肾窦**，肾窦内有肾动脉的分支、肾静脉的属支、肾小盏、肾大盏、肾盂和脂肪组织等结构。

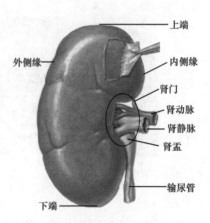

◎ 图4-2 右肾前面观

上端
外侧缘
内侧缘
肾门
肾动脉
肾静脉
肾盂
输尿管
下端

二、肾的位置和毗邻

正常成年人的肾位于脊柱腰段两侧，腹后壁上部（图4-3），为腹膜外位器官。两肾上端距离较近，下端稍远，呈八字形排列，肾门约平第1腰椎椎体平面。左肾上端平第11胸椎下缘，下端平第2腰椎下缘，右肾上端平第12胸椎上缘，下端平第3腰椎上缘，右肾较左肾略低半个椎体。左右两侧的第12肋分别斜越左肾后面的中部和右肾后面的上部（图4-4）。竖脊肌的外侧缘与第12肋之间的夹角，称肾区（脊肋角），是肾门的体表投影点。当患有某些肾脏疾患时，叩击或触压此区可引起疼痛。一般女性肾的位置略低于男性，儿童低于成人，新生儿位置最低。

微课：肾的位置与毗邻、被膜

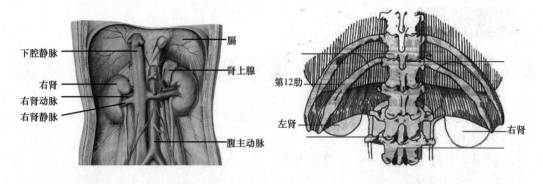

◎ 图 4-3 肾和输尿管（前面）　　　　　　　　◎ 图 4-4 肾的体表投影（后面）

三、肾的被膜

　　肾表面覆盖有三层被膜，由内向外分别为纤维囊、脂肪囊和肾筋膜（图 4-5、图 4-6）。

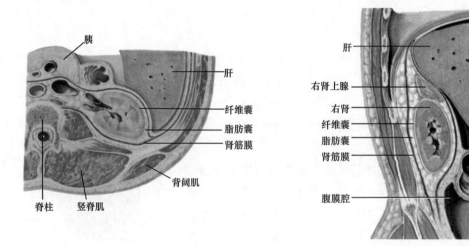

◎ 图 4-5 肾的被膜（平第一腰椎水平切面）　　◎ 图 4-6 肾的被膜（经右肾、右肾上腺矢状面）

（一）纤维囊

　　纤维囊薄而坚韧，由致密结缔组织和弹性纤维构成，紧贴肾实质表面。正常情况下，纤维囊易与肾实质分离（图 4-2），在病理情况下，则与肾实质发生粘连，不易剥离。肾破裂或肾部分切除时需缝合此膜，以防肾实质撕裂。

（二）脂肪囊

　　脂肪囊又名肾床，为纤维囊外的囊状脂肪组织层，与肾窦内的脂肪组织相续，脂肪囊对肾起弹性垫的保护作用。临床上行肾囊封闭时，即将药物注入肾脂肪囊内。

（三）肾筋膜

　　肾筋膜位于脂肪囊的外面，分前后两层包裹肾和肾上腺，分别称为肾前筋膜和肾后筋膜。两层筋膜向上和向外侧均互相融合，向下互相分离。向内侧，肾前筋膜经腹主动脉、下腔静脉前面与对侧肾前筋膜相延续，肾后筋膜与腰大肌筋膜融合。肾筋膜向深部发出许多结缔组织小束，穿过脂肪囊与纤维囊相连，对肾起固定作用。此外肾蒂、腹膜、腹内压及周围器官的承托也对肾起固定作用。由于肾筋膜的下方完全开放，因此当肾的固定结构薄弱时可出现肾下垂或游走肾。肾周围积脓时，脓液可沿肾前后筋膜间隙向下蔓延至髂窝或大腿根部。

四、肾的构造

肾的冠状切面观，肾实质包括浅层的肾皮质和深层的肾髓质（图4-7）。

肾皮质位于浅部，富含血管，新鲜标本上呈红褐色，内有细小的红色点状颗粒，由肾小体和肾小管构成。肾皮质伸入肾髓质的部分称为**肾柱**。

肾髓质位于深部，血管较少，色淡。肾髓质被肾柱分隔成15～20个**肾锥体**。肾锥体的底朝向肾皮质，尖端朝向肾窦，称为**肾乳头**，有时2～3个肾锥体合成一个肾乳头。在肾乳头顶端有许多小孔，称为**乳头孔**，肾乳头被漏斗形的**肾小盏**包绕，肾产生的终尿经乳头孔流入肾小盏。

2～3个肾小盏汇合一个**肾大盏**，2～3个肾大盏再汇合成**肾盂**，肾盂呈前后扁平的漏斗状，出肾门后，向下弯行，逐渐变细移行为输尿管。

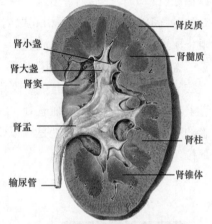

◎ 图4-7 右肾冠状切面（后面观）

案例：输尿　　微课：输尿管
管结石

第二节 输尿管

输尿管（ureter）为细长的肌性管道，左右各一，长25～30 cm，管径0.5～0.7 cm。起自肾盂下端，终于膀胱。输尿管有较厚的平滑肌层，可做节律性蠕动，使尿液不断地流入膀胱。输尿管按行程可分为腹部、盆部和壁内部。

（一）输尿管腹部

输尿管腹部自肾盂下端起始后，在腹后壁腹膜的深面，沿腰大肌前面下降，至小骨盆入口处，左、右输尿管分别越过左髂总动脉末端和右髂外动脉起始部的前面，进入盆腔移行为盆部。

（二）输尿管盆部

输尿管盆部从小骨盆入口处，先沿盆侧壁向下向后，约在坐骨棘水平转向前内侧穿入膀胱底，该段称盆部。在女性，输尿管距子宫颈外侧 1.5 ~ 2.0 cm 处有子宫动脉从外侧向内侧横过其前上方。在子宫手术结扎子宫动脉时应注意防止损伤或结扎输尿管。

（三）输尿管壁内部

输尿管壁内部自膀胱底向内下斜穿膀胱壁，以输尿管口开口于膀胱，长 1.5 ~ 2.0 cm。当膀胱充盈时，膀胱内压的增高可引起壁内段管腔的闭合，阻止尿液由膀胱向输尿管返流。

输尿管全长有三处生理性狭窄（图 4-8）：①上狭窄，肾盂与输尿管移行处；②中狭窄，位于小骨盆上口，输尿管跨越髂血管处；③下狭窄，输尿管的壁内部。这三处狭窄处是输尿管结石易嵌顿的部位。

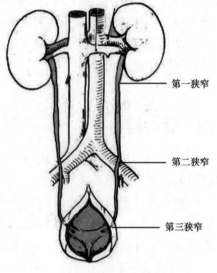

◎ 图 4-8 输尿管狭窄模式图

案例：尿潴留　微课：膀胱、尿道

第三节 膀胱

膀胱（urinary bladder）是贮存尿液的囊状肌性器官，其形状、大小和位置随充盈程度、年龄和性别的不同而变化（图 4-9）。正常成人的膀胱容量为 350 ~ 500 ml，最大容量可达 800 ml，新生儿膀胱的容量约为成人的 1/10，女性膀胱的容量较男性小。

（一）膀胱的形态

膀胱空虚时近似锥体形。分尖、体、底和颈四部。顶端尖细，朝向前上方，**称膀胱尖**。底部呈三角形，朝向后下，称**膀胱底**。尖与底之间的大部分称**膀胱体**。膀胱的最下部称**膀胱颈**，其内部以尿道内口与尿道相通。膀胱各部间无明显界线。

（二）膀胱的内面结构

膀胱空虚时，内面黏膜由于肌层的收缩而出现许多皱襞称膀胱襞，这些皱襞可随膀胱充盈而消失。但在膀胱底内面，两侧输尿管口与尿道内口之间的三角形区域，无论膀胱充盈或空虚时，均无皱襞形成，此三角区称为**膀胱三角**（图 4-10），膀胱三角是膀胱炎症、肿瘤和结核的好发部位。在两侧输尿管口之间，有一苍白色的横行皱襞，称输尿管间襞。膀胱镜检时，可将其作为寻找输尿管口的标志。

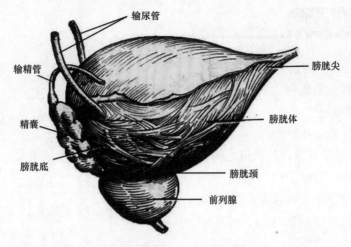

◎ 图 4-9 膀胱侧面观

输尿管
输精管
精囊
膀胱底
膀胱尖
膀胱体
膀胱颈
前列腺

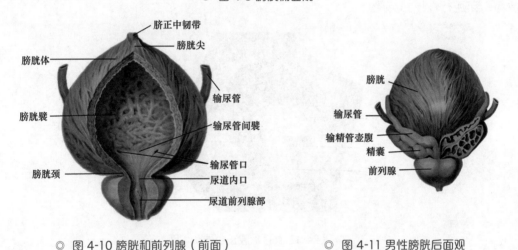

脐正中韧带
膀胱尖
膀胱体
输尿管
膀胱襞
输尿管间襞
输尿管口
膀胱颈
尿道内口
尿道前列腺部

膀胱
输尿管
输精管壶腹
精囊
前列腺

◎ 图 4-10 膀胱和前列腺（前面）　　　◎ 图 4-11 男性膀胱后面观

（三）膀胱的位置和毗邻

成人的膀胱位于小骨盆腔前部，前为耻骨联合，后方在男性为精囊腺、输精管壶腹和直肠，在女性为子宫和阴道。膀胱的下方，在男性邻接前列腺（图 4-11），在女性邻接尿生殖膈（图 4-12）。膀胱的上面有腹膜覆盖，女性有子宫伏于其上。

膀胱空虚时，膀胱尖不超过耻骨联合上缘。膀胱充盈时，膀胱尖可上升至耻骨联合以上，腹膜的折返线亦随之上移，此时可在耻骨联合上方行膀胱穿刺术，可避免损伤腹膜和减少腹膜腔的感染。

新生儿膀胱的位置比成人高，大部分位于腹腔内。随着年龄的增长和盆腔的发育，膀胱的位置逐渐下降，约在青春期到达成人位置。老年人因盆底肌肉松弛，膀胱位置较低。

第四节 尿道

尿道（urethra）为膀胱与体外相通的一段管道，男女差别很大。男性尿道见男性生殖系统。

女性尿道（图4-12）长3～5 cm，起于尿道内口，经耻骨联合与阴道之间下行，穿尿生殖膈，以尿道外口开口于阴道前庭。尿道在穿尿生殖膈时，有骨骼肌形成的尿道阴道括约肌环绕，可控制排尿。由于女性尿道短而宽，且较直，故易引起逆行性尿路感染。

了解导尿技术

要求： 自行查阅导尿技术的操作目的、类型、适应证、操作流程及注意事项。

能力目标：

（1）能评估患者尿潴留情况；

（2）能解释导管自尿道外口插入的深度。

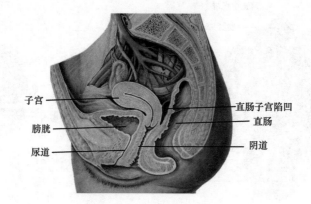

◎ 图4-12 女性盆腔正中矢状切面

思维导图

详版思维导图：
泌尿系统

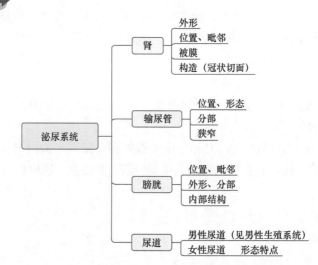

自我检测

一、单项选择题

1. 成人肾门约平对（　　）
   A. 第 11 胸椎 　　　　B. 第 12 胸椎 　　　　C. 第 1 腰椎
   D. 第 2 腰椎 　　　　E. 第 3 腰椎

2. 临床上行肾囊封闭治疗是将药液注入（　　）
   A. 脏腹膜 　　　　B. 纤维囊 　　　　C. 脂肪囊
   D. 肾筋膜前层 　　　　E. 肾筋膜后层

3. 输尿管的第二处狭窄位于（　　）
   A. 起始处 　　　　B. 与髂血管交叉处 　　　　C. 壁内段
   D. 与肾盂移行处 　　　　E. 腹后壁

4. 膀胱镜检查时，寻认输尿管口的标志是（　　）
   A. 膀胱底 　　　　B. 输尿管间襞 　　　　C. 膀胱颈
   D. 膀胱三角 　　　　E. 膀胱尖

5. 膀胱肿瘤和结核好发的部位是（　　）
   A. 膀胱尖 　　　　B. 膀胱体 　　　　C. 膀胱颈
   D. 膀胱三角 　　　　E. 膀胱底

6. 男性膀胱颈邻接（　　）
   A. 精囊腺 　　　　B. 输精管 　　　　C. 前列腺
   D. 射精管 　　　　E. 输尿管

7. 关于膀胱三角的描述，错误的是（　　）
   A. 在膀胱底的内面 　　　　B. 位于两输尿管口与尿道内口连线之间
   C. 缺少黏膜下层组织 　　　　D. 充盈时黏膜光滑，收缩时黏膜有皱襞
   E. 无皱襞

8. 肾区位于（　　）
   A. 竖脊肌外缘与第 12 肋的夹角 　　　　B. 竖脊肌内缘与第 12 肋的夹角
   C. 竖脊肌外缘与第 11 肋的夹角 　　　　D. 竖脊肌内缘与第 11 肋的夹角
   E. 竖脊肌内缘与第 10 肋的夹角

9. 以下对肾描述错误的是（　　）
   A. 生成尿液的器官 　　　　B. 有内分泌功能
   C. 肾实质有皮质和髓质两层 　　　　D. 肾锥体是肾髓质
   E. 肾柱是肾髓质

10. 对肾的位置描述正确的是（　　）
    A. 左肾高右肾低 　　　　B. 左肾低右肾高
    C. 左肾上端约平 T10 下缘 　　　　D. 肾区在第 12 肋与竖脊肌内侧缘夹角
    E. 肾门约平 L2

二、思考题

1. 女性肾盂结石排出体外需要经过哪些结构？
2. 试总结输尿管的分部和三处狭窄。
3. 试总结膀胱的位置、形态、分部和毗邻关系。
4. 试述肾脏内的尿液生成并排出体外的过程。

知识链接　　**肾结石**

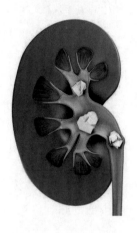

　　肾结石是晶体物质（如钙、草酸、尿酸、胱氨酸等）在肾脏的异常聚积所致，是泌尿系统的常见病、多发病，男性发病多于女性，多发生于青壮年，左右侧的发病率无明显差异。机体的代谢异常（如甲状旁腺功能亢进、高血糖）、长期卧床、营养缺乏、尿路的梗阻、感染、异物和药物的使用都是结石形成的常见病因。大部分肾结石患者会出现不同程度的腰痛。结石较大时，移动度很小，表现为腰部酸胀不适，或在身体活动增加时有隐痛或钝痛。较小结石引发的绞痛，常骤然发生腰腹部刀割样剧烈疼痛，呈阵发性。泌尿系统任何部位均可发生结石，但常始发于肾，肾结石形成时多位于肾盂或肾盏，可排入输尿管和膀胱，输尿管结石几乎全部来自肾脏。

知行学思　　**中国"泌尿外科奠基人"——吴阶平**

　　吴阶平有着很多"头衔"：著名的医学科学家、医学教育家、泌尿外科专家、中国科学院和中国工程院两院资深院士、全国人大副委员长等。然而，他最为自豪的身份就是普普通通两个字："医生"。

　　吴阶平曾动过大小手术6次，住院治病先后达12次。身上的手术刀疤加起来，足有两尺长。正因为如此，他深刻理解病人的痛苦、家属的心情。吴阶平说："医生除了专业知识，还常要有'如临深渊，如履薄冰'的感觉，这是因为每一个患者都有各自的特点，稍有不慎就会发生差错。"

　　吴阶平院士被称为"中国泌尿外科奠基人"。第一个泌尿外科的建立、第一例肾移植手术、第一个确立"肾上腺髓质增生"疾病……我国泌尿外科学历史上众多的"第一"和每一个发展的里程碑，都与他有着密切联系。

　　2011年3月2日晚，吴阶平院士在北京逝世，享年94岁。虽大医已去，但精神永存。

（葛宝建、华超）

第五章

生殖系统

微课：生殖
系统概述

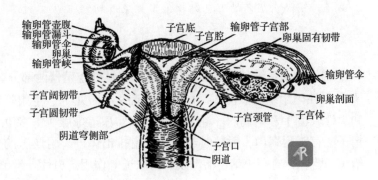

地球上的生命，除了捕食和交流，更有繁衍这张答卷。

人类在这颗星球上繁衍生息，创造了灿烂的文化。生命诞生又逝去，代代相传。人类是如何繁衍后代，孕育生命的呢？

本章内容将带领大家认识生殖系统的组成、形态和结构，并从中探寻生命的产生和孕育后代的奥秘。

生殖系统（reproductive system）分为男性生殖系统和女性生殖系统，男、女生殖器官的形态、结构差异很大，但都是由内生殖器和外生殖器两部分组成的。内生殖器位于体内，包括生殖腺、生殖管道以及附属腺体；外生殖器则裸露于体表，显示男女性别直接差异。生殖系统具有产生生殖细胞、繁衍后代、分泌性激素、激发和维持第二性征的作用。生殖系统的组成见表5-1。

表 5-1 　　　　　　　　　　生殖系统组成

分部		男性生殖系统	女性生殖系统
内生殖器	生殖腺	睾丸	卵巢
	生殖管道	附睾、输精管、射精管、尿道	输卵管、子宫、阴道
	附属腺	精囊腺、前列腺、尿道球腺	前庭大腺
外生殖器	——	阴囊、阴茎	女阴

第一节 男性生殖系统

学习目标

1. 能说出男性生殖系统的组成和功能
2. 能说出睾丸、附睾的位置、形态和组织结构
3. 能描述输精管的行程和分部，射精管的合成与走行
4. 能描述前列腺的形态、位置和毗邻
5. 能说出阴茎的形态结构、男性尿道的特点

男性生殖系统包括男性内生殖器和男性外生殖器两部分。

男性内生殖器（图5-1）包括生殖腺（睾丸）、生殖管道（附睾、输精管、射精管和男性尿道）和附属腺（精囊、前列腺和尿道球腺）。睾丸产生精子，分泌雄性激素。精子贮存于附睾内，射精时经输精管道排出体外。附属腺的分泌物参与精液的组成，供给精子营养，有利于精子活动及润滑尿道等作用。男性外生殖器包括阴囊和阴茎。

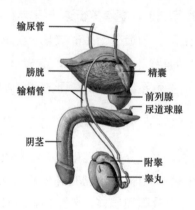

◎ 图5-1 男性生殖系统结构图

案例：隐睾症　　微课：睾丸、附睾

一、男性内生殖器

（一）睾丸

睾丸（testis）是男性生殖腺，具有产生精子和分泌雄性激素的作用。

1. 睾丸的位置和形态

睾丸（图5-2）位于阴囊内，左右各一，因胚胎发育过程中右侧睾丸下降迟于左侧，故左侧略低于右侧约1cm。睾丸呈扁椭圆形，表面光滑，可分为上、下两端，前、后两缘，

内、外侧两面。前缘游离，上端和后缘有附睾附着。睾丸表面被覆浆膜，和阴囊内表面的浆膜相移行，**称睾丸鞘膜**。鞘膜分脏、壁两层，两层之间为密闭腔隙，称鞘膜腔，内有少量液体，有润滑作用。

2. 睾丸的结构

睾丸由被膜和睾丸实质构成。睾丸表面为坚厚的致密结缔组织膜，称**白膜**。白膜在睾丸后缘处增厚并伸入睾丸内形成睾丸纵隔，睾丸纵隔呈放射状，将睾丸实质分成100～200个锥体形的睾丸小叶。每个睾丸小叶内有2～4条细长盘曲的**精曲小管**，其上皮能产生精子。精曲小管之间的疏松结缔组织为睾丸间质，内有间质细胞，可分泌雄性激素。每个睾丸小叶的精曲小管在接近睾丸纵隔处汇合成短而直的精直小管，精直小管移行至睾丸纵隔内，交织吻合成**睾丸网**，再从睾丸网发出12～15条**睾丸输出小管**，穿出睾丸后缘的上部进入附睾头（图5-3）。

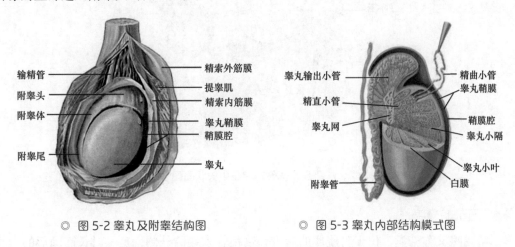

◎ 图 5-2 睾丸及附睾结构图　　　　◎ 图 5-3 睾丸内部结构模式图

（二）附睾

附睾（epididymis）紧贴睾丸的上端和后缘，略偏外侧。睾丸输出小管穿出睾丸进入附睾后盘绕形成**附睾头**，小管末端汇合成一条附睾管，附睾管曲折盘绕形成**附睾体**和**附睾尾**。附睾尾末端向内上弯曲延续为输精管。

附睾的功能是暂时存储精子，分泌物可为精子提供营养，促进精子发育成熟。

（三）输精管

输精管（ductus deferens）是附睾管的直接延续，是长为40～50 cm的肌性管道，壁厚腔小。输精管按照行程分为睾丸部、精索部、腹股沟管部和盆部四段。

微课:输精管道、附属腺

1. 睾丸部 起自附睾尾部，沿睾丸后缘及附睾内侧上行到睾丸上端，移行为精索部。

2. 精索部 位于睾丸上端与腹股沟管浅环之间的一段，位置表浅，可透过皮肤触及，是输精管结扎的常用部位。

3. 腹股沟管部 位于腹股沟管内的部分，经腹股沟管深环进入腹腔，移行为盆部。

4. **盆部** 为输精管最长的一段，自输精管出腹股沟管深环起始，沿骨盆侧壁向后下走行，经输尿管末端前方达膀胱底后面。输精管末段呈梭形膨大形成输精管壶腹，其末端变细，与精囊的排泄管汇合形成射精管。

自睾丸上端到腹股沟管深环处之间的一对质地柔软的圆索状结构称**精索**，是由输精管、睾丸动脉、蔓状静脉丛、神经、淋巴管和鞘韧带等构成。精索表面有三层被膜，由内向外依次为精索内筋膜、提睾肌和精索外筋膜。

（四）射精管

射精管长约2cm，由输精管末端和精囊腺排泄管汇合而成。两侧射精管斜穿前列腺实质，开口于尿道前列腺部（图5-4）。

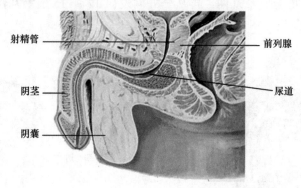

◎ 图 5-4 男性盆腔正中矢状面图

（五）精囊腺

精囊腺又称精囊，位于膀胱底的后方，输精管末端的外侧，是一对长椭圆形的囊状器官，表面凹凸不平。其排泄管与输精管末端汇合形成射精管。其分泌的液体参与精液的组成。

（六）前列腺

前列腺是附属腺中最大的一个，位于膀胱颈下方，包绕尿道起始部（图5-5）。前列腺是呈栗子形的实质性器官，上面宽大称为前列腺底，下端尖细称为前列腺尖，底与尖之间为前列腺体。前列腺体后面平坦，中间有一纵行浅沟，称**前列腺沟**。临床做直肠指诊时可触及前列腺沟，前列腺肥大时此沟可变浅或消失。前列腺的排泄管直接开口于尿道前列腺部的后壁。其分泌物是精液的主要成分。

（七）尿道球腺

尿道球腺为一对豌豆大小的球形腺体，埋藏于尿生殖膈内，开口于尿道球部，其分泌物参与精液的组成。

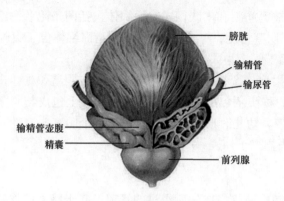

膀胱
输精管
输尿管
输精管壶腹
精囊
前列腺

◎ 图 5-5 前列腺与膀胱结构图（后面观）

微课：男性
外生殖器

二、男性外生殖器

（一）阴囊

阴囊（scrotum）为一皮肤囊袋，位于阴茎后下方，阴囊皮肤薄而柔软，富有伸展性，性成熟后色素沉着明显，成人有少量阴毛。阴囊皮下组织含有平滑肌纤维，称**肉膜**，肉膜可随温度的变化而舒缩，以调节阴囊内的温度，维持精子发育和生存的微环境。肉膜在正中线向深部发出阴囊中隔，将阴囊分为左右两部分，容纳两侧睾丸和附睾。

在阴囊肉膜的深面，有包绕睾丸、附睾和精索的被膜，由外向内有：①**精索外筋膜**，是腹外斜肌腱膜的延续。②**提睾肌**，是续于腹内斜肌和腹横肌的一层肌束，收缩时可上提睾丸。③**精索内筋膜**，来自腹横筋膜。④**睾丸鞘膜**，来源于腹膜，有脏、壁两层。脏层包于睾丸和附睾的表面，壁层贴于精索内筋膜的内面。两层在睾丸后缘处相互移行，共同围成睾丸鞘膜腔，内有少量浆液，有润滑作用；炎症时会引起腔内液体增多，形成睾丸鞘膜积液。

（二）阴茎

阴茎（penis）分阴茎头、阴茎体、阴茎根三部分（图 5-6）。后端为阴茎根，附着于耻骨下支、坐骨支和尿生殖膈；中部为阴茎体，呈圆柱状，悬垂于耻骨联合前下方；前端膨大为阴茎头，尖端有呈矢状位的尿道外口；头、体交界处有一环形沟为冠状沟。阴茎头和阴茎体为可动部，阴茎根为固定部。

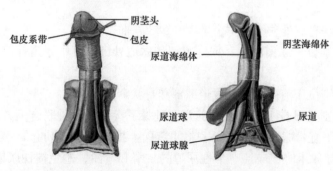

阴茎头
包皮系带
包皮
阴茎海绵体
尿道海绵体
尿道球
尿道
尿道球腺

◎ 图 5-6 阴茎结构图

人体解剖学

　　阴茎由海绵体外被覆筋膜和皮肤构成。**海绵体**包括两条阴茎海绵体和一条尿道海绵体，阴茎海绵体并列于阴茎背侧，构成阴茎主体；尿道海绵体位于腹侧，尿道贯穿其全长。前端膨大为阴茎头，后端膨大为尿道球。

　　阴茎的皮肤薄而柔软，富有伸展性，极易活动。在阴茎颈处，皮肤向前延伸返折成双层皱襞包绕阴茎头，称**阴茎包皮**。阴茎头下面正中线上包皮与阴茎头之间有一条纵行的皮肤皱襞称包皮系带。幼儿时期包皮较长，包绕整个阴茎头，随着年龄的增长，包皮逐渐向后退缩，阴茎头显露于外表。

（三）男性尿道

　　男性尿道是尿液和精液排出体外所经过的管道，起于膀胱的尿道内口，止于阴茎头的尿道外口（图5-7）。成年男性尿道全长16～22 cm，管径5～7 mm，按行程分为三部，即前列腺部、膜部和海绵体部。临床上将尿道前列腺部和尿道膜部称为后尿道，尿道海绵体部称为前尿道。

　　1. **前列腺部**　为尿道穿过前列腺的部分，长约3cm，其后壁有射精管和前列腺排泄管的开口。

　　2. **膜部**　为尿道穿经尿生殖膈的部分，管腔狭窄，是最短的一段，长约1.5 cm，周围有尿道括约肌环绕。尿道括约肌属于骨骼肌，可随意收缩、控制排尿。

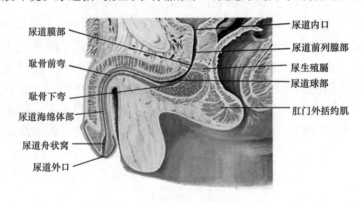

微课：男性
尿道

◎ 图5-7 男性尿道结构图

　　3. **海绵体部**　为尿道穿经尿道海绵体的部分，是最长的一段，长为12～17cm。此部起始段位于尿道球内，称尿道球部，尿道球腺在此处开口；在阴茎头处尿道扩大，称舟状窝。

　　男性尿道全程有三处狭窄、三个扩大和两个弯曲。

　　三处狭窄分别位于**尿道内口、尿道膜部和尿道外口**，其中尿道外口最狭窄。尿道结石常易嵌顿于此。

　　三处扩大分别位于前列腺部、尿道球部和舟状窝。

　　两个弯曲分别是**耻骨下弯和耻骨前弯**。耻骨下弯位于耻骨联合下方，此弯曲位置固定；耻骨前弯位于耻骨联合前下方，若将阴茎向上提起或阴茎勃起时，此弯曲即消失；因此，临床上行导尿术时，应注意男性尿道的狭窄和弯曲，避免损伤尿道。

思维导图

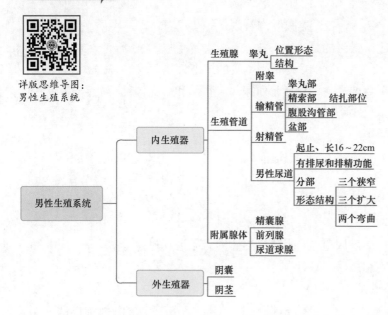

详版思维导图：
男性生殖系统

自我检测

一、单项选择题

1. 不成对的男性生殖器官是（　　　）
   A. 前列腺
   B. 精囊
   C. 尿道球腺
   D. 睾丸
   E. 附睾

2. 男性生殖腺是（　　　）
   A. 前列腺
   B. 睾丸
   C. 精囊
   D. 尿道球腺
   E. 附睾

3. 分泌雄性激素的细胞位于（　　　）
   A. 前列腺
   B. 尿道球腺
   C. 精囊
   D. 睾丸
   E. 附睾

4. 精子的产生部位是（　　　）
   A. 白膜
   B. 睾丸网
   C. 精曲小管
   D. 睾丸间质
   E. 附睾

5. 储存精子的器官是（　　　）
   A. 睾丸
   B. 附睾
   C. 精囊
   D. 膀胱
   E. 射精管

6. 正常情况下睾丸位于（　　　）

    A. 盆腔内　　　　　　　　B. 附睾后外侧　　　　　C. 阴囊内

    D. 腹腔内　　　　　　　　E. 腹股沟管内

7. 关于男性尿道的描述，错误的是（　　　）

    A. 起于膀胱底　　　　　　B. 终于阴茎头的尿道外口

    C. 有三个狭窄和两个弯曲　D. 分前列腺部、膜部和海绵体部

    E. 全长 16 ~ 22cm

8. 男性尿道最狭窄处为（　　　）

    A. 尿道内口　　　　　　　B. 尿道前列腺部　　　　C. 尿道膜部

    D. 尿道海绵体部　　　　　E. 尿道外口

9. 关于阴茎的描述，正确的是（　　　）

    A. 由两块海绵体构成　　　B. 分头、体、根三部分

    C. 临床上常将阴茎称为后尿道　D. 阴茎海绵体内有尿道穿过

    E. 海绵体外包有肉膜和皮肤

10. 临床上所指的前尿道是（　　　）

    A. 前列腺部　　　　　　　B. 膜部　　　　　　　　C. 海绵体部

    D. 前列腺部和膜部　　　　E. 输尿管

二、思考题

1. 试述精子的产生和排出体外的途径。

2. 简述输精管的分部。

3. 简述男性尿道的三处狭窄和两处弯曲。

知识链接

前列腺增生

    前列腺是男性最大的附属腺，前列腺的上皮能够分泌前列腺液，通过前列腺的导管系统排到尿道里去。前列腺液占精液中液体成分的一半以上，并且其中的蛋白质和微量元素对精子有营养和增强活力的作用。

    50 岁以上男性前列腺增生发病率在 30% 以上。增生的前列腺会影响患者排尿，引起排尿有阻力感、尿频、尿急、尿滴沥等排尿困难症状，甚至出现尿潴留。对于前列腺增生的病因目前医学界尚未形成统一定论，但已确定的前列腺增生的发病条件包括有功能的睾丸和年龄的增长。近年来也发现生活习惯和环境对前列腺增生的发病率也有影响。养成良好的生活习惯，减少吸烟、酗酒、久坐和过度劳累等因素影响，可降低前列腺增生的发病率。

第二节 女性生殖系统

学习目标

1. 能说出女性生殖系统的组成和功能
2. 能描述卵巢的位置、形态及固定装置
3. 能描述输卵管的位置、分部及意义
4. 能描述子宫的位置、形态、分部及固定装置；能说出子宫的主要毗邻器官
5. 能描述阴道的位置、形态；能说出阴道穹的构成及毗邻
6. 能说出子宫附件的概念；能辨识女阴各结构，分辨阴道口和尿道口的位置

女性生殖系统包括内生殖器和外生殖器两部分。内生殖器包括生殖腺（卵巢）、生殖管道（输卵管、子宫和阴道）和附属腺（前庭大腺）；外生殖器即女阴，包括阴阜、阴蒂、大阴唇、小阴唇和阴道前庭等。

一、女性内生殖器

案例：输卵管切除术　微课：卵巢、输卵管

（一）卵巢

卵巢（ovary）是女性的生殖腺，左、右各一，可产生卵子及分泌女性激素（图5-8）。其位于小骨盆侧壁髂内、髂外动脉所成的夹角处，即卵巢窝内。卵巢呈扁椭圆形，分上、下两端，前、后两缘和内、外两面。卵巢上端钝圆，与输卵管伞接近，借**卵巢悬韧带**固定于骨盆侧壁，卵巢悬韧带内有卵巢的血管、淋巴管和神经走行，是临床上寻找卵巢的标志；卵巢下端尖细，借条索状的**卵巢固有韧带**连于子宫底，卵巢固有韧带表面被覆腹膜。卵巢前缘借卵巢系膜连于子宫阔韧带后层，其中部有血管和神经等出入，称卵巢门；后缘游离。卵巢内侧面朝向盆腔，与小肠相邻；外侧面与盆腔侧壁紧贴。

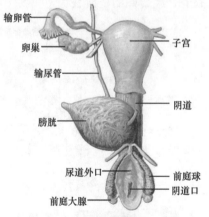

◎ 图 5-8 女性生殖系统结构图

卵巢的大小和形态随年龄变化明显。儿童期卵巢体积较小，表面光滑；青春期后卵巢逐渐增大并开始排卵，多次排卵致卵巢表面凹凸不平，形成瘢痕；35～40岁后卵巢开始缩小；50岁左右随着月经停止，卵巢逐渐萎缩。

（二）输卵管

输卵管（uterine tube）为一对细长而弯曲的肌性管道（图5-9），长10～12 cm，

位于盆腔子宫阔韧带上缘内。其外侧端游离，经输卵管腹腔口与腹膜腔相通；内侧端与子宫相连，经输卵管子宫口通子宫腔。故女性腹膜腔经输卵管、子宫和阴道与外界相通。

输卵管由外侧向内侧分为四部分：①**输卵管漏斗部**，为输卵管外侧端的膨大部分，呈漏斗状，其末端周缘有许多细长指状突起，**称输卵管伞**，覆盖于卵巢表面，是手术时寻找输卵管的标志；②**输卵管壶腹部**，约占输卵管全长的2/3，管径粗而弯曲，血管丰富，卵子通常在此受精；③**输卵管峡部**，紧邻子宫壁，细而直，较短，壁厚腔窄，输卵管结扎常选择在此；④**输卵管子宫部**，为输卵管穿过子宫壁的部分。

微课：子宫、阴道

（三）子宫

子宫（uterus）为一中空肌性器官，壁厚腔窄，是孕育胎儿和产生月经的场所（图5-8）。

1. 形态和分部

成人未孕子宫呈前后略扁倒置的梨形，长7～8 cm，宽4～5 cm，厚2～3 cm，重40～50 g。子宫分为子宫底、子宫体和子宫颈三部分。子宫底指位于两侧输卵管子宫口以上的钝圆部分。**子宫颈**是下端狭窄的圆柱状部分，其下1/3伸入阴道内称子宫颈阴道部，为宫颈糜烂和宫颈癌的好发部位；上2/3位于阴道以上称子宫颈阴道上部。子宫体是指子宫颈与子宫底之间的部分。子宫颈与子宫体交界处稍细，称**子宫峡**。非妊娠期子宫峡不明显，长约1cm；妊娠期子宫峡逐渐伸长，管壁变薄，形成子宫下段，至妊娠末期可延长至7～11 cm，剖宫产手术切口常选择在此。

子宫的内腔较窄，分为上、下两部分。上部称**子宫腔**，由子宫底和子宫体围成，呈前后略扁倒置的三角形裂隙，其两侧上端通输卵管；下部称**子宫颈管**，位于子宫颈内，呈梭形，上口通子宫腔，下口即**子宫口**，通阴道。未产妇的子宫口为圆形，边缘光滑而整齐，经产妇的呈横裂状（图5-10）。

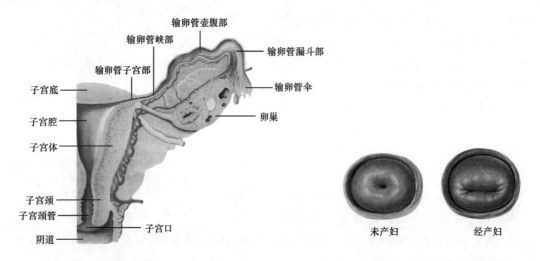
◎ 图5-9 女性内生殖器模式图（冠状面前面观）　　◎ 图5-10 子宫口模式图

2. 位置

子宫位于盆腔的中央，膀胱和直肠之间，下接阴道，两侧有输卵管、子宫阔韧带和卵巢（图 5-11）。临床上通常将输卵管和卵巢合称为**子宫附件**。成人正常子宫呈**前倾前屈位**（图 5-12）。前倾是指整个子宫向前倾斜，即子宫的长轴与阴道长轴形成向前开放的钝角；前屈是指子宫体和子宫颈之间向前的弯曲，即子宫体的长轴与子宫颈长轴形成向前开放的钝角。子宫正常位置的维持主要是靠盆底肌的承托和子宫周围韧带的牵引，若这些结构薄弱或损伤，可导致子宫位置异常，如子宫脱垂等。膀胱和直肠的充盈程度也可影响子宫的位置，妊娠期增大的子宫压迫膀胱，可致孕妇尿频。临床上可经直肠检查子宫及其周围结构。子宫位置异常是导致女性不孕的原因之一。

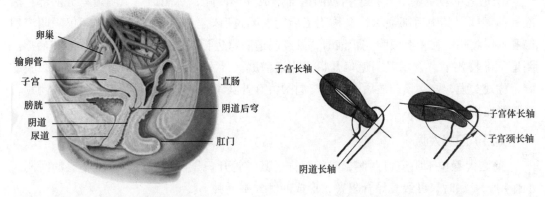

◎ 图 5-11 女性盆腔正中矢状面　　　◎ 图 5-12 子宫前倾前屈位示意图

3. 固定装置

维持子宫正常位置的韧带主要有以下四对（图 5-13）：

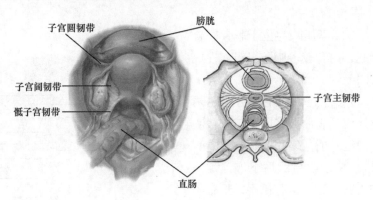

◎ 图 5-13 子宫的固定装置模式图

（1）**子宫阔韧带** 位于子宫两侧，呈冠状位，由腹膜自子宫前、后壁向两侧盆壁和盆底延伸而成，可限制子宫向两侧移动。其上缘游离，内侧 2/3 包裹输卵管，外侧 1/3 移行为卵巢悬韧带。

（2）**子宫圆韧带** 起自子宫体前面的上外侧，输卵管子宫口的下方，在子宫阔韧带内向前外侧弯行，穿腹股沟管止于大阴唇皮下。该韧带由平滑肌和结缔组织组成，呈圆索状，全长 12 ~ 14 cm，是维持子宫前倾的主要结构。

（3）**子宫主韧带** 位于子宫阔韧带下部两层腹膜之间，由平滑肌和结缔组织组成。其将子宫颈两侧连于骨盆两侧壁，起固定子宫颈、防止子宫向下脱垂的作用。

（4）**骶子宫韧带** 起自子宫颈后面，向后绕过直肠，止于骶骨前面。该韧带由平滑肌和结缔组织组成，主要作用是牵引子宫颈向后上，维持子宫的前屈位。

（四）阴道

阴道（vagina）是呈前后略扁且富有弹性的肌性管道，由前壁、后壁和两侧壁组成，连接于子宫和外生殖器之间，是导入精液、排出经血和娩出胎儿的通道（图5-11）。阴道位于盆腔内，前邻膀胱和尿道，后邻直肠和肛管。

阴道上部较宽阔，包绕子宫颈阴道部形成环形凹陷，称**阴道穹**。阴道穹分前部、后部和两侧部，其中后部最深，又称**阴道后穹**。阴道后穹与直肠子宫陷凹之间仅隔阴道后壁和一层腹膜。临床上腹膜腔积液时，可经阴道后穹进行穿刺或引流以协助诊断和治疗。阴道下部较狭窄，下端以阴道口开口于阴道前庭。处女阴道口的周围有一环形的黏膜皱襞，称**处女膜**，处女膜破裂后，阴道口周围留有处女膜痕。个别女性可出现处女膜闭锁，影响经血排出，需手术切开。

（五）前庭大腺

前庭大腺位于阴道口两侧，呈豌豆样。其导管开口于阴道前庭，分泌物有润滑阴道的作用。炎症时，可致其导管阻塞，形成前庭大腺囊肿。

二、女性外生殖器

女性外生殖器又称女阴，包括阴阜、阴蒂、大阴唇、小阴唇和阴道前庭（图5-14）。

微课：女外阴

1. **阴阜** 为位于耻骨联合前方的皮肤隆起，内含较多脂肪组织。性成熟后阴阜生有阴毛。

2. **阴蒂** 位于尿道外口的前方，由两条阴蒂海绵体构成，表面被有阴蒂包皮。阴蒂头表面富含神经末梢，感觉敏锐。

3. **大阴唇** 位于阴阜的后下方，是一对纵行隆起的皮肤皱襞，富有色素，长有阴毛。其前端和后端左右联合，称为唇前联合和唇后联合。

4. **小阴唇** 位于大阴唇内侧的一对较薄的皮肤皱襞，表面光滑无阴毛。两侧小阴唇的前端包绕阴蒂，形成阴蒂包皮和阴蒂系带。

5. **阴道前庭** 是位于两侧小阴唇之间的裂隙。前部有尿道外口，后部有阴道口。阴道口的两侧各有一个前庭大腺导管的开口。

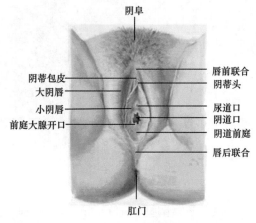

◎ 图5-14 女性外生殖器

思维导图

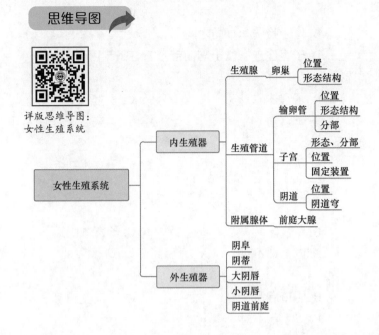

详版思维导图：
女性生殖系统

自我检测

一、单项选择题

1. 女性生殖腺是（ ）
   A. 前庭大腺 　　　　　B. 卵巢 　　　　　C. 输卵管
   D. 子宫 　　　　　　　E. 肾上腺

2. 临床上寻找卵巢的标志是（ ）
   A. 卵巢悬韧带 　　　　B. 子宫圆韧带 　　　C. 卵巢固有韧带
   D. 卵巢系膜 　　　　　E. 附件

3. 关于卵巢的描述，错误的是（ ）
   A. 是腹膜内位器官 　　　　　　B. 位于左右髂总动脉的夹角处
   C. 前缘中部有卵巢门 　　　　　D. 有产生卵细胞和分泌女性激素的功能
   E. 是生殖腺

4. 输卵管结扎常选在（ ）
   A. 子宫部 　　　　　　B. 峡部 　　　　　C. 漏斗部
   D. 壶腹部 　　　　　　E. 输卵管伞

5. 受精部位常在（ ）
   A. 子宫部 　　　　　　B. 峡部 　　　　　C. 漏斗部
   D. 壶腹部 　　　　　　E. 输卵管伞

6. 关于子宫的说法正确是（　　）

    A. 为腹膜外位器官　　　　　　　B. 位于膀胱和直肠之间

    C. 其长轴呈垂直位　　　　　　　D. 子宫底连有骶子宫韧带　　　　E. 产生雌激素

7. 临床上进行剖宫产术，常选择在（　　）

    A. 子宫底　　　　　　　　　　　B. 子宫体　　　　　　　　　　　C. 子宫颈

    D. 子宫峡　　　　　　　　　　　E. 子宫角

8. 限制子宫向两侧移动的韧带是（　　）

    A. 子宫阔韧带　　　　　　　　　B. 子宫圆韧带　　　　　　　　　C. 子宫主韧带

    D. 骶子宫韧带　　　　　　　　　E. 以上都不对

9. 宫颈癌的好发部位在（　　）

    A. 子宫底　　　　　　　　　　　B. 子宫体　　　　　　　　　　　C. 子宫颈阴道部

    D. 子宫颈阴道上部　　　　　　　E. 以上都不对

10. 直肠子宫陷凹穿刺常选（　　）

    A. 阴道前穹　　　　　　　　　　B. 阴道后穹　　　　　　　　　　C. 阴道左侧穹

    D. 阴道右侧穹　　　　　　　　　E. 以上都不对

二、思考题

1. 简述输卵管的位置及分部。

2. 试述卵子的产生和排出体外的途径。

3. 简述子宫的位置及分部。

4. 试述子宫的固定装置有哪些，其各有什么作用？

知识链接　　**异位妊娠**

    异位妊娠指孕卵在子宫腔外着床发育的异常妊娠过程，也称宫外孕，以输卵管妊娠最常见。异位妊娠常由于输卵管管腔或周围的炎症，引起管腔通畅不佳，阻碍孕卵正常运行，使之在输卵管内停留、着床、发育，导致输卵管妊娠流产或破裂。在流产或破裂前往往无明显症状，也可有停经、腹痛、少量阴道出血。破裂后表现为急性剧烈腹痛，反复发作，阴道出血，甚至休克。检查常有腹腔内出血体征，子宫旁有包块，超声检查可助诊。治疗以手术为主，纠正休克的同时开腹探查，切除病侧输卵管。若为保留生育功能，也可切开输卵管取出孕卵。

动画：生男生
女谁决定？

第三节 乳房和会阴

学习目标

1. 能描述乳房的位置和形态结构
2. 能描述会阴的位置及分部
3. 能说出尿生殖三角和肛门三角内通过的结构
4. 能说出 Cooper 韧带和会阴的概念

一、乳房

乳房（mamma）是哺乳类动物所特有的结构。人的乳房是左右成对的器官。女性乳房青春后受雌激素影响开始发育生长，妊娠后期和哺乳期迅速发育增大，并开始分泌乳汁。男性乳房不发达。

案例：急性乳腺炎　微课：乳房和会阴

（一）位置

乳房位于胸前部两侧，胸大肌及胸肌筋膜的表面，第 2 ~ 6 肋之间，内侧至胸骨旁线，外侧可达腋中线。未产妇及男性乳头位置较恒定，多平第 4 肋间隙或第 5 肋，常作为体表定位标志。

（二）形态

成年未产妇的乳房呈半球形，紧张而富有弹性。乳房的中央有一突起为**乳头**，乳头周围皮肤色素较深的环形区域称**乳晕**。乳头和乳晕的皮肤较为薄弱，易受损伤而感染，尤其在哺乳期应注意清洁以防乳腺炎的发生。乳房的形态大小受年龄的影响较大，妊娠期和哺乳期乳腺组织增生，乳房增大，哺乳期后乳腺组织萎缩，乳房变小，老年后萎缩更为明显。

（三）结构

乳房主要由皮肤、乳腺组织、脂肪组织和纤维组织构成（图 5-15）。乳腺被脂肪组织和纤维组织分为 15 ~ 20 个**乳腺小叶**。

乳腺小叶排泄管称**输乳管**，开口于乳头。乳腺癌时，因瘤体增大牵拉输乳管，可导致乳头内陷。乳腺小叶以乳头为中心，呈放射状排列。乳房手术时，应采取沿输乳管方向的放射状切口，避免损伤输乳管。乳房内有许多连于皮肤与深面胸肌筋膜之间的纤维组织小束，称**乳房悬韧带**（Cooper 韧带），它对乳房有支持和固定作用。

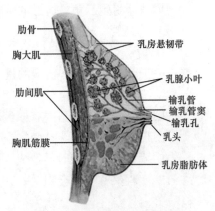

◎ 图 5-15 乳房的结构模式图

肋骨
胸大肌
肋间肌
胸肌筋膜
乳房悬韧带
乳腺小叶
输乳管
输乳管窦
输乳孔
乳头
乳房脂肪体

二、会阴

会阴（perineum）有广义和狭义之分。广义会阴是指封闭骨盆下口的所有软组织，呈菱形，前界为耻骨联合，后界为尾骨尖，两侧界由前向后依次为耻骨下支、坐骨支、坐骨结节和骶结节韧带。通常以两侧坐骨结节之间的连线为界，将会阴分为前后两个三角，前部称尿生殖三角，男性有尿道

> **了解产时会阴消毒技术**
>
> **要求：** 自行查阅产时会阴消毒技术的操作目的、操作要点、注意事项等。
>
> **能力目标：**
>
> （1）能对患者的会阴情况进行正确评估；
>
> （2）能熟练操作产时会阴消毒技术；
>
> （3）能对患者进行正确指导。

通过，女性有尿道和阴道通过；后部称肛门三角，有肛管通过。**狭义会阴**是指肛门与外生殖器之间的软组织，又称产科会阴。产妇分娩时易造成此区撕裂，应注意保护。

自我检测

一、单项选择题

1. 女性乳房位于（　　　）
   A. 第 2 ~ 5 肋之间 　　　B. 第 2 ~ 6 肋之间 　　　C. 第 3 ~ 6 肋之间
   D. 第 3 ~ 7 肋之间 　　　E. 第 3 ~ 8 肋之间

2. 男性乳头平（　　　）
   A. 第 3 肋间隙 　　　B. 第 4 肋间隙 　　　C. 第 5 肋间隙
   D. 第 6 肋间隙 　　　E. 第 3 肋

3. 对乳腺起支持作用的是（　　　）
   A. Treitz 韧带 　　　B. 三角韧带 　　　C. 冠状韧带
   D. Cooper 韧带 　　　E. 腹股沟韧带

4. 男性尿生殖三角内通过的结构是（　　　）
   A. 输精管 　　　B. 输尿管 　　　C. 尿道
   D. 精索 　　　E. 阴茎海绵体

5. 关于会阴的描述，错误的是（　　　）
   A. 有广义和狭义之分
   B. 女性尿生殖三角内有尿道和阴道通过
   C. 广义会阴的界线是两侧坐骨棘之间的连线
   D. 女性会阴分娩时易造成撕裂
   E. 女性又称产科会阴

二、思考题

1. 简述乳房的位置及结构。
2. 简述狭义会阴的概念。

知行学思　　神州试管婴儿之母——张丽珠

张丽珠出生于 1921 年 1 月 15 日，是我国著名医学家，也是大陆首例试管婴儿缔造者；逝世于 2016 年 9 月 2 日，享年 95 岁。

1946 年，她远赴美国进修。三年后，她横渡大西洋到了英国，获得英国皇家妇产科学院资格。新中国成立后，已在英国医学界占有一席之地的张丽珠冲破重重阻力，于 1951 年回到了祖国。

1978 年，世界首例试管婴儿在英国诞生。1984 年，张丽珠带领团队开始自主研究"试管婴儿"关键技术。当时我国改革开放不久，技术力量不足，医疗资源匮乏。取卵用的引导穿刺针只有一根，用钝了去钟表店修；没有合适的容器，盛卵泡液的试管就放在保温杯里；没有现成的培养液，就自己配制。即使是这样简陋的条件，也从未有过一例感染出现。

1988 年 3 月 10 日，随着一声婴儿响亮的啼哭，由张丽珠培育的中国第一例试管婴儿郑萌珠在北医三院诞生！这标志着新中国生殖医学实现了一个全新的突破。

（郭红丽、李亮）

模块三

物质运输

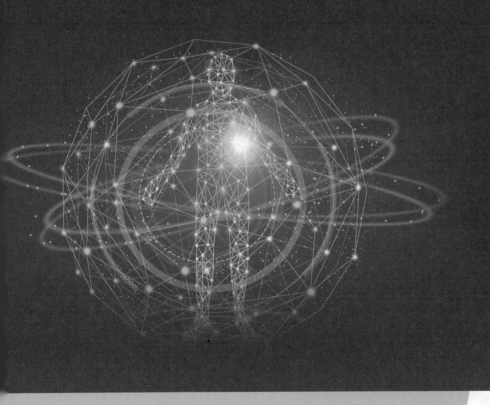

第六章
脉管系统

人体要进行新陈代谢，要吸收能量，排出废物。那么这些营养物质是如何进入血液，如何经过血液循环进入人体各器官组织细胞的呢？

大家也许粗略地知道是心脏及血管将营养物质运送到人体各处的。

心脏就是我们泵血的动力器官，各种血管是我们的输送管道。

通过对本章的学习，会让你对脉管系统的组成、形态、结构以及与功能之间的联系认识地更加深入。

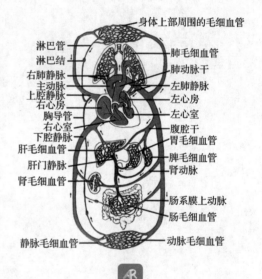

脉管系统（vascular system）是一套分布于全身的密闭且连续的管道系统，由心血管系统和淋巴系统两部分组成。

在心血管系统中血液流动的动力来源于心脏，心脏将血液泵入血管，使心血管内充满血液，并周而复始地定向流动。淋巴管道内充满淋巴液，最后经由淋巴导管汇入静脉。因此，常将淋巴系统视为静脉的辅助管道。

脉管系统的主要功能：①将消化系统吸收的营养物质和经呼吸系统摄入的氧，输送到全身各器官和组织，供机体新陈代谢的需要，同时又把机体产生的代谢产物，如二氧化碳、尿酸、尿素和肌酐等分别转运到肺、肾和皮肤等器官排出体外，以维持机体内环境稳定；②运输内分泌系统分泌的激素及其他生物活性物质，参与人体的体液调节；③淋巴系统既是心血管系统的辅助系统，也是机体的防御系统。因此，脉管系统在生命活动中起到十分重要的作用。

知识链接　心脏起搏器

心脏起搏器是一种植入于体内的电子治疗仪器，通过脉冲发生器发放由电池提供能量的电脉冲，通过导线电极的传导，刺激电极所接触的心肌，使心脏兴奋收缩，从而达到治疗由于某些心律失常所致的心脏功能障碍的目的。自1958年第一台心脏起搏器植入人体以来，起搏器制造技术快速发展，功能日趋完善，挽救了成千上万患者生命。2019年04月，中美等多国科学家在猪身上成功试验了一种无电池装置，证明猪心跳的动能足以给心脏起搏器供能，猪心脏的尺寸与人接近，因此成为理想的动物模型。

微课：心血管系统概述

第一节 心血管系统

学习目标

1. 能说出心血管系统的组成；能理解血管吻合与侧支循环的类型及意义

2. 能说出心脏的形态、位置、体表投影及血管分布；能在体表正确寻找心尖搏动点

3. 能描述血液循环的概念与体、肺循环的途径

4. 能描述人体主要动脉的名称和位置

5. 能熟练描述人体主要静脉的名称和位置，肝门静脉的组成、属支及与上、下腔静脉的交通

6. 能快速寻找出人体肱动脉、桡动脉、颈动脉等的位置；能在体表辨识动脉压迫止血点

7. 能辨识体表主要的浅静脉

一、概述

（一）心血管系统的组成

心血管系统（cardiovascular system）包括心、动脉、毛细血管和静脉。

1. **心**（heart）　是中空的肌性器官，是连接动脉、静脉的枢纽和血液循环的动力装置，具有节律性收缩和舒张作用，能够推动血液在心血管内不停地循环流动。心分左、右心房和左、右心室四个腔，心房有静脉的入口，心室有动脉的出口，在房室口和动脉口处均有瓣膜，顺血流开放，逆血流关闭，以保证血液定向流动。在神经和体液的调节下，心有节律地收缩和舒张，像泵一样不停地将血液从静脉吸入，由动脉射出，使血液在心血管内周而复始地循环。此外心还具有内分泌功能。

2. **动脉**（artery）　是输送血液出心的血管，由心室发出，在行程中反复分支，最后

139

移行为毛细血管。动脉按其管径的大小，可分为大、中、小、微四级动脉。在人体某些浅表部位的动脉可作为止血部位和摸脉点。

3. **毛细血管**（capillary） 是介于动脉与静脉末梢间的管道，彼此吻合成网，分布于除被覆上皮、软骨、角膜、晶状体、毛发、指甲和牙釉质以外的人体各处。毛细血管是血液与组织细胞进行物质交换的场所。毛细血管具有数量多、管壁薄、通透性大、血流缓慢的特点，有利于组织液的生成和回流。

4. **静脉**（vein） 是输送血液回心的血管，起于毛细血管静脉端，在向心回流过程中不断接受属支，管径由细变粗，逐渐合成小静脉、中静脉和大静脉，最后注入心房。

（二）血液循环的概念与分部

血液循环（blood circulation）是指在神经体液调节作用下，血液由心室射出，经动脉、毛细血管、静脉，最后返回心房的周而复始、循环流动的过程（图6-1）。根据循环途径不同，血液循环可分为体循环和肺循环，两者同时进行，并互相连通。

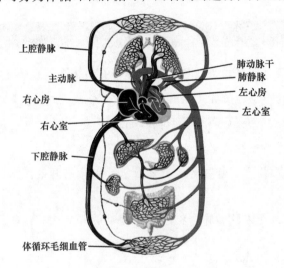

上腔静脉
主动脉
右心房
右心室
下腔静脉
肺动脉干
肺静脉
左心房
左心室
体循环毛细血管

◎ 图 6-1 血液循环示意图

1. **体循环** 当心收缩时，血液从左心室射入主动脉，再经主动脉的各级分支到达全身毛细血管，血液在毛细血管与组织细胞之间进行物质气体交换，血液中的氧气和营养物质被组织和细胞吸收，并产生代谢废物和二氧化碳，使血液成为含二氧化碳和代谢废物较高的静脉血，再经过各级静脉回流，最后汇入上、下腔静脉和心冠状窦回到右心房，这一循环途径称体循环，又称大循环。此循环具有路径长、流域广、流速快、流量大的特点。其主要功能是将氧气和营养物质输送到全身组织器官，并将代谢产物运回至心。

2. **肺循环** 自体循环回心的静脉血从右心室射出，经肺动脉干及其各级分支到达肺泡毛细血管网，血液在此进行气体交换，即排出二氧化碳，吸入氧气，静脉血变为动脉血，然后经肺静脉流入左心房，这一循环途径称肺循环，又称小循环。此循环具有路径短、流域面积小，仅通过肺的特点。其主要功能是为血液加氧和排出二氧化碳。

（三）血管的吻合与侧支循环

人体血管除动脉、毛细血管和静脉互相连通外，动脉与动脉、静脉与静脉、动脉与静脉之间也彼此连接，形成血管吻合（图6-2a）。

1. **动脉吻合** 是指动脉之间借吻合支或交通支互相吻合形成动脉网、动脉弓或动脉环，如关节网、掌浅弓、掌深弓、脑底动脉环等。动脉吻合常见于经常活动或易受压的部位和时常改变形态的器官，如手的掌浅弓、掌深弓、胃肠动脉弓等。

2. **静脉吻合** 是指多支静脉之间彼此互相吻合，如静脉网、静脉弓、静脉丛和交通支等。在浅静脉间常吻合形成静脉网或静脉弓，在深静脉间常吻合形成静脉丛，如直肠静脉丛、食管静脉丛等。浅、深静脉之间常借交通支吻合。

3. **动静脉吻合** 是指小动脉与小静脉之间借交通支彼此吻合。此种吻合分布于体内多个部位，如指尖、趾端、肾皮质、生殖勃起组织等处。这种吻合具有缩短循环路径，调节局部血流量和体温的作用。

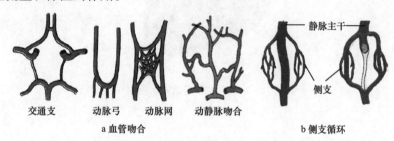

交通支　　动脉弓　动脉网　动静脉吻合

a 血管吻合

b 侧支循环

◎ 图 6-2 血管吻合和侧支循环示意图

4. **侧支循环** 是指由血管主干两端发出的侧支形成的吻合。通常状态下，侧支较细小，当主干阻塞时，因血流量增多，侧支逐渐增粗，代替主干向远端供应血液，这种通过侧支吻合重新建立的循环称为侧支循环（图6-2b）。侧支循环的建立对保证器官在病理状态下的血液供应具有重要意义。

二、心

微课：心的位置、外形

（一）位置

心位于胸腔的中纵隔内，外裹有心包，约2/3位于正中线的左侧，1/3位于正中线的右侧（图6-3）。心的前面大部分被肺和胸膜覆盖，仅小部分借心包与胸骨体下部左半和左侧第4~6肋软骨相贴，此区称为心包裸区。因此，在左侧第4肋间隙，胸骨左侧缘2.0 cm处进行心内注射，可避免伤及胸膜和肺。心后方邻食管、胸主动脉和迷走神经；两侧与纵隔胸膜和肺相邻；下方为膈的中心腱；上方连有出入心的大血管。正常心的位置可因体型或体位的不同而有所不同。

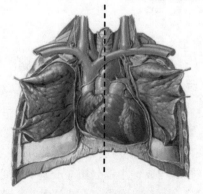

◎ 图 6-3 心的位置（前面观）

（二）外形

心呈前后略扁的圆锥形，一般约与本人的拳头大小相当。心的长轴自右上斜向左下方，与身体的正中线呈约45°角。心有一尖、一底、两面、三缘和四条沟（图6-4、图6-5）。

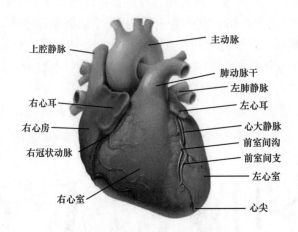

◎ 图 6-4 心的外形与血管（前面观）

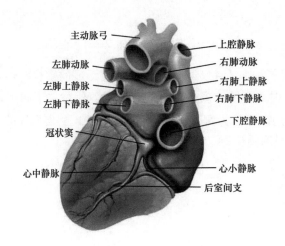

动画：心聊
"心事"

◎ 图 6-5 心的外形与血管（后面观）

1. **心尖** 圆钝，游离，朝向左前下方，主要由左心室构成。在左侧第5肋间隙锁骨中线内侧1~2 cm处，活体可扪及心尖搏动。

2. **心底** 朝向右后上方，与出入心的大血管相连，主要由左心房和小部分右心房构成。

3. **两面** 前面又称胸肋面，朝向前上方，邻近胸骨体和肋软骨，大部分由右心室和右心房构成，小部分由左心耳和左心室构成。下面又称膈面，朝向后下方，贴于膈上，大部分由左心室构成，小部分由右心室构成。

4. **三缘** 心的右缘垂直圆钝，由右心房构成，向上续为上腔静脉；左缘钝圆，斜向左下方，主要由左心室及小部分左心耳构成；下缘接近水平位，由右心室和心尖构成。

5. **四沟** 冠状沟位于心底部，似环形，几乎呈冠状位，前方被肺动脉干中断，是心房与心室在心表面的分界标志。在心的胸肋面和膈面各有一条纵行的浅沟，分别称为**前室间沟和后室间沟**，为左、右心室在心表面的分界标志。前、后室间沟在心尖右侧的汇合处略凹陷，**称心尖切迹**。上述三条沟内均有心的血管经过和脂肪组织填充。在心底，右心房与右肺上、下静脉之间有一条浅沟称**后房间沟**，是左、右心房在心表面的分界标志。后房间沟、后室间沟与冠状沟的相交处称**房室交点**，是心表面的重要标志之一。

（三）心腔的结构

心被房间隔和室间隔分隔成右心房、右心室、左心房、左心室四腔。心房之间的房间隔和心室之间的室间隔使左、右半心互不相通，每侧心房和心室借房室口相通。

1. 右心房

右心房（图6-6）位于心的右上部，壁薄而腔大，壁厚约2 mm，收纳体循环回心的静脉血。右心房分为前部的固有心房和后部的**腔静脉窦**，二者之间以心房表面的上下纵行的界沟为界。与界沟相对应的心腔面有纵行肌性隆起称**界嵴**。固有心房前部呈锥形向前方突出的部分称**右心耳**，遮盖主动脉根部的右侧。右心房的腔面有许多大致呈平行排列的肌束，称梳状肌。当血流淤滞时，易在此形成血栓。右心房有三个入口，即上腔静脉口、下腔静脉口和冠状窦口。上腔静脉口开口于上部；下腔静脉口开口于下部，其前缘为下腔静脉瓣；冠状窦口位于下腔静脉口与右房室口之间。右心房的出口为右房室口，右心房的血液经此处流入右心室。

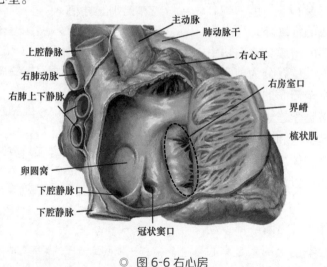

图中标注：主动脉、肺动脉干、上腔静脉、右心耳、右肺动脉、右房室口、右肺上下静脉、界嵴、梳状肌、卵圆窝、下腔静脉口、下腔静脉、冠状窦口

微课：心的各腔

◎ 图 6-6 右心房

右心房内侧壁的后部主要由房间隔形成，在房间隔右侧面中下部，有一卵圆形浅窝，称为**卵圆窝**，是胎儿时期卵圆孔在出生后闭合的遗迹，此处薄弱，是房间隔缺损的好发部位。

2. 右心室

右心室（图6-7）位于右心房的左前下方，构成心的胸肋面的大部分，是最靠前的一个心腔，壁厚3~4 mm。右心室以位于右房室口和肺动脉口之间弓行的肌性隆起室上嵴为界，将室腔分为流入道和流出道两部分。

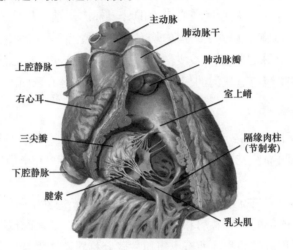

主动脉
肺动脉干
肺动脉瓣
室上嵴
隔缘肉柱（节制索）
上腔静脉
右心耳
三尖瓣
下腔静脉
腱索
乳头肌

◎ 图 6-7 右心室

（1）流入道　又称窦部。室壁内面有交错排列的肌性隆起，称肉柱，故腔面凹凸不平。其中，在室间隔下部有横行的隔缘肉柱，又称节制索。室壁上有突入室腔的锥体形肌性隆起，称**乳头肌**，有前、后、内三个（或三组）。在房室口的周缘有致密结缔组织构成的纤维环，环上附着有三个呈三角形的瓣膜，称**右房室瓣或三尖瓣**。根据其位置分为前尖、后尖和隔侧尖。每个瓣膜的游离缘有数条腱索，瓣膜借腱索连于乳头肌。纤维环、三尖瓣、腱索和乳头肌在结构和功能上为一个整体，称为**三尖瓣复合体**，该复合体可以保证血液的定向流动。

（2）流出道　又称漏斗部或**动脉圆锥**，位于右心室前上部，是右心室腔向右上方的延伸部分，室壁光滑，形似倒置的漏斗，上端为肺动脉口，通肺动脉干。肺动脉口周缘有纤维环，环上附着三个半月形瓣膜称**肺动脉瓣**。在右心室舒张时，肺动脉瓣

了解胸外心脏按压术

要求： 自行查阅胸外心脏按压术的适应证、体位要求、按压部位、操作方法和注意事项。

能力目标： 能正确理解并掌握胸外心脏按压术的操作要点。

（1）明确体位：病人仰卧在硬板床或平地上，避免无效按压；

（2）能明确按压的部位：胸骨中下 1/3 交界处；

（3）能明确按压的手法：双手叠加，肘关节伸直，利用上半身重量以掌根部位垂直冲击性按压；

（4）能明确按压的深度：成人为 4~5cm，儿童为 3~4cm；

（5）能明确按压的频率：成人和儿童均为 100 次 /min；

（6）按压与放松时间比为 1:1；

（7）按压时需配合人工呼吸，二者之比为 30:2。

关闭，阻止血液逆流入右心室。

3. 左心房

左心房（图6-8）位于右心房的左后方，构成心底的大部分，壁厚2~3 mm。左心房向右前方突出的部分称**左心耳**，内有与右心耳相似的梳状肌，因其与二尖瓣邻近，为心外科常用手术入路之一。左心房后方两侧有左、右肺上、下静脉四个入口，称肺静脉口，在前下方有通向左心室的左房室口。

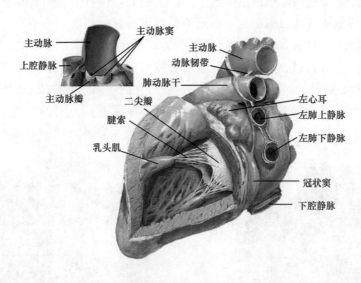

◎ 图 6-8 左心房和左心室

案例：二尖瓣
狭窄

4. 左心室

左心室（图6-8）位于右心室的左后方，构成心的左缘和心尖。室腔呈倒置的圆锥体形，壁厚9 ~ 12 mm，约为右心室壁的3倍，室腔以二尖瓣前尖为界，分为左后方的流入道和右前方的流出道两部分。

（1）流入道 入口为左房室口，其周缘的纤维环上附着两个呈三角形的瓣膜，称**左房室瓣**或**二尖瓣**。二尖瓣依据部位，分为前尖和后尖。左心室室壁上也有乳头肌，二尖瓣前尖和后尖借腱索连于乳头肌上。纤维环、二尖瓣、腱索和乳头肌在结构和功能上也是一个整体，称为**二尖瓣复合体**，该复合体可以保证血液的定向流动。

（2）流出道 又称主动脉前庭，位于室腔右上角，二尖瓣前瓣与室间隔之间，室壁表面光滑。左心室的出口为主动脉口，在口周缘的纤维环上附有三个袋状并朝向上的半月形瓣膜，称主动脉瓣。每个瓣膜与相应的向外膨出的主动脉壁之间形成主动脉窦，依据其部位分为左、右、后窦。其中左窦和右窦的动脉壁上分别有左、右冠状动脉的开口。主动脉瓣顺血流开放，逆血流关闭，阻止血液逆流入心室。

心脏像一个"血泵"，瓣膜类似泵的闸门，保证了心内血液的定向流动。心室收缩时，二尖瓣和三尖瓣关闭，主动脉瓣和肺动脉瓣开放，血液射入动脉；心室舒张时，二尖瓣和三尖瓣开放，主动脉瓣和肺动脉瓣关闭，血液由心房流入心室（图6-9）。

（四）心的构造

1. 心壁的构造

心壁分为心内膜、心肌层和心外膜。

（1）**心内膜** 是被覆于心腔内面的一层光滑薄膜，与血管的内膜相互延续，心的各瓣膜是心内膜折叠而构成的。心内膜由内皮、内皮下层和心内膜下层构成。心内膜下层有心的传导系统。

（2）**心肌层** 是构成心壁的主体部分，由心肌和心肌间质组成（图6-10）。心肌细胞分为普通心肌细胞和特殊心肌细胞。普通心肌细胞构成心房肌和心室肌。心房肌较薄，心室肌较厚，左心室肌最发达。心室肌可分为三层，其走行方向是内层纵行，中层环行，外层斜行。心房肌和心室肌均附着于心纤维骨骼上，心房肌和心室肌不连续，因此构成了心房肌和心室肌运动不同步的基础。特殊分化的心肌细胞构成心的传导系统。

（3）**心外膜** 是被覆于心的表面和大血管根部表面透明光滑的浆膜，为浆膜心包的脏层。

微课：心的构造和传导系

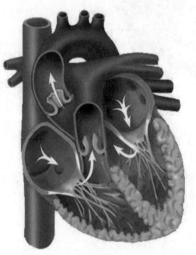

◎ 图6-9 心各腔的血流方向

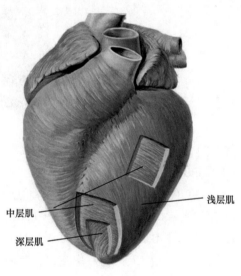

◎ 图6-10 心肌层

中层肌　深层肌　浅层肌

2. 房间隔和室间隔

（1）**房间隔** 由左、右心房的心内膜层夹心房肌和结缔组织构成，位于左、右心房之间，厚3~4 mm。卵圆窝处最薄，厚约1 mm（图6-6）。

（2）**室间隔** 位于左、右心室之间，分为膜部和肌部。膜部为不规则的膜性结构，位于心房与心室交界处，紧靠主动脉口的下方；肌部由肌组织被覆心内膜而成，较厚，占室间隔的大部分。室间隔膜部是室间隔缺损的好发部位（图6-11）。

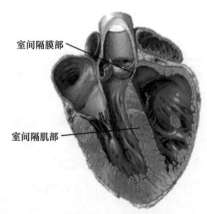

室间隔膜部　室间隔肌部

◎ 图6-11 室间隔

3. 心纤维性支架

心纤维性支架又称心纤维骨骼，由致密结缔组织构成，位于房室口、肺动脉口和主动脉口周围。心纤维性支架主要包括左、右纤维三角和4个纤维环。右纤维三角位于二尖瓣环、三尖瓣环和主动脉后瓣环之间；左纤维三角位于主动脉左瓣环和二尖瓣环之间；4个纤维环为二尖瓣环、三尖瓣环、肺动脉瓣环和主动脉瓣环。心纤维支架质地坚韧而富有弹性，提供了心肌纤维和心瓣膜的附着处，在心肌运动过程中起支持和稳定作用。

（五）心传导系

心传导系位于心壁内，由特殊分化的心肌细胞构成，具有自律性和传导性。其主要功能是产生和传导兴奋、控制心的节律性活动。它主要包括窦房结，房室结，房室束，左、右束支及浦肯野纤维网（图6-12）。

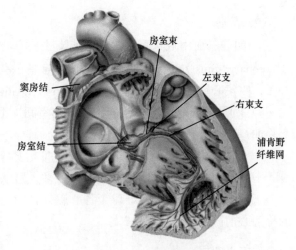

◎ 图6-12 心传导系统

1. **窦房结** 呈长梭形或半月形，位于上腔静脉与右心房交界处的心外膜深面，是心的正常起搏点。窦房结产生的冲动一方面传导至心房肌，使心房肌收缩，另一方面传导至房室结。

2. **房室结** 呈扁椭圆形，位于房间隔右侧下部心内膜深面，恰在冠状窦口的前上方，房室结的前下方续为房室束。房室结的主要功能是将窦房结传来的冲动，短暂延搁后再传向心室，保证心房收缩后再开始心室的收缩。

3. **房室束** 又称His束，从房室结发出，下行至室间隔肌部上缘分为左、右束支，并分别沿室间隔左、右两侧，在心内膜的深面下行，分布于左、右室壁及室间隔。

4. **浦肯野纤维网** 左、右束支的分支在心内膜下层交织成心内膜下浦肯野纤维网。纤维网再发出分支，进入心室壁内，构成心肌内浦肯野纤维网，与心室肌相连。

由窦房结发出的节律性冲动，首先传至心房肌，再依次经房室结、房室束及左、右束支和浦肯野纤维网，传至心室肌，从而引起心房肌和心室肌的交替收缩，产生心的节律性搏动。

（六）心的血管

1. 动脉

动画：冠状动脉球囊扩张术

心的营养动脉是左、右冠状动脉（图6-4、图6-5），均发自升主动脉起始部。

（1）**左冠状动脉** 起自主动脉左窦，经左心耳与肺动脉干之间，向左前方行至冠状沟。随即分为**前室间支和旋支**。前室间支沿前室间沟下行，其分支供应左心室前壁、心尖、室间隔前2/3和右心室前壁的小部分，其末梢与后室间支吻合；旋支沿冠状沟向左行，绕过心左缘至左心室膈面，主要分布于左心房、左心室侧壁、前壁一小部分及后面大部。左冠状动脉分布到左心房、左心室、室间隔前2/3和右心室前壁的小部分，约40%的人分布于窦房结。

（2）**右冠状动脉** 起自主动脉右窦，经右心耳与肺动脉干根部之间入冠状沟向右行，绕过心右缘至心的膈面冠状沟内，在房室交点附近分为**左室后支和后室间支**。左室后支向左行，分布于左室后壁；后室间支沿后室间沟走行，分布到后室间沟两侧的心室壁和室间隔的后1/3，并与前室间支末梢吻合。右冠状动脉分布于右心房、右心室前壁的大部分、右心室侧壁及后壁的全部、左心室后壁小部分，室间隔后1/3及窦房结和房室结。

2. **静脉**

心的静脉血由冠状窦收集，其属支主要有心大静脉、心中静脉和心小静脉。冠状窦（coronary sinus）位于心膈面，左心房与左心室之间的冠状沟内，以冠状窦口开口于右心房，收集心壁绝大部分的静脉血（图6-4、图6-5）。冠状窦的属支主要有：

（1）**心大静脉** 在前室间沟中伴前室间支上行，斜向左上进入冠状沟，绕心左缘至心膈面，注入冠状窦左端。

（2）**心中静脉** 沿后室间沟伴后室间支上行，注入冠状窦右端。

（3）**心小静脉** 伴右冠状动脉向左注入冠状窦右端或心中静脉。

部分细小的静脉直接开口于各心腔，其中起于右心室前壁并跨过冠状沟注入右心房的称为心前静脉，通常有1~2支。

（七）心包

心包（pericardium）是包裹心和出入心的大血管根部的圆锥形纤维浆膜囊，分内、外两层，外层为纤维心包，内层为浆膜心包（图6-13）。

1. **纤维心包** 是由坚韧的纤维性结缔组织构成的，其上方与出入心的大血管的外膜相续，下方附于膈的中心腱。

2. **浆膜心包** 薄而光滑，分为脏、壁两层。脏层紧贴心的外表面，即心外膜；壁层位于纤维心包的内面。脏、壁两层在出入心的大血管根部相互移行，共同围成密闭的潜在性浆膜腔隙，称为**心包腔**。心胞腔内含少量浆液，起润滑作用，可减少心脏跳动时的摩擦。

心包腔在升主动脉、肺动脉干后方与上腔静脉、左心房前壁之间的间隙称为**心包横窦**；在左心房后壁，左、右肺静脉，下腔静脉与心包后壁之间的心包腔称为**心包斜窦**；在心包腔的前下部，心包的胸肋部与膈部转折处的间隙称为**心包前下窦**。人体站立时，心包前下窦位置最低，心包积液常积于此，是心包穿刺比较安全的部位，临床上，常经左剑肋角进行心包穿刺。心包横窦和心包斜窦在心外科手术中有一定临床意义。

案例：心包
积液

微课：心包、心的
血管和体表投影

（八）心的体表投影

心的体表投影常随体位的变化而变化，可采用4点连线来确定心界（图6-14）：

1. 右上点 右侧第3肋软骨上缘，距胸骨右缘约1 cm处。

2. 左上点 左侧第2肋软骨下缘，距胸骨左缘约1.2 cm处。

3. 右下点 右侧第6胸肋关节处。

4. 左下点 左侧第5肋间隙，左锁骨中线内侧1~2 cm处（距前正中线7~9 cm处）。

左、右上点连线为心的上界，左、右下点连线为心的下界，右上、下点向右微凸连线为心的右界；左上、下点向左微凸连线是心的左界。

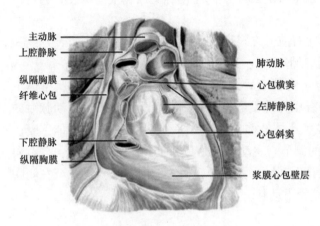

◎ 图 6-13 心包

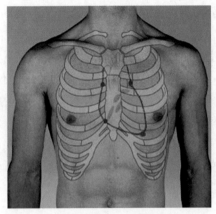

◎ 图 6-14 心的体表投影

三、动脉

微课：肺循环血管、主动脉

动脉是导血离心的血管。右心室发出肺动脉干及分支输送静脉血，左心室发出主动脉及各级分支输送动脉血。

动脉在器官外的分布规律如下：

（1）左右基本对称性分布。

（2）动脉常以最短的距离到达所分布的器官，配布的形式与器官的形态有关，管径的大小与器官的功能有关。

（3）动脉在行程中，多位于身体的深部、屈侧或安全隐蔽的部位。

（4）胸、腹、盆部的动脉有壁支和脏支之分。

（5）动脉在器官内的分布状况与器官的结构形式有关。

（一）肺循环的动脉

肺动脉干（图6-4）位于心包内，为一短而粗的动脉干，起自右心室，在主动脉前方向左后上方斜行，至主动脉弓的下方，分为左肺动脉与右肺动脉。左肺动脉较短，水平向左，经胸主动脉前方至左肺门处，分上、下两支分别进入左肺上、下叶。右肺动脉较长且粗，水平向右，经升主动脉、上腔静脉的后方到达右肺门处，分三支分别进入右肺上、中、下叶。在肺动脉干分叉处稍左侧与主动脉弓下缘之间，连有纤维性结缔组织索，称**动脉韧带**，是胚胎时期动脉导管在出生后闭锁的遗迹。动脉导管如在出生后6个月尚未闭锁，则称为动脉导管未闭，是常见的先天性心脏病，可予以结扎治疗。

（二）体循环的动脉

主动脉（aorta）是体循环的动脉主干，为全身最粗大的动脉。起自左心室，先斜向右前上方，达右侧第2胸肋关节高度，再弓形弯向左后方至第4胸椎体下缘水平，沿脊柱的左前方下行，至第12胸椎体高度穿过膈的主动脉裂孔入腹腔，继续沿脊柱左前方下行，至第4腰椎体下缘前方分为左、右髂总动脉。根据其行程，以胸骨角平面为界，分为升主动脉、主动脉弓、降主动脉三部分（图6-15）。降主动脉又以膈主动脉裂孔为界，分为胸主动脉和腹主动脉。

升主动脉起自左心室主动脉口，向右前上方斜行，达右侧第2胸肋关节后方，延续为主动脉弓，其起始部发出了左、右冠状动脉。

主动脉弓是升主动脉的延续，位于胸骨柄后方，弓状弯向左后方，达第4胸椎体下缘，移行为胸主动脉。主动脉弓壁内有压力感受器，具有调节血压的作用。主动脉弓的稍下方，靠近动脉韧带处有2~3个粟粒状小体，称**主动脉小球**，属化学感受器，能感受血液中二氧化碳浓度的变化，参与呼吸的调节。主动脉弓的凸侧向上发出3个分支，自右向左分别为头臂干、左颈总动脉和左锁骨下动脉。头臂干粗而短，向右上斜行，至右侧胸锁关节的后方，分为右颈总动脉和右锁骨下动脉。

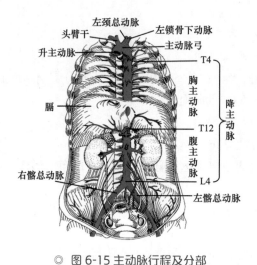

微课：头颈部
及上肢动脉

◎ 图6-15 主动脉行程及分部

1. 头颈部的动脉

（1）**颈总动脉** 是头颈部的动脉主干。右颈总动脉起自头臂干，左颈总动脉直接起自主动脉弓（图6-15、图6-16）。两侧颈总动脉均经胸锁关节的后方进入颈部，沿食管、气管和喉的外侧上行，至甲状软骨上缘平面分为颈外动脉和颈内动脉。颈总动脉与外侧的颈内静脉及二者后方的迷走神经共同包被在颈动脉鞘内。

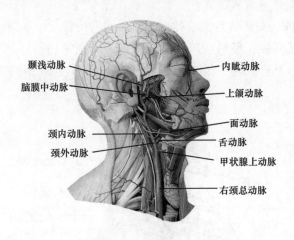

颞浅动脉
脑膜中动脉
颈内动脉
颈外动脉

内眦动脉
上颌动脉
面动脉
舌动脉
甲状腺上动脉
右颈总动脉

◎ 图 6-16 头颈部动脉（右侧观）

颈总动脉分叉处及附近有两个主要结构。在颈总动脉末端和颈内动脉起始处的膨大部分称**颈动脉窦**，窦壁内有压力感受器，当动脉血压升高时，压力感受器受到刺激，可反射性地引起心跳减慢、末梢血管扩张等，从而引起血压下降。在颈总动脉分叉处后方有一扁椭圆形小体，称**颈动脉小球**，是化学感受器，可感受血液中氧和二氧化碳浓度的变化，参与呼吸运动的调节。

①**颈外动脉** 自颈总动脉分出后，位于颈内动脉的前内侧，随后经其前方绕至其前外侧，上行穿腮腺实质，至下颌颈高度后分为上颌动脉和颞浅动脉两个终支。颈外动脉主要分布于颈部、头面部和脑膜等处，其主要有五个分支：

a.**甲状腺上动脉** 自颈外动脉起始部发出，行向前下方，分支分布于甲状腺和喉。

b.**舌动脉** 平舌骨大角处发自颈外动脉，向前内走行，分支分布于舌、舌下腺和腭扁桃体。

c.**面动脉** 平下颌角水平发自颈外动脉，沿下颌下腺深面向前上方走行，在咬肌前缘与下颌体下缘交界处转折至面部，然后沿口角和鼻翼的外侧向上至内眦，改称为**内眦动脉**。面动脉的分支分布于腭扁桃体、下颌下腺和面部等处。面动脉在咬肌前缘绕下颌体下缘处位置浅表，在活体上可摸到动脉搏动。当面部出血时，可在该处压迫止血。

d.**颞浅动脉** 穿腮腺经外耳门前方上行，跨颧弓根部至颞部皮下，分支分布于腮腺、额、颞和顶部软组织。在活体，外耳门前上方颧弓根部可摸到颞浅动脉搏动，当头前外侧部损伤出血时，可在此进行压迫止血。

e.**上颌动脉** 经下颌颈深面行向前内至翼腭窝。分支分布于外耳道、鼓膜、口腔、鼻腔和硬脑膜等处。上颌动脉在下颌颈深面发出脑膜中动脉，其向上经棘孔入颅腔，分前、后两支，紧贴颅骨内面走行，分布于颅骨和硬脑膜。前支经过翼点内面，当颞部颅骨骨折时，易受损伤，导致硬脑膜外血肿。上颌动脉还发出下牙槽动脉，经下颌孔进入下颌管，最后出颏孔，分布于下颌的牙和牙龈等处。

②**颈内动脉** 自颈总动脉分出后，垂直上行至颅底，经颈动脉管入颅腔，分支分布于脑和视器。颈内动脉在颈部一般无分支。

（2）**锁骨下动脉** 左侧起自主动脉弓，右侧起自头臂干。从胸锁关节后方斜向外上至颈根部，穿斜角肌间隙，呈弓状跨越胸膜顶前方，至第1肋外侧缘移行为腋动脉（图6–17）。其主要分布于脑、颈、肩和胸壁等处，其主要分支有三种：

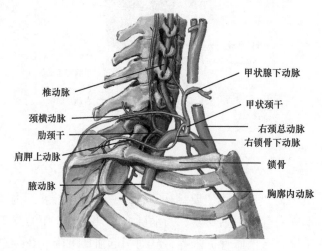

◎ 图6-17 锁骨下动脉及其分支

①**椎动脉** 在前斜角肌内侧发自锁骨下动脉上壁，向上穿经第6~1颈椎横突孔和枕骨大孔入颅腔，分支分布于脑和脊髓（详见中枢神经系统）。

②**胸廓内动脉** 在椎动脉起点的相对侧发出，向下进入胸腔，沿第1~6肋软骨后面距胸骨外侧缘1.5 cm处直行下降，分支分布于胸前壁、心包、膈和乳房等处。

③**甲状颈干** 为一短动脉干，在椎动脉外侧发自锁骨下动脉，其主要分支有**甲状腺下动脉**和**肩胛上动脉**。分支分布于甲状腺、咽、食管、喉、气管、肩颈部肌肉、脊髓及其被膜等处。

2. 上肢的动脉

（1）**腋动脉** 为锁骨下动脉的直接延续，经腋窝深面，至背阔肌或大圆肌的下缘处移行为肱动脉。腋动脉在腋窝深面与臂丛和腋静脉相互伴行，其主要分支如下（图6–18）：

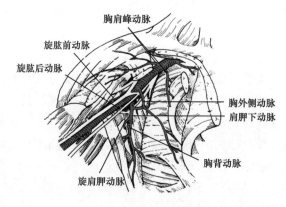

◎ 图6-18 腋动脉及其分支

①**胸肩峰动脉** 在胸小肌上缘处发出，分支分布于胸大肌、胸小肌、三角肌和肩关节。

②**胸外侧动脉** 沿胸外侧壁走行，分布于胸小肌、胸大肌、前锯肌和乳房。

③**肩胛下动脉** 在肩胛下肌下缘附近发出后行向后下，分成**旋肩胛动脉**和**胸背动脉**。前者至冈下窝营养附近诸肌，后者至背阔肌和前锯肌。

④**旋肱后动脉** 伴腋神经绕肱骨外科颈，分支分布于三角肌和肩关节等处。

⑤**旋肱前动脉** 绕肱骨外科颈前方，向后外与旋肱后动脉吻合。

（2）**肱动脉** 是腋动脉的直接延续，沿肱二头肌内侧沟伴正中神经下行至肘窝深面，平桡骨颈高度分为桡动脉和尺动脉（图6-19）。在肘窝的内上方，肱二头肌腱内侧可触到肱动脉的搏动，此处是测量血压时的听诊部位。当上肢远侧部发生动脉出血时，可在臂中部的肱二头肌内侧沟处将肱动脉压向肱骨，进行暂时止血。肱动脉的主要分支为**肱深动脉**，该动脉伴桡神经沿桡神经沟下行，分支分布于肱三头肌和肱骨，终支参与构成肘关节网。

（3）**桡动脉** 起自肱动脉，先行于肱桡肌和旋前圆肌之间，后在肱桡肌腱和桡侧腕屈肌腱之间伴桡神经浅支下行，在桡腕关节上方位置表浅，可扪及其搏动，是常用的摸脉部位（图6-20）。桡动脉经桡骨茎突远端至手背，穿第1骨间背侧肌至手掌深面，与尺动脉掌深支吻合成掌深弓。主要分支包括：

①**掌浅支** 在腕关节处发出下行至手掌，与尺动脉的终支吻合成掌浅弓；

②**拇主要动脉** 在手掌深部发出，分为三支，分布于拇指掌面两侧和示指桡侧。

（4）**尺动脉** 起自肱动脉，在尺侧腕屈肌与指浅屈肌之间伴尺神经下行，经豌豆骨外侧至手掌，其终支与桡动脉掌浅支吻合成掌浅弓（图6-21）。主要分支如下：

①**骨间总动脉** 在肘窝下方发出，下行中发出骨间前动脉和骨间后动脉，分别沿前臂骨间膜的前、后面下降，分支分布于前臂前、后群诸肌和尺、桡骨。

②**掌深支** 穿小鱼际肌至掌深部，与桡动脉的终支吻合成掌深弓。

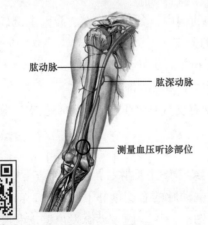

案例：高血压

◎ 图6-19 肱动脉及其分支

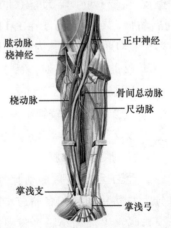

◎ 图6-20 前臂的动脉（掌侧面）

（5）**掌浅弓** 位于掌腱膜与屈指肌腱之间，由尺动脉终支和桡动脉掌浅支吻合而成（图6-21）。自弓的凸侧发出三支**指掌侧总动脉**和一支**小指尺掌侧动脉**，每一支指掌侧总动脉行至掌指关节附近，再分出两支**指掌侧固有动脉**，分别分布于第2~5指的相对缘；小指尺掌侧动脉分布于小指掌面尺侧缘。当手指出血时，可在手指根部的两侧压迫止血。

（6）**掌深弓** 位于屈指肌腱的深面，由桡动脉终支和尺动脉掌深支吻合而成（图6-21）。自弓的凸侧发出三支**掌心动脉**，行于掌指关节附近，分别与相应指掌侧总动脉吻合。

掌浅弓和掌深弓及其间的交通支保证了手在抓握物体时的血液供应。

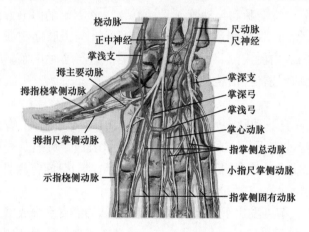

◎ 图 6-21 掌深弓和掌浅弓

3. 胸部的动脉

胸主动脉是胸部动脉的主干，于第4胸椎体下缘续于主动脉弓，先沿脊柱左侧，后转向前方下行，至第12胸椎高度穿膈主动脉裂孔移行为腹主动脉（图6-22）。其分支分为壁支和脏支。脏支细小，壁支粗大。

（1）**壁支** 主要有肋间后动脉、肋下动脉和膈上动脉。

①**肋间后动脉** 共9对，行于第3~11对肋的肋沟内，分布于胸壁、腹壁上部、背部和脊髓等处，第1、2对肋间的动脉为锁骨下动脉的分支。

②**肋下动脉** 1对，行于第12肋下方，分布于相应部位。

③**膈上动脉** 有2~3支，分布于膈上面的后部。

（2）**脏支** 较细小，主要分支有支气管支、食管支和心包支，分别分布于各级支气管、食管和心包等处。

微课：胸部
动脉、腹部
动脉

4. 腹部的动脉

腹主动脉是腹部动脉的主干，续于胸主动脉，沿脊柱前方下行，在第4腰椎体下缘分为左髂总动脉和右髂总动脉。腹主动脉的右侧紧邻下腔静脉，前方有肝左叶、胰、十二指肠水平部和小肠系膜根部等（图6-23）。腹主动脉发出壁支和脏支，壁支细小，脏支粗大。

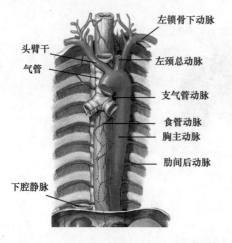

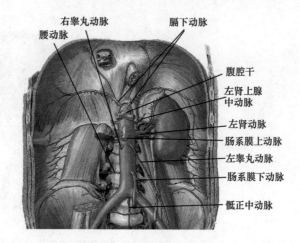

◎ 图 6-22 胸主动脉及其分支　　　◎ 图 6-23 腹主动脉及其分支

（1）壁支　主要有膈下动脉、腰动脉和骶正中动脉。

①膈下动脉　1对，分布于膈下面和腹壁，并发出肾上腺上动脉至肾上腺。

②腰动脉　4对，横行向外分布于腹后壁及脊髓等处。

③骶正中动脉　1支，沿骶骨前面下降，分布于骶骨及其周围组织。

（2）脏支　包括成对的脏支和不成对的脏支两类。

成对的脏支有：

①肾上腺中动脉　约平第1腰椎高度，发自腹主动脉侧壁，分布于肾上腺。

②肾动脉　较粗大，约平第1、2腰椎体高度发自腹主动脉侧壁，横行向外经肾门入肾，入肾门前发出肾上腺下动脉至肾上腺。

③睾丸动脉　又称精索内动脉。细而长，在肾动脉起始处下方，发自腹主动脉前壁，在腰大肌前面向外下斜行，穿腹股沟管，分布于睾丸和附睾。女性为卵巢动脉，经卵巢悬韧带入盆腔，分布于卵巢和输卵管。

不成对的脏支有：

①腹腔干　为一短干，在膈主动脉裂孔稍下方发自腹主动脉前壁，随后分出胃左动脉、肝总动脉和脾动脉（图6-24、图6-25），主要供应腹腔不成对脏器及食管腹段至十二指肠降部的消化管。

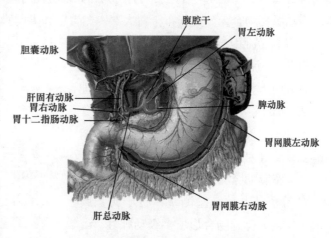

◎ 图 6-24 腹腔干及其分支（胃前面）

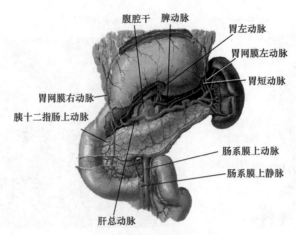

◎ 图 6-25 腹腔干及其分支（胃后面）

a.**胃左动脉**　向左上方斜行至贲门部附近，沿胃小弯两层腹膜之间转向右行，与**胃右动脉**相吻合，分支分布于食管腹段、贲门和胃小弯附近的胃壁。

b.**肝总动脉**　向右走行，至十二指肠上部的上缘进入肝十二指肠韧带内，分为肝固有动脉和胃十二指肠动脉。**肝固有动脉**行于肝十二指肠韧带内，分出**胃右动脉**。胃右动脉在小网膜内行至幽门上缘，沿胃小弯向左行，与胃左动脉相吻合，分支分布于十二指肠上部和胃小弯附近的胃壁。肝固有动脉主干在入肝门之前，分为左支和右支，分别进入肝左叶和肝右叶，其中右支在入肝门之前发出胆囊动脉，分布于胆囊。**胃十二指肠动脉**向下经十二指肠上部和幽门后方，至幽门下缘处分为**胃网膜右动脉**和**胰十二指肠上动脉**，前者在大网膜之间沿胃大弯向左行，与胃网膜左动脉相吻合，分支分布于胃大弯一侧胃壁和大网膜；后者分支分布于胰头和十二指肠。

c.**脾动脉**　为腹腔干最大的分支，在胃的后方沿胰的上缘左行至脾，进入脾门之前发出胰支、胃网膜左动脉和胃短动脉，其终支经脾门入脾。胰支分布于胰体和胰尾；**胃短动脉**经胃脾韧带分布于胃底；**胃网膜左动脉**在大网膜两层之间沿胃大弯向右行，与胃网膜右动脉相吻合，分支分布于胃大弯一侧胃壁和大网膜。

②**肠系膜上动脉**　约平第1腰椎高度发自腹主动脉前壁，经胰头和胰体交界处后方向下行，跨十二指肠水平部前方进入肠系膜根，斜行至右髂窝，其分支分布于胰头、空肠、回肠和部分大肠（图6-26）。主要分支如下：

a.**空肠动脉与回肠动脉**　共13~16支，发自肠系膜上动脉左侧壁，行于肠系膜内，反复分支并吻合形成多级动脉弓，由最后级动脉弓发出直行血管进入肠壁，分布于空、回肠。动脉弓在空肠常为1~

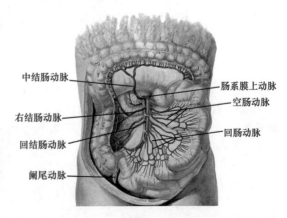

◎ 图 6-26 肠系膜上动脉及其分支

2级，在回肠多为3~5级。

b.**回结肠动脉** 为肠系膜上动脉右侧壁发出的终末支，斜向右下至盲肠附近，分支分布于回肠末段、盲肠、阑尾和升结肠的起始部，并发出**阑尾动脉**行于阑尾系膜的游离缘至阑尾尖端吻合，分布于阑尾。

c.**右结肠动脉** 向右走行，分支分布于升结肠，并与中结肠动脉和回结肠动脉的分支吻合。

d.**中结肠动脉** 向前进入横结肠系膜内，分支分布于横结肠，并分别与左、右结肠动脉的分支吻合。

e.**胰十二指肠下动脉** 分支分布于胰和十二指肠。

③**肠系膜下动脉** 约平第3腰椎高度发自腹主动脉前壁，行向左下方达左髂窝（图6-27），其分支有：

a.**左结肠动脉** 横向左侧，分支分布于降结肠，与中结肠动脉和乙状结肠动脉吻合。

b.**乙状结肠动脉** 有2~3支，斜行向左下方，进入乙状结肠系膜内，互相吻合成动脉弓，分支分布于乙状结肠；

c.**直肠上动脉** 是肠系膜下动脉的终支，经乙状结肠系膜内下行至直肠后方，分为两支，沿直肠两侧下行，分支分布于直肠上部，并向下与直肠下动脉的分支吻合。

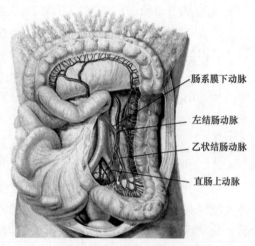

◎ 图 6-27 肠系膜下动脉及其分支

5. **盆部动脉**

髂总动脉在第4腰椎体下缘发自腹主动脉，沿腰大肌内侧下降至骶髂关节处，分为髂内动脉和髂外动脉。

（1）**髂内动脉** 为盆部动脉的主干，沿盆腔侧壁下行，发出壁支和脏支（图6-28）。

其壁支主要有：

①**臀上动脉** 经梨状肌上孔穿出盆腔至臀部，分布于臀中肌、臀小肌和髋关节。

②**臀下动脉** 经梨状肌下孔穿出盆腔至臀部，分布于臀大肌、臀部和股后部皮肤。

③**闭孔动脉** 沿骨盆侧壁行向前下方，穿闭膜管至大腿内侧，分支分

微课：盆部动脉、下肢动脉

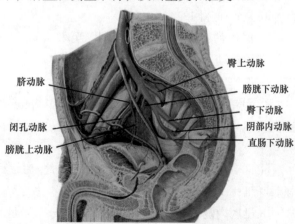

◎ 图 6-28 盆部的动脉及其分支（男性）

布于大腿内侧肌群和髋关节等处。

其脏支主要有：

①**脐动脉** 为胎儿时期的动脉干，出生后远侧端闭锁形成脐内侧韧带，近侧端未闭与髂内动脉相通，发出2~3条膀胱上动脉，分布于膀胱尖和膀胱体。

②**膀胱下动脉** 男性分布于膀胱底、精囊和前列腺等。女性分布于膀胱底和阴道。

③**子宫动脉** 沿盆腔侧壁下行，进入子宫阔韧带间，距子宫颈外侧约2 cm处，跨过输尿管前方到达子宫颈，沿子宫外侧缘迂曲上行至子宫底，分布于子宫、卵巢、输卵管和阴道。在子宫切除术中结扎子宫动脉时，要注意该动脉与输尿管的关系，勿伤及输尿管。

④**直肠下动脉** 分布于直肠下部，并与直肠上动脉和肛动脉分支吻合。

⑤**阴部内动脉** 穿梨状肌下孔出骨盆腔，经坐骨小孔至坐骨肛门窝，发出肛动脉、会阴动脉和阴茎（蒂）背动脉等分支，分布于肛门、会阴部和外生殖器等处。

（2）**髂外动脉** 在骶髂关节前方由髂总动脉分出后，沿腰大肌内侧缘下行，经腹股沟韧带中点深面至股前部，移行为股动脉。髂外动脉在腹股沟韧带中点稍上方发出**腹壁下动脉**，经腹股沟管深环斜向内上进入腹直肌鞘，分布于腹直肌，并与腹壁上动脉吻合。

6．下肢的动脉

（1）**股动脉** 是髂外动脉的直接延续，在股三角内下行，经收肌管出收肌腱裂孔，进入腘窝移行为腘动脉（图6-29）。股动脉在腹股沟韧带下方2~5 cm处，发出**股深动脉**，行向后内下方。股深动脉发出**旋股内侧动脉**分布于大腿内侧群肌；**旋股外侧动脉**分布于大腿前群肌；3~4条**穿动脉**分布于大腿后群肌、内侧群肌和股骨。

股动脉在下行过程中，还发出**腹壁浅动脉、旋髂浅动脉**和**阴部外动脉**，分别至腹前壁下部、髂前上棘附近及外阴部皮肤和浅筋膜。在腹股沟韧带中点稍内侧的下方，可摸到股动脉的搏动。当下肢大出血时，可在此处将股动脉压向耻骨，进行止血。

（2）**腘动脉** 在收肌腱裂孔处续于股动脉，在腘窝深部下行，至腘窝深部分为胫前动脉和胫后动脉（图6-30）。腘动脉在腘窝内发出分支分布于膝关节及附近的肌肉，并参与膝关节动脉网的组成。

①**胫前动脉** 向前穿小腿骨间膜至小腿前面，沿小腿前群肌之间下行，至踝关节前方移行为足背动脉。胫前动脉分支分布于小腿前群肌，并发出分支参与膝关节动脉网的组成。

②**胫后动脉** 为腘动脉的延续，其起始部发出较大的腓动脉，而后在小腿后群浅、深两层肌之间下降，经内踝的后下方至足底，分为足底内侧动脉和足底外侧动脉（图6-30）。

a.**腓动脉** 起于胫后动脉上部，沿腓骨内侧缘下行至外踝，分布于胫、腓骨及附近小腿后群肌；

b.**足底内侧动脉** 沿足底内侧前行，分布于足底内侧；

c.**足底外侧动脉** 沿足底外侧前行，并与足背动脉的分支吻合形成足底弓，分布于足底外侧和足趾。

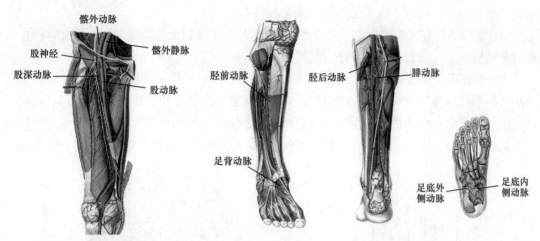

◎ 图 6-29 股动脉及其分支   ◎ 图 6-30 小腿及足底动脉

③**足背动脉** 为胫前动脉的延续，位于足背，位置较浅表，在内、外踝连线的中点处，可摸到足背动脉的搏动。其分支分布于足背和趾背。

四、静脉

静脉（vein）起于毛细血管的静脉端，将血液运回心脏。静脉在向心汇集过程中，不断接受属支，其管径由细变粗。全身的静脉分为肺循环的静脉和体循环的静脉。肺循环静脉运输动脉血，体循环静脉运输静脉血。

微课：体循环静脉概述、上腔静脉系

体循环的静脉与伴行动脉比较，有以下特点：

（1）体循环的静脉比动脉多 静脉分浅和深两类。**浅静脉**位于皮下浅筋膜内，又称皮下静脉，无伴行动脉，最后注入深静脉，临床上常做浅静脉注射、抽血、输血、输液等。**深静脉**位于深筋膜深面和体腔内，多与同名动脉伴行，故称**伴行静脉**，其收集范围、行程、名称与伴行的动脉大致相同。

（2）静脉的吻合比动脉丰富 浅静脉之间、深静脉之间及浅和深静脉之间均有广泛的吻合。体表的浅静脉多吻合成**静脉网**(弓)，如手背静脉网、足背静脉网，深静脉在某些器官周围或壁内吻合成**静脉丛**，如食管静脉丛、直肠静脉丛等。

（3）有静脉瓣（venous valve）静脉瓣是由血管内膜折返形成的半月形小袋，袋口朝向心，是防止血液逆

了解浅静脉穿刺术

要求： 自行查阅浅静脉穿刺术的选择部位，视频观看穿刺过程。

能力目标：

（1）操作目的：常用于采血、输液、注射药物等。

（2）部位选择：婴幼儿多选用头皮静脉和颈外静脉，其次选用手背静脉或足背静脉；成人多选用手背、足背静脉以及上肢静脉。

（3）穿刺部位尽量避开关节。

（4）穿刺方向多与血液回心方向一致等。

流的重要装置（图6-31）。静脉瓣多成对，其数目的多少与静脉血受重力影响的大小有关。如四肢静脉瓣多，而躯干较大的静脉少或无静脉瓣。

（4）静脉管腔大、管壁薄、弹性小　其管腔较同级动脉大，属支多，血管总容积在动脉的两倍以上，故血流缓慢，压力较低。

（5）特殊结构的静脉　包括硬脑膜窦、板障静脉和骨松质。**硬脑膜窦**为颅内硬脑膜两层之间形成的腔隙，窦壁无平滑肌层，窦腔内无静脉瓣，常处于开放状态，一旦破裂，往往需开颅止血。**板障静脉**位于颅顶诸骨板障内，借无瓣膜的导静脉连接硬脑膜窦和头皮静脉，参与调节脑血流量（图6-32）。骨松质是人体的巨大血库，广泛通连周围的静脉。

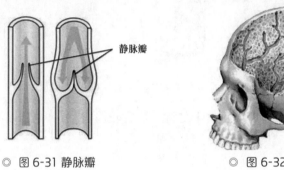

◎ 图 6-31 静脉瓣

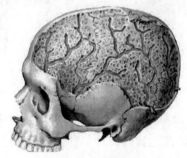

◎ 图 6-32 板障静脉

（一）肺循环的静脉

肺循环的静脉主要有**肺静脉**，肺静脉无静脉瓣，每侧两条，分别称左肺上、下静脉和右肺上、下静脉。肺静脉起自肺泡周围毛细血管网，在肺内逐级汇合，经肺门出肺，向内穿心包注入左心房后部的两侧，肺静脉内为含氧量较高的动脉血。

（二）体循环的静脉

体循环的静脉（图6-33）可分为上腔静脉系、下腔静脉系（包括肝门静脉系）和心静脉系（见心的血管）。

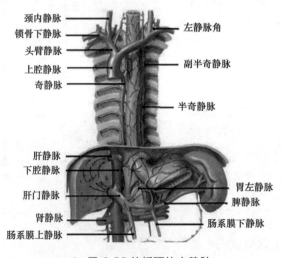

◎ 图 6-33 体循环的大静脉

1. **上腔静脉系**

上腔静脉系由上腔静脉及其属支组成，收集头颈部、上肢、胸部（心除外）等上半身的静脉血。

上腔静脉（superior vena cava）为一粗大静脉干，由左、右头臂静脉在右侧第1胸肋关节处后方汇合而成后，沿升主动脉右侧垂直下行，注入右心房。上腔静脉在注入右心房之前还收纳有奇静脉。

头臂静脉又称无名静脉，左、右各一，在胸锁关节后方由同侧的颈内静脉与锁骨下静脉汇合而成，汇合处夹角称**静脉角**，是淋巴导管的注入部位。头臂静脉主要接纳颈内静脉和锁骨下静脉的血液，同时还接受甲状腺下静脉、椎静脉、胸廓内静脉等。

（1）**头颈部的静脉**　主要有颈内静脉、颈外静脉、锁骨下静脉等。

①**颈内静脉**　为颈部最大的静脉干，在颈静脉孔处续于乙状窦，行于颈动脉鞘内，沿颈内动脉与颈总动脉外侧下降，至胸锁关节后方与锁骨下静脉汇合成头臂静脉（图6-34）。颈内静脉壁附着于颈动脉鞘，并与颈深筋膜相连，常处开放状态，利于血液回流。此静脉损伤时，因管腔不能闭合和胸腔负压对血液的抽吸影响可导致空气栓塞。颈内静脉的属支包括颅内支和颅外支两种。

颅内支由颅内静脉和硬脑膜窦收集脑膜、脑、眼及颅骨的血液。

颅外支向外下方至下颌角下方接受下颌后静脉。颅外支包括：

a.**面静脉**　起自**内眦静脉**，与面动脉伴行后并向外下方，至下颌角下方接受下颌后静脉的前支，下行至舌骨高度注入颈内静脉。面静脉收纳面前部软组织的静脉血。面静脉在口角平面以上缺乏静脉瓣，并借内眦静脉、眼静脉与颅内海绵窦相交通，亦可经面静脉、眼下静脉、翼静脉丛与海绵窦相交通（图6-35）。当口角以上面部发生化脓性感染时，若处理不当病原体可经上述途径蔓延至颅内，而继发颅内感染。故称鼻根至两侧口角间的三角区域为**"危险三角区"**。

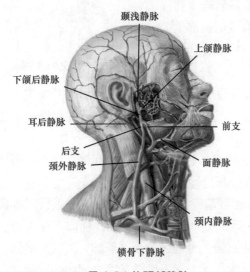

◎ 图 6-34 头颈部静脉

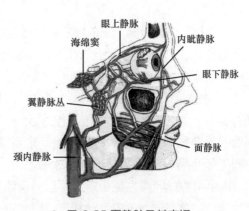

◎ 图 6-35 面静脉及其交通

b. **下颌后静脉** 由颞浅静脉和上颌静脉在腮腺内汇合而成。该静脉在腮腺下端处分为前、后两支，前支注入面静脉，后支与耳后静脉、枕静脉汇合成颈外静脉。下颌后静脉收集面侧区深层和颞区的静脉血。

②**颈外静脉** 是颈部最大的浅静脉，由下颌后静脉的后支和耳后静脉与枕静脉汇合而成。沿胸锁乳突肌表面下行，在锁骨上方穿颈深筋膜注入锁骨下静脉。颈外静脉收集面部和头皮的静脉血。当心脏疾病、上腔静脉阻塞或胸腔压力增高（如相互争吵、小孩啼哭）时会引起颈外静脉怒张。

③**锁骨下静脉** 自第1肋外侧缘续于腋静脉，与同名动脉伴行，与颈内静脉在胸锁关节后方合成头臂静脉。其主要属支为颈外静脉。

（2）**上肢的静脉** 上肢的静脉有深静脉和浅静脉之分。

上肢深静脉与同名动脉伴行，且多为两条。两条肱静脉在近腋窝处汇合成腋静脉，收集同名动脉分布区域的静脉血。

上肢浅静脉位于皮下，起于指背浅静脉，并在手背部形成手背静脉网，继而汇成以下三支比较恒定的上肢浅静脉（图6-36）。

①**头静脉** 起于手背静脉网的桡侧，转至前臂桡侧，肘部前面，肱二头肌外侧上行，经三角肌、胸大肌间沟，穿深筋膜注入腋静脉或锁骨下静脉。在肘窝处，借肘正中静脉与贵要静脉相通。头静脉收集手和前臂桡侧浅层结构的静脉血。

②**贵要静脉** 起于手背静脉网的尺侧，沿前臂尺侧上行，在肘窝处收纳肘正中静脉后，再经肱二头肌内侧沟行至臂中点平面，穿深筋膜注入肱静脉。该静脉较粗，位置表浅恒定，其注入处与肱静脉方向一致，临床上常用此静脉做穿刺或插管。

③**肘正中静脉** 变异较多，在肘窝处连接头静脉与贵要静脉，并接受前臂正中静脉，是常用的注射、输液或抽血部位。

上述几条浅静脉是临床上注射、输液和抽血的常选部位，尤其是肘正中静脉。

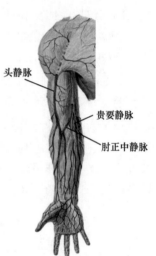

头静脉

贵要静脉

肘正中静脉

◎ 图6-36 上肢浅静脉

（3）**胸部的静脉** 胸部的静脉主要包括头臂静脉、上腔静脉、奇静脉及其属支。其中奇静脉是胸部静脉的主干。此外，胸前壁及脐以上的腹前壁浅静脉，沿胸腹壁静脉经胸外侧静脉注入腋静脉；深层则沿胸廓内静脉注入头臂静脉。

①**奇静脉** 起于右腰升静脉，穿膈后沿脊柱右前方上行至第4胸椎高度，弓形向前绕过右肺根上方，注入上腔静脉（图6-33）。奇静脉沿途接受食管静脉、支气管静脉、右侧肋间后静脉和半奇静脉的静脉血。**半奇静脉**起自左腰升静脉，沿脊柱左侧上行，收集左侧下部肋间后静脉及副半奇静脉的血液，在第8~9胸椎高度向右跨脊柱前方注入奇静脉。**副半奇静脉**收集左侧中、上部肋间后静脉的血液。奇静脉和半奇静脉，借腰升静脉、腰静脉与髂总静脉、下腔静脉相连，因此奇静脉构成了上、下腔静脉系之间的侧支吻合，此吻合具有重要的临床意义。

②**椎静脉丛** 分布于椎管内、外，纵贯脊柱全长，分椎内静脉丛和椎外静脉丛，二者间有广泛的吻合。椎静脉丛收集脊髓、脊膜、椎骨和邻近肌的血液。椎静脉丛分别与椎静脉、肋间后静脉、腰静脉和骶外侧静脉等相交通，向上与颅内硬脑膜窦相通，向下与盆腔静脉丛相连。当胸、腹、盆腔等部位出现肿瘤、感染或寄生虫时，可经椎静脉丛蔓延或转移至颅内或其他远位脏器。

2. **下腔静脉系**

下腔静脉系由下腔静脉及其属支组成，其主干为下腔静脉，收集下肢、盆部和腹部的静脉血。

微课：下腔
静脉系

下腔静脉（inferior vena cava）是人体最大的静脉干，由左、右髂总静脉在第 5 腰椎右前方汇合而成，沿脊柱右前方、腹主动脉右侧上行，经肝的腔静脉沟，穿膈的腔静脉孔进入胸腔，注入右心房（图 6-37）。

（1）**下肢的静脉** 下肢静脉比上肢静脉瓣膜多，也有深静脉和浅静脉之分。深静脉和浅静脉之间有丰富的交通支。

下肢深静脉与同名动脉伴行，收集同名动脉分布区域的静脉血，其中小腿有双条伴行静脉。

下肢浅静脉起自趾背静脉，在跖骨远侧皮下形成足背静脉弓，主要包括大隐静脉和小隐静脉（图 6-38）。

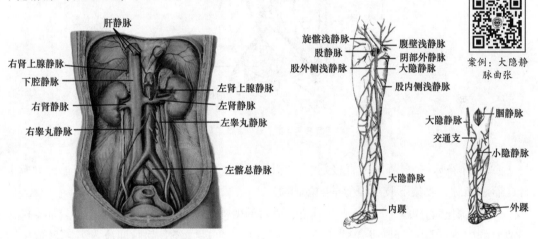

◎ 图 6-37 下腔静脉及其属支　　◎ 图 6-38 下肢的浅静脉

案例：大隐静
脉曲张

①**大隐静脉** 是全身最长的浅静脉，起自足背静脉弓的内侧，经内踝前方，伴隐神经上行，经膝关节后内方、大腿前内侧上升，在耻骨结节外下方 3~4 cm 处，穿隐静脉裂孔注入股静脉。大隐静脉除收集足背、小腿及大腿内侧浅静脉血外，注入处还接受 5 条属支：**腹壁浅静脉、阴部外静脉、旋髂浅静脉、股内侧浅静脉和股外侧浅静脉**。大隐静脉行程长，在内踝前方的位置表浅而恒定，是临床上输液、注射和静脉切开的常用部位，同时也是静脉曲张的好发血管。

②**小隐静脉** 起自足背静脉弓外侧，经外踝后方，沿小腿后面中线上升至腘窝处，穿深筋膜注入腘静脉。

（2）**盆部的静脉**

①**髂总静脉** 在骶髂关节的前方，由髂内、外静脉汇合而成。髂总静脉由此斜向内上，至第5腰椎右前方左、右汇合成下腔静脉。

②**髂内静脉** 与髂内动脉相伴行，短而粗，其属支分为脏支和壁支，收集各同名动脉分布区域的静脉血。脏支分布的特点是在器官壁内或其表面形成丰富的静脉丛，如膀胱静脉丛、子宫静脉丛和直肠静脉丛等。**直肠静脉丛**分布于直肠黏膜下组织及肌层的浅面（图6–39）。静脉丛的上部、中部、下部分别合成直肠上静脉、直肠下静脉和肛静脉。

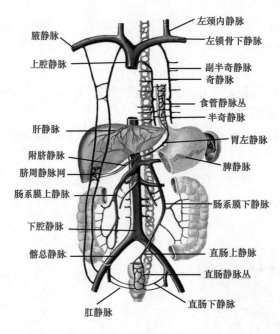

◎ 图6-39 肝门静脉及其属支

③**髂外静脉** 是股静脉的直接延续，与同名动脉伴行，至骶髂关节前方与髂内静脉汇合成髂总静脉，收集下肢及腹前壁的静脉血。

（3）**腹部的静脉** 分为壁支和脏支，成对的壁支和脏支直接或间接地注入下腔静脉；不成对的脏支（除肝静脉外）先汇合成肝门静脉入肝后，经肝静脉回流入下腔静脉（图6–37）。

①**壁支** 有一对膈下静脉和四对**腰静脉**，均与同名动脉伴行。左、右腰静脉之间有纵行的腰升静脉沟通。左、右腰升静脉向上穿过膈分别移行为半奇静脉和奇静脉。

②**脏支** 包括肾静脉、睾丸静脉、肾上腺静脉和肝静脉。

a.**肾静脉** 起自肾门，经同名动脉前方横向内侧注入下腔静脉。左肾静脉比右肾静脉长，跨过腹主动脉前方，并接受左睾丸（卵巢）静脉和左肾上腺静脉的注入。

b.**睾丸静脉** 又称精索内静脉，起自睾丸和附睾处小静脉，在精索内吻合形成的蔓状静脉丛，经腹股沟管上行至深环处，合成左、右睾丸静脉，并与同名动脉伴行。右侧睾丸静脉以锐角汇入下腔静脉；左侧睾丸静脉以直角先注入左肾静脉，然后汇入下腔静脉。

由于睾丸静脉行程长，左侧又以直角注入肾静脉，血流较右侧缓慢，所以睾丸静脉曲张多见于左侧。如静脉回流受阻严重，可导致男性不育。此静脉在女性为卵巢静脉，起自卵巢静脉丛，在卵巢悬韧带内与卵巢动脉伴行，回流途径与睾丸静脉相同。

c. **肾上腺静脉** 左侧注入左肾静脉，右侧注入下腔静脉。

d. **肝静脉** 有 2~3 支，分别为肝左、肝中、肝右静脉，行于肝实质内，收集肝血窦的静脉血液，在腔静脉沟注入下腔静脉。

③**肝门静脉系** 由肝门静脉及其属支组成，收集除肝外的腹腔不成对脏器的静脉血。**肝门静脉**（hepatic portal vein）长 6~8cm，由肠系膜上静脉和脾静脉在胰头后方汇合而成（图 6-39），向右上进入肝十二指肠韧带内，经胆总管和肝固有动脉的后方到达肝门，在肝门处分左、右两支分别进入肝左、右两叶。肝门静脉在肝内反复分支最后注入肝血窦，并与来自肝固有动脉分支的血液混合，经肝静脉注入下腔静脉。

a.肝门静脉的结构特点：肝门静脉系的起止两端均为毛细血管；管腔内一般无静脉瓣，当肝门静脉血流受阻，压力增高时，血液可发生逆流。

b.肝门静脉的主要属支有：

肠系膜上静脉 在肠系膜内伴同名动脉的右侧上行，至胰头后方与脾静脉合成肝门静脉。

脾静脉 由数条脾支在脾门处汇合而成，在胰的后方、脾动脉的下方向右伴行，与肠系膜上静脉合成肝门静脉，并收集肠系膜下静脉和胃后静脉血液。

肠系膜下静脉 起始部与同名动脉伴行，末端分离，注入脾静脉或肠系膜上静脉。

胃左静脉（胃冠状静脉） 在胃小弯处与胃左动脉伴行，向右注入肝门静脉。在贲门处接受食管静脉丛的食管支。

胃右静脉 与同名动脉伴行，接受幽门前静脉，向右注入肝门静脉。

胆囊静脉 起自胆囊，注入肝门静脉主干或其右支。

附脐静脉 起自脐周静脉网的数条小静脉，沿肝圆韧带入肝，注入肝门静脉左支。

c.肝门静脉系与上、下腔静脉系的吻合主要有以下三处（图 6-39）：经**食管静脉丛**与上腔静脉系吻合；经**直肠静脉丛**与下腔静脉系吻合；经**脐周静脉网**与上、下腔静脉均吻合，同时是上、下腔静脉系间的吻合。

在正常情况下，上述这些吻合支细小，血流量少，血液均按正常方向各自回流至所属静脉系。当肝门静脉高压时（如肝硬化），肝门静脉回流受阻，肝门静脉内的血液可通过上述吻合的静脉丛流入上、下腔静脉系，形成门脉侧支循环。由于大量血液经侧支循环回流，吻合部位的小静脉变得粗大弯曲，于是在食管下端及胃底等处出现静脉曲张，甚至血管破裂导致呕血（食管静脉丛曲张破裂）、便血（直肠静脉丛曲张破裂）、"海蛇头"征（脐周静脉网曲张）。

案例：肝硬化

思维导图

详版思维导图：
心血管系统

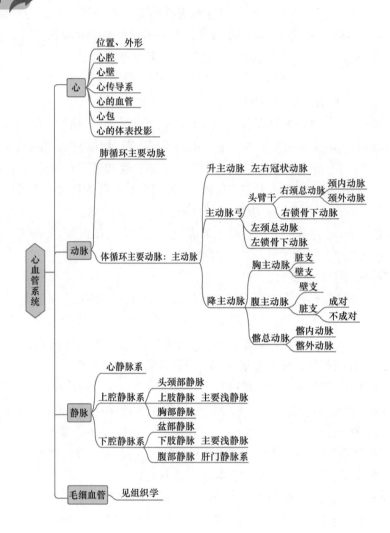

自我检测

一 . 单项选择题

1. 以下不属于内脏的是（   ）

　　A. 肾　　　　　B. 心　　　　　C. 肝　　　　　D. 胃　　　　　E. 子宫

2. 体循环起始于（   ）

　　A. 右心房　　B. 右心室　　C. 左心房　　D. 左心室　　E. 大动脉

3. 心尖的体表投影为（　　　）

    A. 左侧第 5 肋锁骨中线内侧 1~2cm 处

    B. 左侧第 6 肋锁骨中线内侧 1~2cm 处

    C. 左侧第 5 肋间隙锁骨中线内侧 1~2cm 处

    D. 左侧第 5 肋间隙锁骨中线外侧 1~2cm 处

    E. 左侧第 5 肋间隙锁骨中线外侧 3~4cm 处

4. 脉管系统的组成包括（　　　）

    A. 心、静脉、毛细血管和动脉

    B. 毛细淋巴管、淋巴干、淋巴导管

    C. 静脉系统和淋巴系统

    D. 心血管系统和淋巴系统

    E. 体循环和肺循环

5. 二尖瓣位于（　　　）

    A. 主动脉口　　　　　B. 肺动脉口　　　　　C. 左房室口

    D. 右房室口　　　　　E. 冠状窦口

6. 左心室的入口是（　　　）

    A. 上腔静脉口　　　　B. 下腔静脉口　　　　C. 冠状窦口

    D. 左房室口　　　　　E. 冠状窦口

7. 腹腔干的直接分支是是（　　　）

    A. 胃左动脉　　　　　B. 胃右动脉　　　　　C. 胆囊动脉

    D. 胃网膜右动脉　　　E. 胃网膜左动脉

8. 手指动脉出血应按压（　　　）止血

    A. 手指根部前后　　　B. 手指根部两侧　　　C. 出血部位

    D. 指尖　　　　　　　E. 无需按压

9. 大隐静脉切开的部位（　　　）

    A. 内踝后方　　　　　B. 内踝前方　　　　　C. 外踝后方

    D. 外踝前方　　　　　E. 足跟处

10. 以下不属于肝门静脉系收集范围的是（　　　）

    A. 脾　　　　　　　　B. 空肠　　　　　　　C. 膀胱

    D. 胃　　　　　　　　E. 回肠

二、思考题

1. 试述头部、面部、手指、下肢等处有动脉出血时，应在何处按压什么动脉来暂时止血？

2. 鼻翼处有青春痘化脓感染，不慎挤压有可能造成什么后果？蔓延途径如何？

知识链接　　心脏手术入路

　　左心耳覆盖于肺动脉干根部左侧及左冠状沟前部，与二尖瓣邻近，为心外科最常用的手术入路之一。左心室前壁介于前室间沟、左房室沟和左冠状动脉旋支三者之间的区域内，血管较少，是左心室外科手术的入路部位，称外科手术壁。心尖处的心室壁最薄，临床外科手术可在此插入器械或引流管，此处也是室壁瘤的好发部位。

第二节　淋巴系统

学习目标

1. 能说出淋巴系统的概念、组成及功能
2. 能描述淋巴管道的分类、特点及淋巴导管的组成、行程和引流范围
3. 能描述脾、胸腺的位置及形态
4. 能分辨出不同部位的淋巴结群

一、概述

微课：淋巴
系统

　　淋巴系统（lymphatic system）由淋巴管道、淋巴器官和淋巴组织组成（图6-40）。淋巴管道内流动着的无色透明液体是淋巴液，简称为淋巴。血液流经毛细血管动脉端时，血液中部分成分经毛细血管壁渗出，进入组织间隙形成组织液。组织液在与细胞进行物质交换后，大部分会经毛细血管静脉端被吸收进入血液，少部分水分及大分子物质会进入毛细淋巴管形成淋巴。淋巴沿各级淋巴管向心流动，途中经过若干淋巴结，最后流入静脉。故淋巴系统是心血管系统的辅助部分，协助静脉回收组织液。淋巴器官主要由淋巴组织构成，包括淋巴结、扁桃体、胸腺和脾等。淋巴器官具有产生淋巴细胞、过滤异物、吞噬细菌和产生抗体等作用。淋巴组织主要分布在消化管和呼吸道的黏膜内，由大量淋巴细胞和网状结缔组织共同构成，有抵御外来病菌和异物侵入机体的作用。因此，淋巴系统除具有辅助静脉运输体液回心的功能外，还是人体重要的防御装置。

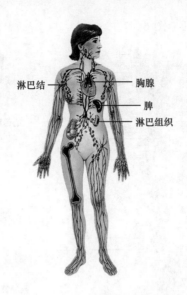

淋巴结 —— 胸腺

脾

淋巴组织

◎ 图6-40 全身淋巴系统

二、淋巴管道

淋巴管道包括毛细淋巴管、淋巴管、淋巴干和淋巴导管。

（一）毛细淋巴管

毛细淋巴管是以膨大的盲端起始于组织间隙中，互相吻合成毛细淋巴管网，然后汇入淋巴管。毛细淋巴管的管径粗细不一，一般比毛细血管粗，管壁是由很薄的内皮细胞构成，内皮细胞间的间隙较大呈叠瓦状，且基膜不完整。因此，其通透性比毛细血管大，一些大分子物质，如蛋白质、肿瘤细胞、细菌、异物等较容易进入毛细淋巴管。毛细淋巴管分布甚广，除脑、脊髓、上皮、指甲、角膜、晶状体、牙釉质、软骨等处外，几乎遍布全身。

（二）淋巴管

淋巴管由毛细淋巴管汇合而成，管壁较薄，结构与小静脉相似，但其管径较细，瓣膜较多，所以充盈的淋巴管外形呈串珠状。淋巴管在向心行程中要经过一个或多个淋巴结。淋巴管可分为浅、深两种。浅淋巴管位于皮下，多与浅静脉伴行；深淋巴管与深部血管神经伴行。浅淋巴管和深淋巴管之间有广泛的吻合交通。

（三）淋巴干

淋巴干是由全身各部的浅、深淋巴管经由一系列淋巴结后，最后一群淋巴结的输出管汇合而成。人的全身共有9条淋巴干：左、右颈干，左、右锁骨下干，左、右支气管纵隔干，左、右腰干和一条肠干。

（四）淋巴导管

淋巴导管是由淋巴干汇合而成，共两条，即左淋巴导管（胸导管）和右淋巴导管，分别注入左静脉角和右静脉角（图6-41）。

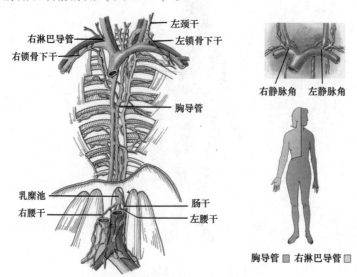

右淋巴导管 — 左颈干
右锁骨下干 — 左锁骨下干
胸导管
乳糜池 — 肠干
右腰干 — 左腰干
右静脉角 左静脉角
胸导管 ■ 右淋巴导管 □

◎ 图6-41 淋巴干及淋巴导管

1. 胸导管

胸导管是全身最大的淋巴导管，长30~40 cm，通常起于第1腰椎体前方的乳糜池（cisterna chyli）。乳糜池为胸导管起始处的膨大部，由左、右腰干和肠干汇合而成。胸导管经膈的主动脉裂孔入胸腔，在食管后方，沿脊柱的右前方上行，在第5胸椎附近向左侧偏斜向上，出胸廓上口至左颈根部，呈弓形向外注入左静脉角，在注入静脉角之前收纳**左颈干、左锁骨下干和左支气管纵隔干**。胸导管收集两下肢、盆部、腹部、左半胸部、左上肢和左头颈部的淋巴，即收集人体全身3/4区域的淋巴（下半身和左上半身）。

2. 右淋巴导管

右淋巴导管为短干，长约1.5cm，由**右颈干、右锁骨下干和右支气管纵隔干**汇合而成，注入右静脉角。右淋巴导管收集右头颈部，右上肢、右半胸部的淋巴，即收集人体1/4的淋巴（右上半身）（图6-41）。

三、淋巴器官

淋巴器官包括淋巴结、脾、胸腺和扁桃体等。

（一）淋巴结

1. 淋巴结的形态

淋巴结为大小不等的圆形或椭圆形灰红色小体，质地较软。淋巴结的一侧隆凸，有数条输入淋巴管进入；另一侧凹陷，称淋巴结门，有2~3条输出淋巴管、血管和神经出入。由于淋巴管的行程中要经过一系列的淋巴结，故一个淋巴结的输出管，是另一个淋巴结的输入管（图6-42）。淋巴结数目较多，常成群分布，按位置不同分为浅淋巴结和深淋巴结。淋巴结多数沿血管周围配布，位于身体较隐蔽的位置，如关节的屈侧或腋窝、腘窝等处。内脏淋巴结多位于器官的门附近，如肺门淋巴结等。

2. 淋巴结的功能

淋巴结的主要功能是产生淋巴细胞和抗体，参与机体免疫机能，对淋巴液有滤过作用，是人体的重要防御器官之一。

3. 人体各部主要的淋巴结位置和引流

人体各器官的淋巴管都汇至一定部位的淋巴结，此淋巴结即该器官的局部淋巴结。当某器官或局部病变时，细菌、病毒、癌细胞或寄生虫等可沿其淋巴管侵入相应的局部淋巴结，引起局部淋巴结肿大或疼痛。

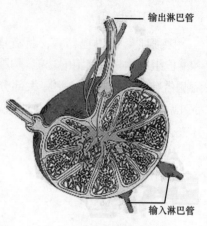

◎ 图6-42 淋巴结

如果该局部淋巴结不能阻止并清除它们，病变可沿淋巴流向继续向远处蔓延。因此，了解局部淋巴结的位置、收纳范围和流注方向，对诊断和治疗某些疾病具有重要的临床意义。

案例：脾破裂

（二）脾

1. 脾的位置和形态

脾是人体最大的淋巴器官。位于左季肋区，与第9~11肋相对，其长轴与第10肋一致（图6-43）。正常时在左侧肋弓下缘不能触及脾。脾为暗红色，质软且脆，在左季肋区遭受暴力打击时，易导致脾破裂出血。

脾呈扁椭圆形，可分为膈、脏两面，上、下两缘，前、后两端。膈面隆凸光滑，与膈相贴，脏面凹陷，中央处有脾门，是血管、神经和淋巴管出入的部位。脏面与胃底、左肾上腺、左肾、胰尾和结肠左曲相邻。脾的上缘较锐，有2~3个脾切迹，当脾肿大时，是触诊脾的标志。

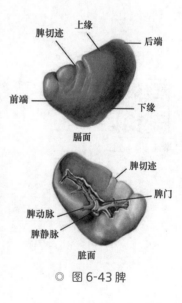

◎ 图6-43 脾

2. 脾的功能

（1）滤血 脾内有大量的巨噬细胞，可吞噬清除血液中病原体和衰老的血细胞（主要为红细胞）。当脾肿大或功能亢进时，红细胞破坏过多，易造成贫血。

（2）参与免疫 脾是人体中最大的周围免疫器官，脾组织中有T淋巴细胞、B淋巴细胞和NK细胞等参与相应的免疫应答活动。

（3）造血 在胚胎早期，脾有造血功能，虽出生后只产生淋巴细胞，但脾内仍有少量造血干细胞，当机体严重失血或贫血时，脾可恢复造血功能。

（4）储血 脾可储存约40ml的血液，主要储于脾血窦。脾肿大时储血量也可增加，当剧烈运动或大失血时，脾内平滑肌收缩，可将储存的血液挤入血循环中。

虽然脾的功能较为重要，但成人将脾切除后，脾的大多数功能可由其他淋巴器官和淋巴组织代偿。

（三）胸腺

胸腺是中枢淋巴器官，具有培育、选择并向周围淋巴器官（淋巴结、脾和扁桃体）和淋巴组织输送T细胞的功能。胸腺呈不对称的左右两个长叶形结构，颜色灰红，质地柔软，两侧借结缔组织相连。胸腺大部分位于上纵隔前部，小部分伸入前纵隔（图6-44）。新生儿和幼儿时期较大，自青春期以后逐渐萎缩退化，到成人时腺组织常被结缔组织所代替，并失去功能，仅保留其潜能。

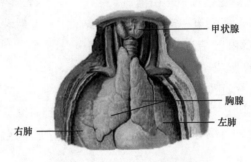

◎ 图6-44 胸腺的形态和位置

详版思维导图：
淋巴系统

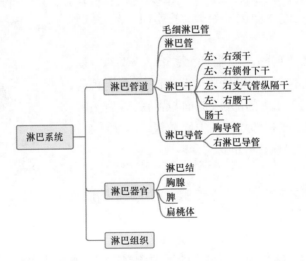

自我检测

一. 单项选择题

1. 淋巴系统不包括（　　）
   A. 毛细淋巴管　　　　　　　　B. 淋巴管和淋巴结　　C. 胸腺
   D. 脾　　　　　　　　　　　　E. 肾上腺

2. 淋巴管道不包括（　　）
   A. 毛细淋巴管　　　　　　　　B. 淋巴管　　　　　　C. 右淋巴导管
   D. 胸导管　　　　　　　　　　E. 动脉导管

3. 不属于淋巴器官的是（　　）
   A. 脑垂体　　　　　　　　　　B. 淋巴结　　　　　　C. 扁桃体
   D. 脾脏　　　　　　　　　　　E. 胸腺

4. 淋巴结（　　）
   A. 为灰红色圆形和椭圆形小体　　B. 隆凸侧有淋巴结门
   C. 淋巴结门有数条输入淋巴管出入　　D. 外包脂肪组织的被膜
   E. 皮质和髓质有丰富血窦

5. 关于胸导管正确的说法是（　　）
   A. 起于小肠的乳糜池　　　　B. 通过腔静脉孔
   C. 位于食管前方　　　　　　D. 收集 5 条淋巴干
   E. 注入左静脉角

6. 有关胸导管，错误的叙述是（　　）
   A. 起自乳糜池　　　　　　　B. 注入右静脉角
   C. 收集全身 3 / 4 部位的淋巴　　D. 与左锁骨上淋巴结之间有侧支通路
   E. 是全身最大的淋巴导管

7. 不汇入胸导管的淋巴干是（　　）
   A. 左颈干　　　B. 右颈干　　　C. 左腰干　　　D. 右腰干　　　E. 肠干

8. 不注入胸导管的淋巴干是（　　）
   A. 左颈干　　　　　　　　　B. 左锁骨下干　　　　C. 左支气管纵隔干
   D. 右颈干　　　　　　　　　E. 肠干

9. 收集腹腔不成对脏器淋巴的淋巴干是（　　）
   A. 左颈干　　　B. 右颈干　　　C. 腰干　　　D. 肠干　　　E. 右支气管纵隔干

10. 胸导管收集的淋巴范围是（　　）
    A. 上半身的淋巴　　　　　　B. 左半身的淋巴
    C. 下半身与左侧上半身的淋巴　D. 下半身与右侧上半身的淋巴
    E. 右侧上半身的淋巴

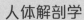

二.思考题

1.请问人的全身共有几条淋巴干？

2.简述胸导管的起始、行程、注入部位以及收集范围。

知行学思 ▶ **流水不腐，户枢不蠹；人生在勤，勤则不匮**

　　血液被称为"生命之河"，而血液循环则是生命之核！生命不息，则循环不止。"流水不腐，户枢不蠹"，血液因循环流动带来活力；一旦血液停止流动，如形成血栓，将会对人体产生巨大甚至致命的危害。

　　习近平总书记曾说："美好生活靠劳动创造。"这和血液的流动如此相似，"人生在勤，不索何获"，"业精于勤而荒于嬉，行成于思而毁于随"，这些古语值得我们深思，美好的"将来"属于那些勤勉的人。

（陈辉芳、孙佳）

模块四

感觉与调控

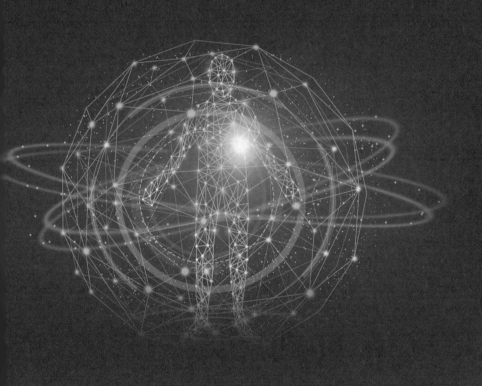

第七章

感觉器

感觉是客观物质世界在人主观上的反映。它是人和动物机体为了适应内、外环境不断变化所必需的一种功能。

那么哪些属于感觉呢？

众所周知，人类获得的外界各种物体、文字、图像等形象与色彩的信息，95%以上是通过视觉感知的；收集传导声波、位置与平衡等信息是由听觉和平衡觉感知的。

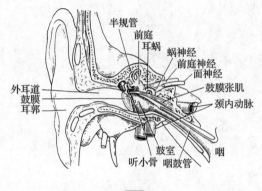

通过感觉，人类可以获得外界各种信息的主观映象。

那么，内、外环境的各种刺激是如何被机体接受的呢？是通过我们的感觉器。

通过对本章的学习，会让你对感觉器的组成、形态、结构以及与功能之间的联系认识更加的深入。

感觉器（sensory organs）是机体接受内、外环境刺激的装置。感觉器是由感受器及其附属结构共同组成以感受特定刺激为主要功能的器官，如眼、耳等。

感觉器接受刺激，将其转化为神经冲动或神经兴奋，并借感觉神经传入中枢，中枢对传入的神经冲动进行整合后，产生相应的感觉。

微课：感觉器概述及眼球壁

第一节 视器

学习目标

1. 能说出眼球壁的层次、形态结构和功能
2. 能说出房水的产生和循环途径
3. 能说出眼睑、结膜和泪器的位置、形态结构
4. 能说出眼球外肌的位置和作用
5. 能描述晶状体、玻璃体的位置、形态结构和功能
6. 能描述屈光系统的组成

视器又称眼，大部分位于眼眶内，能感受可见光波的刺激，由眼球和眼副器两部分组成。

一、眼球

眼球（eyeball）近似球形，为视器的主要部分，后部借视神经连于脑。眼球前面角膜正中点称前极，后面巩膜正中点称后极，前极与后极的连线称眼轴。光线经瞳孔到视网膜中央凹的连线与视线方向一致，称视轴。眼球由眼球壁及其内容物组成（图7-1）。

> **了解近视和远视**
>
> **要求**：查阅近视及远视的成因、检查方法、预防及治疗措施。
>
> **能力目标：**
> 掌握近视及远视的矫正方式。

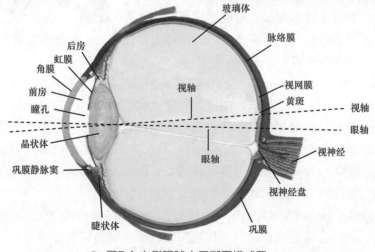

◎ 图7-1 右侧眼球水平断面模式图

（一）眼球壁

眼球壁由外向内依次分为纤维膜、血管膜和视网膜三层。

1. **纤维膜** 又称外膜，由坚韧的致密结缔组织构成，具有维持眼球形态和保护眼球的作用。纤维膜可分为角膜和巩膜两部分。

（1）**角膜**（cornea） 占眼球纤维膜的前1/6，无色透明，曲度较大，有屈光作用，周缘与巩膜前缘相接。角膜和巩膜的移行区称角膜缘，是许多内眼手术切口的标志部位。角膜内无血管，但含有丰富的感觉神经末梢，故感觉敏锐，发生病变时疼痛剧烈。角膜主要由胶原纤维和透明质酸构成，损伤后常形成白色瘢痕，影响视力。正常角膜表面曲率各个方向是一致的，如果不同方向曲率出现差异，可导致眼球不同经线方向的屈光度不等，临床上称散光。

（2）**巩膜**（sclera） 占眼球纤维膜的后5/6，呈乳白色，不透明。巩膜黄染时常是黄疸的重要体征。巩膜与角膜交界处深面有一环形小管，**称巩膜静脉窦**，为房水回流静脉的途径（图7-1、图7-2）。

2. **血管膜** 在外膜内面，又称中膜，薄而柔软，含有丰富的血管和色素细胞，呈棕黑色，有营养眼球和遮光的作用。此膜由前向后分为虹膜、睫状体和脉络膜三部分。

（1）**虹膜**（iris） 为一圆盘状膜，是眼球血管膜的最前部，位于角膜的后方。虹膜的中央有一个2.5~4mm的圆孔称**瞳孔**（pupil），是光线进入眼内的门户。虹膜内有两种排列方向不同的平滑肌：环绕瞳孔周围的称**瞳孔括约肌**，强光或近距离视物时，该肌收缩缩小瞳孔；另一种在瞳孔括约肌的深面，自瞳孔向周围呈辐射状排列，称**瞳孔开大肌**，弱光或远距离视物时，该肌收缩开大瞳孔。虹膜的颜色取决于色素含量的多少，黄种人色素偏多，虹膜呈棕色，白种人缺乏色素，虹膜颜色较浅，多呈淡蓝色。活体上，透过角膜可以看到虹膜及瞳孔。

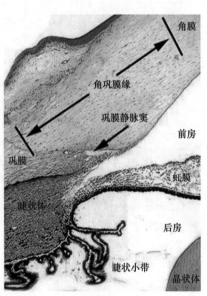

◎ 图7-2 眼球前部的断面

（2）**睫状体**（ciliary body） 位于虹膜的外后方，是血管膜中部环形增厚的部分，其切面略呈三角形。睫状体前部向内的突起称睫状突，由睫状突发出细丝状的睫状小带与晶状体相连。睫状体内的平滑肌称**睫状肌**。该肌收缩或舒张，可松弛或拉紧睫状小带，以此调节晶状体的曲度，适应看近物和远物。睫状体还有产生房水的作用。

（3）**脉络膜**（choroid） 位于睫状体后方，贴于巩膜内面，占中膜的后2/3，含有丰富的血管和色素细胞，能营养眼球和吸收眼内散射光线。

3. **视网膜**（retina） 又称内膜，有感光作用。由前向后可分为虹膜部、睫状体部和脉络膜部。前两部分无感光作用，又称**视网膜盲部**。脉络膜部面积最大，贴于脉络膜内面，有感光作用，又称**视网膜视部**。

视网膜后部又称**眼底**，后部中央偏鼻侧处有一白色圆盘状隆起，称**视神经盘**或**视神经乳头**，其中央部有视神经、视网膜中央动脉与视网膜中央静脉通过，此处无感光细胞，又称**生理性盲点**。在视神经盘颞侧3.5mm处有一黄色圆形小区域，称**黄斑**。其中央略凹，称**中央凹**，是感光和辨色最敏锐的部位（图7-1、图7-3）。

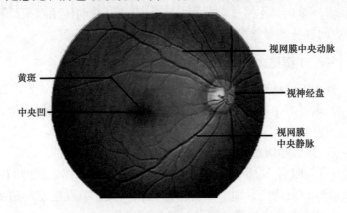

◎ 图7-3 右侧眼底镜所见

视网膜视部可分为内、外两层，内层为神经层，外层为色素上皮层。两层之间连接疏松，易分离，临床上称**视网膜剥脱**。色素层由含大量色素的单层矮柱状上皮组成，能吸收光线，避免强光对视细胞的损伤。神经层由三层神经细胞构成，由外向内依次为：感光细胞、双极细胞和节细胞（图7-4）。感光细胞包括视锥细胞和视杆细胞。

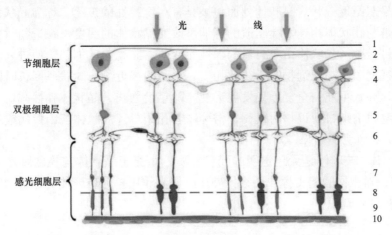

◎ 图7-4 视网膜的神经细胞示意图
（1.内界膜 2.神经纤维层 3.节细胞层 4.内丛状层 5.内颗粒层 6.外丛状层
7.外颗粒层 8.外界膜 9.杆锥细胞层 10.色素上皮层）

视锥细胞呈圆锥状，主要分布于视网膜中央部，对光敏感度低，只能感受强光，在白天或光线明亮处发挥作用，但它能辨色。黄斑中央凹区只有视锥细胞，为视觉最敏锐区。人类有三种视锥细胞，分别含有对红光、蓝光、绿光敏感的感光色素。如缺乏相应的视锥细胞，不能辨别某些颜色，称**色盲**，常见的是红绿色盲。

视杆细胞形态细长，分布于视网膜中央凹以外的周边部，对光敏感，能感受弱光，在夜晚或者光线暗处发挥作用，但不能辨色，视物的分辨率低。视杆细胞所含的感光色素称视紫红质，视紫红质在合成和分解过程中需要维生素A的参与，因此当维生素A不足时，视紫红质缺乏，弱光视力减退，**称夜盲症**。

光线进入眼球，感光细胞接受刺激，将产生的神经冲动传给双极细胞，再传至节细胞，节细胞的轴突向视神经盘集中，穿出巩膜，构成视神经传到脑。

案例：白内障

微课：眼球内
容物、眼副器

（二）眼球内容物

眼球内容物包括房水、晶状体和玻璃体（图7-1）。三者均为无色透明、无血管的结构，具有折光作用，与角膜共同构成眼的折光系统，使物体在视网膜成像。

1. 眼房和房水

（1）**眼房** 眼房是位于角膜和晶状体、睫状体之间的间隙，被虹膜分隔为眼前房和眼后房，前、后房借瞳孔相互交通。在前房的边缘部，虹膜与角膜所形成的夹角称虹膜角膜角，又称**前房角**。

（2）**房水** 为无色透明的液体，充填于眼房内。房水的生理功能是为角膜和晶状体提供营养，并维持正常的眼内压，同时还有折光作用。房水由睫状体产生，充填于眼后房，经瞳孔至眼前房，并经前房角渗入巩膜静脉窦，最后汇入眼静脉。若因虹膜角膜角狭窄等原因造成房水循环障碍，可引起眼内压升高，视力受损，临床上称青光眼。

2. 晶状体（lens）

无色透明，富有弹性，不含血管和神经。晶状体位于虹膜与玻璃体之间，呈双凸透镜状。晶状体外面包被具有高度弹性的被膜，称为晶状体囊。晶状体借睫状小带与睫状体相连。睫状肌的舒缩可改变晶状体的曲度。视近物时，睫状肌收缩，睫状小带松弛，晶状体由于自身的弹性而变凸，屈光力度加强，使进入眼球的光线恰好聚焦于视网膜上。视远物时，与此相反。长时间视近物，睫状肌因长时间处于收缩状态而疲劳，导致不能完全复原，发生近视。随年龄增长，晶状体弹性减弱，调节功能下降，视远物时清晰，视近物时模糊，俗称"**老花眼**"。晶状体若因疾病或创伤而变混浊，影响视力，称为**白内障**。

3. 玻璃体

玻璃体是无色透明的胶状物质，填充于晶状体与视网膜之间，约占眼球内腔的4/5，对视网膜起支撑作用，另外还有屈光作用。若玻璃体支撑视网膜的作用减弱，可导致视网膜剥脱。

二、眼副器

眼副器包括眼睑、结膜、泪器、眼球外肌、眶内脂肪及筋膜等，有保护、运动和支持眼球的作用（图7-5）。

（一）眼睑

眼睑俗称眼皮，位于眼球前方，分

了解正确滴眼药水

要求： 自行查阅滴眼药水的步骤及注意事项。

能力目标：

（1）能够正确评估患者眼部疾病情况；

（2）掌握滴注眼药水的部位；

（3）思考为什么滴完眼药水要轻轻按压内眦。

上睑和下睑，上、下睑之间的裂隙称睑裂。睑裂的内、外侧端分别称内眦和外眦。睑的游离缘称睑缘，生有睫毛，上下睫毛均弯曲向前，可阻挡灰尘和减弱强光。临床上当睫毛朝向角膜方向生长时，称倒睫，可摩擦角膜引起角膜损害，严重者可致角膜溃疡、瘢痕甚至失明。睫毛根部有睫毛腺，此腺的急性炎症即**睑腺炎（麦粒肿）**。上、下睑缘的内侧各有一泪乳头，其顶端的小孔称**泪点**，是泪小管的入口（图7-6）。

眼睑由外向内分为5层：皮肤、皮下组织、肌层、睑板、睑结膜。皮肤薄，皮下组织疏松，易因积液或出血而肿胀。肌层主要是眼轮匝肌和上睑提肌，收缩时可关闭睑裂和提上眼睑。**睑板**为一半月形致密结缔组织板，其内有许多呈麦穗状分支的睑板腺，睑板腺开口于睑缘，分泌油脂样液体，有润滑睑缘并防止泪液外溢的作用。

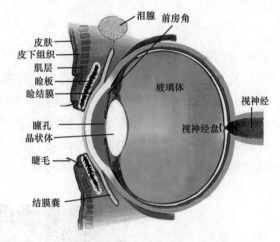

◎ 图7-5 右侧眼球及眶腔矢状断

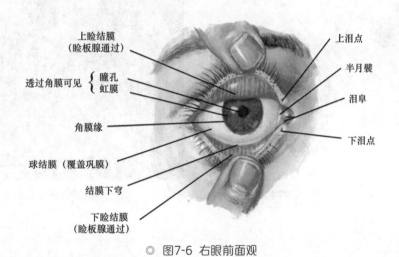

◎ 图7-6 右眼前面观

（二）结膜

结膜为衬贴于眼睑内面和眼球表面的一层柔软、光滑和半透明的薄膜，分睑结膜和球结膜（图7-6）。睑结膜位于眼睑内面，球结膜覆盖眼球巩膜的前部，二者相互延续形成的转折称**结膜穹**，结膜穹分为结膜上穹和结膜下穹。当闭眼时，结膜和角膜形成密闭的**结膜囊**。

（三）泪器

泪器由泪腺和泪道组成。泪道包括泪点、泪小管、泪囊和鼻泪管（图7-7）。

泪腺位于眶上壁前外侧部的泪腺窝内，会分泌泪液，有10～20条排泄管开口于结膜上穹的外侧部。泪液借眨眼活动涂抹于眼球表面，起湿润眼球和冲洗异物的作用。**泪小管**起自泪点，上下各一，先分别向上或向下，然后转折向内侧开口于泪囊。**泪囊**位于泪囊窝内，上端是盲端，下部移行于鼻泪管。**鼻泪管**下端开口于下鼻道。泪液过多时可经泪道流入鼻腔。

（四）眼外肌

眼外肌包括6块运动眼球的肌和一条上睑提肌，都是骨骼肌（图7-8）。眼外肌包括上睑提肌、上直肌、下直肌、内直肌、外直肌、上斜肌和下斜肌。四条直肌均起于视神经管周围的总腱环，分别止于眼球前部巩膜的上、下、内侧、外侧面，这四条直肌可使眼球向上内、下内、内侧、外侧转动。上斜肌起自总腱环，通过眶内侧壁前上方的腱滑车，转向后外，止于眼球后部后外侧面，可使眼球转向外下。下斜肌起自眶下壁前内侧，向后外止于眼球后部下面，可使眼球转向外上。眼球向各个方向的灵活运动，是数条眼外肌协同作用的结果。

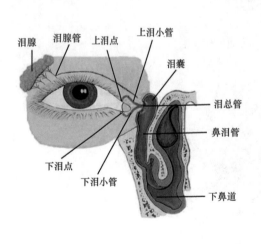

◎ 图7-7 泪器（右侧）

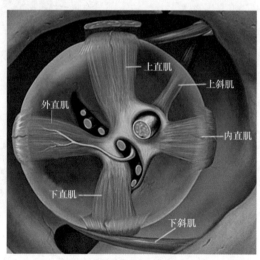

◎ 图7-8 眼球外肌（右侧）

思维导图

详版思维导图：
视器

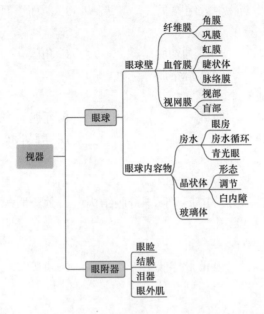

自我检测

一、单项选择题

1. 角膜的特点不包括（   ）

   A. 无色透明　　　　B. 无血管、淋巴管　　　　C. 无感觉神经末梢

   D. 有折光作用　　　E. 前凸

2. 具有感受强光和辨色能力的细胞是（   ）

   A. 视锥细胞　　　　B. 视杆细胞　　　　C. 双极细胞

   D. 节细胞　　　　　E. 色素细胞

3. 视紫红质的合成、分解过程中需补充（   ）

   A. 维生素 A　　　　B. 维生素 B　　　　C. 维生素 C

   D. 维生素 D　　　　E. 维生素 B_1

4. 眼的折光系统不包括（   ）

   A. 角膜　　　　　　B. 虹膜　　　　　　C. 玻璃体

   D. 晶状体　　　　　E. 房水

5. 产生房水的结构是（   ）

   A. 晶状体　　　　　B. 玻璃体　　　　　C. 睫状体

   D. 视网膜　　　　　E. 巩膜静脉窦

6. 关于结膜的描述不正确的是（　　　）
A. 富含血管
B. 分睑结膜和球结膜
C. 结膜覆盖在角膜表面
D. 点眼药水是将药物注入结膜囊
E. 薄而透明

7. 下列不构成眼球壁的组织是（　　　）
A. 视网膜
B. 葡萄膜
C. 角膜
D. 结膜
E. 脉络膜

8. 角膜受损后疼痛的原因是（　　　）
A. 上皮细胞受损后不能再生
B. 角膜自身无血管
C. 实质层纤维排列整齐
D. 角膜含有丰富的神经末梢
E. 与外界接触

9. 虹膜（　　　）
A. 位于睫状体的后方
B. 属于眼球外膜结构
C. 属于眼球内膜结构
D. 中央有一圆形的瞳孔
E. 无色透明

10. 属于眼球外膜的结构是（　　　）
A. 虹膜
B. 脉络膜
C. 巩膜
D. 视网膜
E. 睫状体

二、思考题

1. 试述眼球的解剖结构。
2. 简述晶状体的调节过程。

知识链接　青光眼

　　青光眼是房水循环受阻导致眼压升高，引起视功能障碍，并伴有视网膜形态学变化的疾病。青光眼常见于中老年，尤其以女性居多，多数发病与精神有关，部分青光眼患者与遗传因素有关。常见症状有眼胀、眼痛、畏光、流泪、头痛、视力锐减等。青光眼是我国主要致盲原因之一，而且青光眼引起的视功能损伤是不可逆的，后果极为严重。一般来说青光眼是不能预防的，但早期发现、合理治疗，绝大多数患者可终生保持有用的视功能。因此，青光眼的防盲必须强调早期发现、早期诊断和早期治疗。治疗目的主要是降低眼压，减少眼组织损害，保护视功能。

第二节 前庭蜗器

学习目标

1. 能说出前庭蜗器的分部和功能
2. 能说出外耳道的结构特点
3. 能说出鼓膜的位置形态
4. 能说出中耳鼓室的位置及结构
5. 能说出咽鼓管的结构特点及功能
6. 能指出内耳位置觉与听觉感受器的名称、位置及功能
7. 能描述声波的传导途径

前庭蜗器又称耳，分为外耳、中耳和内耳三部分（图7-9）。**听觉感受器**（听器）**和位觉感受器**（平衡器）位于内耳，外耳和中耳是声波的传导装置，是前庭蜗器的附属器。

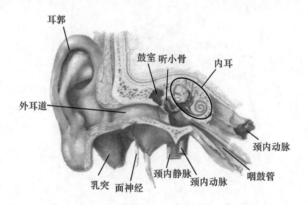

◎ 图 7-9 位听器模式图（右侧）

微课：外耳和中耳

一、外耳

外耳（external ear）包括耳郭、外耳道和鼓膜三部分（图7-9）。

（一）耳郭

耳郭位于头部两侧，由弹性软骨和结缔组织构成，表面覆盖皮肤，皮下组织很少，但血管丰富。下方的小

> **了解外耳道冲洗法**
>
> **要求：** 自行查阅外耳道冲洗法的适应证、用药准备、操作流程及注意事项。
>
> **能力目标：**
> 能辨识外耳结构并协助完成外耳道冲洗。

部分称**耳垂**，无软骨，只有结缔组织和脂肪，是临床常用的采血部位。耳郭中部深凹有外耳门，向内通外耳道。耳郭具有收集声波的作用。

（二）外耳道

外耳道是从外耳门至鼓膜的通道，成人长为2.0～2.5cm。其外侧1/3为软骨部，内侧2/3为骨部。外耳道约成"～"状弯曲，由外向内，先斜向后上，后斜向前下，故将成人耳郭向后上方牵拉，可使外耳道变直，以便观察鼓膜。儿童的外耳道因骨部尚未骨化，外耳道几乎全由软骨支持，短而直，鼓膜近乎水平位，检查时需将耳郭拉向后下方。外耳道皮肤较薄，内含毛囊、皮脂腺和耵聍腺。耵聍腺分泌耵聍，耵聍为黏稠液体，有保护作用。耵聍干燥后形成块状，由外耳道排出，当其凝结成大块可阻塞外耳道，影响听力。外耳道皮下组织少，皮肤与软骨膜及骨膜相贴甚紧，故炎症肿胀时疼痛剧烈。

（三）鼓膜

鼓膜位于外耳道底与鼓室之间，为椭圆形半透明薄膜，形似漏斗。呈倾斜位，与外耳道底成45°～50°的倾斜角，故外耳道的下壁较上壁长。鼓膜中心向内凹陷，称鼓膜脐，其内侧面是锤骨柄末端的附着处。鼓膜上1/4为松弛部，活体呈淡红色，下3/4为紧张部，活体呈灰白色，其前下方的三角形反光区称**光锥**（图7-10）。鼓膜可随外耳道收集来的声波同步振动，将声波传至中耳。

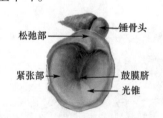

松弛部　　　　锤骨头
紧张部　　　　鼓膜脐
　　　　　　　光锥

◎ 图7-10 右鼓膜（外侧观）

二、中耳

中耳（middle ear）包括鼓室、咽鼓管、乳突窦和乳突小房。

案例：中耳炎

（一）鼓室

鼓室是颞骨岩部内含气的不规则小腔。借鼓膜与外耳道相隔，向前经咽鼓管通鼻咽部，向后借乳突窦通乳突小房。鼓室内有听小骨、听小骨肌和神经等（图7-11）。

鼓室有六壁。上壁又称鼓室盖壁，是分隔鼓室与颅中窝的薄骨板，中耳疾患可能侵犯此壁，引起耳源性颅内并发症。下壁为颈静脉壁，借薄层骨板与颈内静脉起始处分隔。前壁称颈动脉壁，即颈动脉管的后壁，其上部有咽鼓管鼓室口。后壁为乳突壁，上部有乳突窦的开口，由此通乳突小房。外侧壁即鼓膜壁，由鼓膜构成（图7-11）。内侧壁称迷路壁（图7-12），也是内耳的外壁。此壁的中部隆突称岬，岬的后上方有一卵圆形小孔，称**前庭窗**，由镫骨底封闭。岬的后下方有一圆形小孔，称**蜗窗**或**圆窗**，被第二鼓膜封闭。在鼓膜穿孔时，声波可直接振动此膜。在前庭窗的后上方有一弓形隆起，称面神经管凸，内藏面神经，中耳的炎症或手术易伤及面神经。

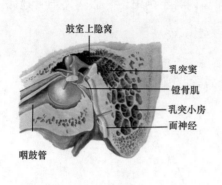

◎ 图 7-11 鼓室外侧壁（右侧）

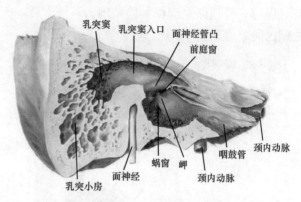

◎ 图 7-12 鼓室内侧壁（右侧）

听小骨位于鼓室，由外向内依次是**锤骨**、**砧骨**和**镫骨**（图7-13）。三块听小骨在鼓膜与前庭窗之间借关节和韧带构成听骨链，组成杠杆系统。当声波振动鼓膜时，三块听小骨的连续运动使镫骨底在前庭窗上来回摆动，将声波的振动传入内耳。听骨链的病变可影响声波的传导，导致听力下降。

运动听小骨的肌有鼓膜张肌和镫骨肌。鼓膜张肌位于咽鼓管上方，止于锤骨柄，紧张鼓膜。镫骨肌位于乳突窦口下方的锥隆起内，止于镫骨，牵拉镫骨底向外方，减小镫骨传向内耳的压力。

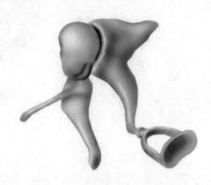

◎ 图 7-13 听小骨（右侧）

（二）咽鼓管

咽鼓管是连于鼓室和鼻咽的管道（图7-12）。咽鼓管可分为前内侧的软骨部和后外侧的骨部。其内侧端开口于鼻咽部的咽鼓管咽口，后外侧开口于咽鼓管鼓室口。咽鼓管平时处于关闭状态，只有在做吞咽动作或尽力张口时才暂时开放。咽鼓管的作用是使鼓室的气压与大气压相等，以保持鼓膜内、外的气压平衡，有利于鼓膜的振动。小儿的咽鼓管短而宽，接近水平位，故咽部感染可经咽鼓管侵入鼓室，引起中耳炎。咽鼓管闭塞将会影响中耳的功能。

（三）乳突窦和乳突小房

乳突窦是鼓室与乳突小房之间的小腔，向前开口于鼓室，向后连于乳突小房。**乳突小房**是颞骨乳突内含气小腔，大小不等，形态不一，相互通连。乳突窦和乳突小房内覆盖的黏膜与鼓室的黏膜相延续，故中耳的炎症可引起乳突炎。

三、内耳

内耳（internal ear）又称**迷路**，位于颞骨岩部骨质内，在鼓室和内耳道底

微课：内耳
及声波传导

之间，是听觉和位置觉感受器的主要部分，分为骨迷路和膜迷路（图7-14）。骨迷路是骨性隧道，膜迷路是套在骨迷路内的膜性管道。膜迷路内含有内淋巴，膜迷路与骨迷路之间的间隙内充满外淋巴，内外淋巴互不相通。

（一）骨迷路

骨迷路可分为骨半规管、前庭和耳蜗三部分，三者管腔彼此相通（图7-14）。

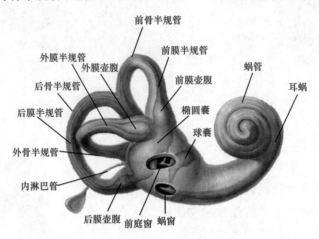

◎ 图7-14 右侧骨迷路及膜迷路（前外侧面）

1. **骨半规管** 是三个相互垂直排列的半环形小管，分为前、后、外骨半规管。每个骨半规管有两个脚，其中一脚膨大形成骨壶腹。前骨半规管与后骨半规管的另一脚合成一个总脚，所以三个半规管共有五个脚，分别通向前庭。

2. **前庭** 是骨迷路的中间部分，为一不规则小腔。其外侧壁即鼓室内壁，有前庭窗和蜗窗；内侧壁为内耳道底；前壁有一个大孔通向耳蜗；后壁有五个孔通三个骨半规管。

3. **耳蜗** 位于前庭的前下方，形似蜗牛壳。耳蜗的顶端称蜗顶，朝向前外方，底端称蜗底，正对内耳道底。耳蜗由蜗螺旋管环绕蜗轴卷曲两圈半构成。蜗轴是耳蜗的骨性中轴，位于耳蜗中央。自蜗轴发出骨螺旋板突入蜗螺旋管内，其游离缘与膜迷路相连，二者将蜗螺旋管分为上、下两半。上半称**前庭阶**，下半称**鼓阶**。前庭阶通向前庭窗，鼓阶通蜗窗，二者在蜗顶处借蜗孔相通（图7-15）。

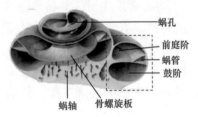

◎ 图7-15 耳蜗（通过蜗轴的剖面）

（二）膜迷路

膜迷路是套在骨迷路内的膜性管和囊（图7-16）。

1. **膜半规管** 为套在同名骨半规管内的膜性细管。在骨壶腹内也有相应的膜壶腹，在膜壶腹的壁上有隆起，称**壶腹嵴**，它们是位觉感受器，感受头部旋转变速运动的刺激，经前庭神经传入中枢。

188

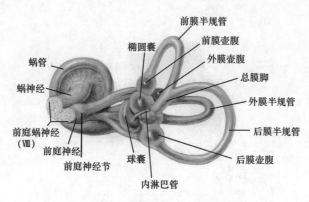

◎ 图 7-16 右侧膜迷路（后内侧面）

2. **椭圆囊和球囊** 位于前庭内，椭圆囊在后上方，球囊在前下方，两个囊互相连通。椭圆囊较大，后壁有五个开口与三个膜半规管相通。在椭圆囊壁内面的斑块隆起，称**椭圆囊斑**。球囊较小，向下借连合管与蜗管相通。在球囊壁内的斑块隆起，称**球囊斑**。椭圆囊斑和球囊斑是位觉感受器，能感受头部静止的位置及直线变速运动的刺激，也是经前庭神经传入中枢的。

当前庭器官受到过强、过久的刺激时，或因前庭功能过于敏感时，常会引起恶心、呕吐、眩晕、皮肤苍白等现象，称为前庭自主神经反应。有些人前庭神经非常敏感，易发生晕车、晕船等。

3. **蜗管** 为套在蜗螺旋管内的三棱形膜管。连于骨螺旋板游离缘，介于前庭阶和鼓阶之间，同样盘绕蜗轴两圈半。蜗管前端借连合管与球囊相通，顶端细小，以盲端终于蜗顶。蜗管的横断面呈三角形，其上壁称前庭膜，把前庭阶与蜗管分开；下壁称基底膜（螺旋膜），与鼓阶相隔。在基底膜上有突向蜗管内腔的隆起，称**螺旋器**（Corti器），是听觉感受器，能感受声波的刺激，经蜗神经传入中枢（图7-17）。

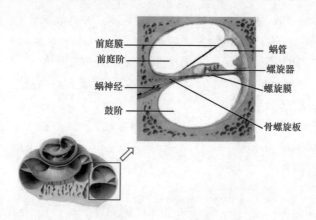

◎ 图 7-17 螺旋器横断面

详版思维导图：
前庭蜗器

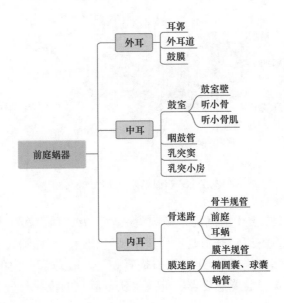

自我检测

一、单项选择题

1. 检查成人鼓膜时，是将耳郭拉向（　　　）

    A. 上方　　　　B. 后上方　　　　C. 下方　　　　D. 后下方　　　　E. 外下方

2. 听觉感受器是（　　　）

    A. 壶腹嵴　　　B. 螺旋器　　　C. 椭圆囊斑　　　D. 球囊斑　　　E. 前庭窗

3. 有关咽鼓管的叙述，错误的是（　　　）

    A. 是鼓室与咽的通道　　　　　　B. 维持鼓室内外气压平衡

    C. 与外界不相通　　　　　　　　D. 小儿咽鼓管较成人短而直

    E. 是中耳炎蔓延的来源

4. 鼓室（　　　）

    A. 是与外界不通的小腔　　　　B. 外侧壁是鼓膜　　　　C. 前壁为颈静脉壁

    D. 下壁为乳突壁　　　　　　　E. 与喉咽相通

5. 膜迷路（　　　）

    A. 位于骨迷路内　　　　B. 位于骨迷路外　　　　C. 内含外淋巴

    D. 内含神经纤维　　　　E. 与骨迷路相通

6. Corti 感受器是（　　　）

    A. 壶腹嵴　　　B. 螺旋器　　　C. 球囊斑　　　D. 椭圆囊斑　　　E. 蜗管

7. 位觉感受器是（　　　）

    A. 壶腹嵴　　　　B. 螺旋器　　　　C. 球囊　　　　D. 椭圆囊　　　　E. 蜗管

8. 小儿咽鼓管的特点（　　　）

    A. 粗而长　　　　B. 短而宽　　　　C. 弯而细　　　　D. 长而细　　　　E. 长而直

9. 临床上检查婴儿外耳结构，应拉耳郭（　　　）

    A. 向上　　　　B. 向后上　　　　C. 向后下　　　　D. 向前上　　　　E. 向外上

10. 能感受旋转变速运动的是（　　　）

    A. 壶腹嵴　　　　B. 椭圆囊斑　　　　C. 球囊斑　　　　D. 螺旋器　　　　E. 蜗管

二、思考题

1. 试述耳内感受器的位置及功能。

2. 试述咽鼓管的作用。

知识链接　　　咽鼓管与中耳炎

　　急性中耳炎是中耳黏膜的急性化脓性炎症，由咽鼓管途径感染最多见。感冒后咽部、鼻部的炎症向咽鼓管蔓延，咽鼓管咽口及管腔黏膜出现充血、肿胀，纤毛运动发生障碍，致病菌乘虚侵入中耳，引起中耳炎。

知行学思　　　"中国天眼"之父——南仁东

　　FAST 是我国自主研发建造的世界最大单口径、最高灵敏度的 500 米口径球面射电望远镜，被称作"中国天眼"。我们用眼睛观察世界，而"中国天眼"帮助人类聆听来自宇宙的声音。

　　南仁东，是 FAST 首席科学家、总工程师、中国科学院国家天文台研究员。人们了解 FAST，远远多过了解南仁东。这位中国天眼之父，见证了国内大型射电望远镜从无到有的过程。为了这个项目，南仁东贡献出了自己的一生。

　　2015 年，已经 70 岁的南仁东被查出罹患肺癌，但他依然密切关注着 FAST 的每一项进展。2017 年 9 月 15 日晚，南仁东因肺癌逝世，享年 72 岁。

　　这位为国为民无私奉献终生的科学家，祖国和人民永远不会忘记他！

（贾霄）

第八章

神经系统

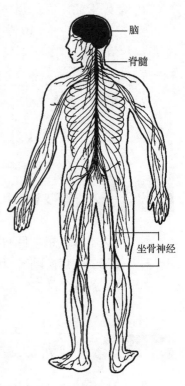

脑

脊髓

坐骨神经

高兴时，你或开怀大笑，或手舞足蹈；

悲伤时，你或暗自垂泪，或捶胸顿足；

"日啖荔枝三百颗，不辞长作岭南人"，看到美食，你也许会两眼放光，垂涎三尺；

"野云落日黑云低，秋风瑟瑟老鸦泣"，走在月黑风高的野外，你也许会两股战战，毛发悚立。

我们所有的生命活动现象，如睡眠、运动、吃饭、说话、思考、记忆、呼吸和心跳等，都由神经系统统一进行调控。本章对神经系统的组成、形态、结构及功能有较深入的介绍，同时也会揭开神经系统对机体各系统调节的秘密。大家会深刻了解在神经系统的直接或间接调节控制下，人体是如何成为一个完整统一的有机体的。

微课：神经系统总论

第一节 神经系统总论

学习目标

1. 能概述神经系统的区分

2. 能解释反射的概念，列举组成反射弧的结构

3. 能解释神经系统常用术语，归纳白质与灰质、神经核与神经节、纤维束与神经、网状结构之间的区别

神经系统（nervous system）由脑、脊髓以及与之相连的周围神经组成。人体的各器官系统都在神经系统的直接与间接控制下，互相联系、互相配合，成为一个完整的统一体，从而维持正常的生命活动。

神经系统是人体结构和功能最复杂的系统，在人体九大系统中起主导作用。神经系统借助感受器，接受内、外环境的各种刺激，经传入神经传至中枢（脊髓和脑）的不同部位，经过各部位整合后发出神经冲动，经传出神经传至效应器，效应器产生反应并调控全身各器官系统的活动。因此，神经系统使人类能更好地适应和认识世界。

一、神经系统的区分

神经系统(图8-1)在形态和功能上是一个整体，分为中枢部和周围部。**中枢部也称中枢神经系统**，包括位于颅腔内的脑和位于椎管内的脊髓。**周围部又称周围神经系统**，是指与脑和脊髓相连的神经，即脑神经与脊神经。脑神经与脑相连，共12对，脊神经与脊髓相连，共31对。

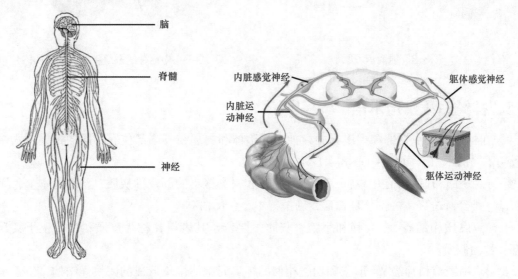

◎ 图8-1 神经系统的区分　　　　◎ 图8-2 神经纤维的组成

根据支配的组织、器官不同，周围神经可分为躯体神经和内脏神经两部分（图8-2）。躯体神经分布于体表、骨、关节和骨骼肌；内脏神经分布在内脏、心血管、平滑肌和腺体。躯体神经和内脏神经均含有感觉神经纤维和运动神经纤维两种成分。感觉神经纤维又叫传入纤维，负责把周围器官的感觉信号传入中枢；运动神经纤维又叫传出纤维，负责把脑和脊髓的运动信号传给周围器官，支配效应器的功能活动。因此，神经纤维有四种：躯体感觉神经纤维、躯体运动神经纤维、内脏感觉神经纤维、内脏运动神经纤维。其中内脏运动神经又称自主神经或植物神经，可分为交感神经和副交感神经两类。

二、神经系统的基本活动方式

神经系统的基本活动方式是**反射**（reflex），即神经系统在调节机体的活动中，对内、外环境的各种刺激做出的适宜反应。例如，肢体被火灼痛时，立即回撤的行为就是一种反射。执行反射活动的形态学基础称为**反射弧**（reflex arc）。反射弧包括5个环节，即**感受器→传入神经→神经中枢→传出神经→效应器**（图8-3）。如果反射弧中任何一个环节损伤，就会导致反射障碍。临床上进行神经系统疾病的诊断，一般均需要进行各种反射的检查。

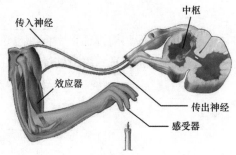
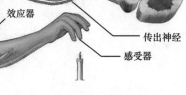

◎ 图8-3反射弧示意图　　　　◎ 图8-4 中枢神经系统中灰质和白质的分布

三、神经系统常用术语

在神经系统中枢部和周围部中，神经元胞体和突起在不同部位有不同的聚集方式，故用不同的术语名词表示（图8-4）。

1. **灰质和白质**　在中枢部，神经元胞体和树突聚集的部位称**灰质**，新鲜标本上色泽灰暗；神经纤维聚集的部位称**白质**，新鲜标本上色泽白亮。

2. **皮质和髓质**　在大脑和小脑，灰质主要位于其表层，称为**皮质**；白质位于其深部，称为**髓质**。

3. **神经核和神经节**　形态和功能相似的神经元胞体聚集形成的团块样结构，位于中枢部称为**神经核**，位于周围部称为**神经节**。

4. **纤维束、神经束和神经**　在中枢部的白质内，起止、行程和功能相同的神经纤维聚集而成的束状结构称**纤维束**。在周围部，起止、行程和功能相同的神经纤维聚集而成的束状结构称神经束；神经纤维聚集成束形成粗细不等的条索样结构称**神经**，神经内可含一束纤维，也可含多束纤维。

5. **网状结构**　在中枢部，神经纤维交织成网，内含大小不等的神经核团，这种灰、白质交织的区域称为**网状结构**。

微课：常用术语
和脊髓的外形

思维导图

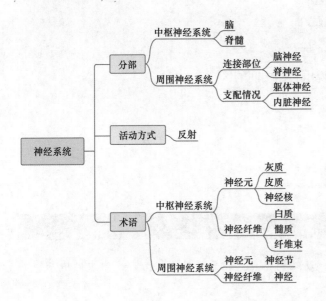

自我检测

一、单项选择题

1. 神经系统根据其位置可区分为（　　　）
   A. 脑神经和脊神经
   B. 中枢部和周围部
   C. 躯体神经和内脏神经
   D. 交感神经和副交感神经
   E. 脑和脊髓

2. 中枢神经系统包括（　　　）
   A. 脑神经和脊神经
   B. 脊髓和脊神经
   C. 脑和脑神经
   D. 脑和周围神经
   E. 脑和脊髓

3. 内脏神经（　　　）
   A. 分布于内脏、心血管和腺体
   B. 分布于体表、平滑肌和腺体
   C. 包括交感神经和副交感神经
   D. 内脏运动神经是交感神经
   E. 内脏感觉神经是副交感神经

4. 神经节通常位于（　　　）
   A. 中枢神经系统内
   B. 周围神经系统内
   C. 中枢神经系统和周围神经系统都有
   D. 只存在于躯体神经的周围部
   E. 只存在于内脏神经的周围部

5. 中枢神经系统神经元胞体不存在于（   ）

  A. 神经核   B. 神经节   C. 灰质

  D. 皮质   E. 大脑表面

二、思考题

列表比较各神经系统常用术语，说出它们之间的区别。

第二节 中枢神经系统

学习目标

1. 能描述脊髓和脑的外形、分部及结构特点，脑干的外形、分部，内囊的概念、分部、走行结构及临床意义

2. 能说出脊髓、脑的内部结构，间脑分部及大脑皮质的主要功能区

3. 能理解脑干内部结构，小脑的外形及分部

中枢神经系统包括位于椎管内的脊髓和位于颅腔内的脑，是反射活动的中心部位。

一、脊髓

脊髓（spinal cord）与脑相比是分化较低、功能较低级的部分，保留着明显的节段性。脊髓与31对脊神经相连，后者分布到躯干和四肢。脊髓与脑的各部之间有着广泛的联系，来自躯干、四肢的各种刺激通过脊髓传导到脑才能产生感觉，脑也要通过脊髓来完成复杂的功能。在正常生理状况下，脊髓的许多活动是在脑的调控下完成的，但脊髓本身也能完成许多反射活动。

（一）脊髓的位置和外形

脊髓位于椎管内，上端平枕骨大孔处与延髓相连，下端在成人平第1腰椎体下缘（新生儿可达第3腰椎下缘平面）。

脊髓全长42~45cm，最宽处横径为1~1.2cm。脊髓呈前、后稍扁的圆柱形，全长粗细不等，有两个梭形的膨大，即**颈膨大**和**腰骶膨大**，前者自第4颈节至第1胸节，后者自第2腰节至第3骶节。这两个膨大的形成是因为内部的神经元数量相对较多，与四肢的出现有关。脊髓末端变细，称为**脊髓圆锥**，自此处向下延伸为细长的无神经组织的**终丝**，长约20cm，向上与软脊膜相连，向下在第2骶椎水平以下由硬脊膜包裹，止于尾骨的背面（图8-5）。

脊髓表面可见6条纵行沟裂，前面正中较深的沟称**前正中裂**，后面正中较浅的沟为**后正中沟**。这两条纵沟将脊髓分为左右对称的两半。此外，还有两对外侧沟，**即前外侧沟**和**后外侧沟**，分别有脊神经前根、后根的根丝附着。在颈髓和胸髓上部，后正中沟和后外侧沟之间，还有一条较浅的**后中间沟**，是薄束和楔束之间的分界标志（图8-6）。

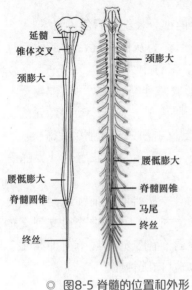

◎ 图8-5 脊髓的位置和外形

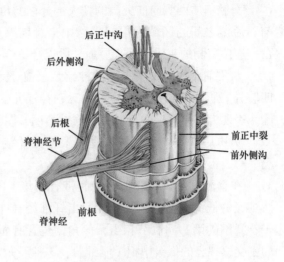

◎ 图8-6 脊髓表面的沟裂

脊髓外形上没有明显的节段性，但每一对脊神经及其前根、后根的根丝附着范围的脊髓即构成一个**脊髓节段**。因此脊神经有31对，脊髓也分为31个节段，即8个颈节(C)、12个胸节(T)、5个腰节(L)，5个骶节(S)和1个尾节(Co)（图8-7）。成人椎管长于脊髓，椎骨的序数与脊髓的节段并不完全对应。一般在成人，上颈髓节段($C_1 \sim C_4$)大致与同序数椎骨相对应，下颈髓节段($C_5 \sim C_8$)和上胸髓节段($T_1 \sim T_4$)与同序数椎骨的上1节椎体平对，中胸部的脊髓节段($T_5 \sim T_8$)约与同序数椎骨上2节椎体平对，下胸部的脊髓节段($T_9 \sim T_{12}$)约与同序数椎骨上3节椎体平对，全部腰髓节段约平对第10～12胸椎，全部骶、尾髓节段约平对第1腰椎。与脊髓相连的脊神经前、后根汇合形成脊神经，经对应的椎间孔穿出椎管。因为脊髓短而椎管长，腰、骶、尾部的脊神经根要在椎管内下行一段距离才能到达各自相应的椎间孔，因此脊髓末端平面以下下行的脊神经根称马尾（cauda equina）（图8-5）。临床上常选择第3、4或第4、5腰椎棘突之间进针行脊髓蛛网膜下隙穿刺或麻醉术，以避免损伤脊髓。

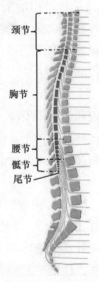

◎ 图 8-7 脊髓节段与椎骨的对应关系

案例：脊髓灰　　微课：脊髓
质炎　　　　的内部结构

（二）脊髓的内部结构

脊髓各节段的横切面结构大致相似，由灰质和白质两大部分组成（图8-8）。脊髓横切面中央有一细小的**中央管**，围绕中央管周围是"H"形的灰质，灰质的外周是白质。

1. 灰质

脊髓灰质两侧向前突出的宽大部分称**前角**，向后突出的部分狭细称**后角**（图8-8），前、后角之间的区域为**中间带**，中央管前、后的灰质分别称为**灰质前连合和灰质后连合**，连接两侧的灰质。因灰质前、后连合位于中央管周围，又称中央灰质。

灰质前角主要聚集了运动神经元，神经元发出轴突形成脊神经前根，可支配躯干、四肢骨骼肌的随意运动。当前角运动神经元受损时，由于肌肉失去来自运动神经元的支配，表现为其所支配的骨骼肌瘫痪并萎缩、肌张力低下、腱反射消失，称弛缓性瘫痪。

灰质后角主要聚集了接受后根感觉纤维的中间神经元，后角是皮肤感受外界痛、温、触、压觉等刺激的主要接受区。

在脊髓的胸1~腰3节段中间带有**侧角**（图8-8），内含交感神经节前神经元，即交感神经的低级中枢，该神经元发出纤维经脊神经前根进入脊神经，再经白交通支到交感干；脊髓的第2~4骶节相当于侧角的位置有**骶副交感核**，含有副交感神经节前神经元，即副交感神经的低级中枢（骶部），该神经元发出纤维组成盆内脏神经。

2. 白质

每侧白质借脊髓表面纵沟分为三个索，前正中裂与前外侧沟之间为**前索**；前、后外侧沟之间为**外侧索**；后外侧沟与后正中沟之间为**后索**。在灰质前连合的前方有纤维横越，称**白质前连合**。在后角基部外侧与白质之间，灰、白质混合交织，称**网状结构**，在颈部比较明显。

脊髓白质主要由许多纤维束组成。按其走行方向可分为长的上行纤维束、下行纤维束和短的固有束。**上行纤维束**将不同的感觉信息上传到脑，**下行纤维束**从脑的不同部位将神经冲动下传至脊髓。**固有束**起止均在脊髓，紧靠脊髓灰质排列，参与完成脊髓节段内和节段间反射活动。

（1）上行（感觉）传导束　包括薄束与楔束、脊髓丘脑束和脊髓小脑束。

①**薄束与楔束**（图8-9）　位于后索内，是脊神经后根内侧部的粗纤维直接延续而成的。**薄束**成自同侧第5胸节以下的脊神经节细胞的中枢突，**楔束**成自同侧第4胸节以上的脊神经节细胞的中枢突。这些脊神经节细胞的周围突分别至肌、腱、关节和皮肤的感受器，中枢突经后根内侧部进入脊髓形成薄、楔束，在脊髓后索上行，止于延髓的薄束核和楔束核。薄、楔束分别传导来自同侧下半身和上半身的肌、腱、关节和皮肤的本体感觉（肌、腱、关节的位置觉、运动觉和震动觉）和精细触觉（如通过触摸辨别物体纹理粗细和两点距离）信息。当脊髓后索病变时，本体感觉和精细触觉的信息不能向上传入大脑皮质，在病人闭目时，不能确定自己肢体所处的位置，站立时身体摇晃倾斜，也不能辨别物体的性状、纹理粗细等。

②**脊髓丘脑束**（图8-9）　可分为脊髓丘脑侧束和脊髓丘脑前束。脊髓丘脑侧束位于

外侧索的前半部，并与其邻近的纤维束有重叠，传递由后根细纤维传入的痛、温觉。脊髓丘脑前束位于前索，前根纤维的内侧，传递由后根粗纤维传入的粗触觉、压觉。脊髓丘脑束主要起自脊髓灰质后角固有核，纤维经白质前连合越边后在同节或上1~2节的外侧索和前索上行（但脊髓丘脑前束含有少部分不交叉的纤维），当上行至脑干下部时，脊髓丘脑前束加入内侧丘系，而脊髓丘脑侧束纤维自成脊髓丘系继续上行，二者均止于背侧丘脑。脊髓丘脑束的纤维在脊髓有明确定位，即来自骶、腰、胸、颈节的纤维，由外向内依次排列。一侧脊髓丘脑束损伤时，损伤平面对侧1~2节以下的区域出现痛、温觉的减退或消失。由于精细触觉由后索传递，故脊髓丘脑束损伤后，对触觉影响不大。

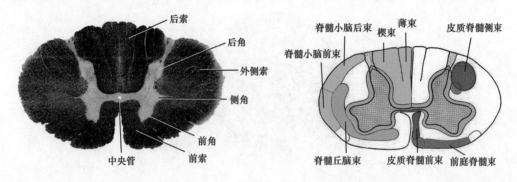

◎ 图8-8 脊髓的内部结构　　　　　◎ 图8-9 脊髓内主要的上下行纤维束

（2）下行（运动）传导束　起自脑的不同部位，直接或间接止于脊髓前角或侧角。管理骨骼肌的下行纤维束分为锥体系和锥体外系，前者包括皮质脊髓束和皮质核（延髓）束，后者包括红核脊髓束、前庭脊髓束等。

皮质脊髓束（图8-9）起源于大脑皮质中央前回和其他一些皮质区域，下行至延髓锥体交叉，其中大部分纤维交叉至对侧，称为**皮质脊髓侧束**，在脊髓外侧索后部下行，直达骶髓(约S4)，终于同侧灰质的前角运动神经元，主要支配肢体远端小肌肉。少量未交叉的纤维在同侧下行称为**皮质脊髓前束**，在前索最内侧下行，大多数纤维经白质前连合交叉终于对侧前角细胞，部分纤维始终不交叉且止于同侧前角细胞。另有少量不交叉的纤维沿同侧外侧索下行，称皮质脊髓前外侧束。

从上述纤维的行经和终止情况来看，脊髓前角运动神经元主要接受来自对侧大脑半球的纤维，但也接受来自同侧的少量纤维。支配上、下肢的前角运动神经元只接受对侧半球的纤维，而支配躯干肌的运动神经元接受双侧皮质脊髓束的支配。当脊髓一侧的皮质脊髓束损伤后，会出现同侧损伤平面以下的肢体骨骼肌痉挛性瘫痪（肌张力增高、腱反射亢进等，也称硬瘫），而躯干肌不瘫痪。

（三）脊髓的功能

脊髓主要具有传导和反射两大功能。

人体的躯干、四肢各部感受信息，并且经脊髓向上传导至脑，例如薄束和楔束上行传递深感觉、脊髓丘脑束上行传递浅感觉。脑对躯干和四肢活动的控制和调节也都要经下行传导束下达到脊髓，例如皮质脊髓束。所以脊髓具有重要的传导功能。

脊髓灰质是一些反射活动的低级中枢。脊髓反射是脊髓固有的反射，脊髓反射可分为躯体反射和内脏反射。躯体反射如牵张反射、屈曲反射、浅反射等。内脏反射如竖毛反射、膀胱排尿反射、直肠排便反射等。脊髓反射的反射弧并不经过脑，但在正常情况下，其反射活动始终在脑的控制下进行。

二、脑

脑（brain）位于颅腔内，是高级中枢所在。脑分为脑干、小脑、间脑、端脑四部分（图8-10）。

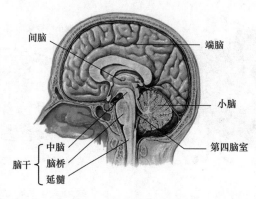

◎ 图8-10 脑正中矢状面

（一）脑干

脑干（brain stem）自下而上分为延髓、脑桥、中脑三部分。脑干上接间脑，下续脊髓，延髓和脑桥的背面与小脑相连，三者之间的室腔为第四脑室。脑干表面连有第Ⅲ～Ⅻ对脑神经根。

微课：脑干的外形

1. 脑干的外形

（1）腹侧面（图8-11）　**延髓**位于脑干最下端，在枕骨大孔处与脊髓相延续，表面有与脊髓同名的沟裂。延髓前正中裂的上部两侧有一对纵行隆起称锥体，内有皮质脊髓束通过。皮质脊髓束的大部分纤维在延髓下部左右交叉，形成**锥体交叉**。椎体外侧有舌下神经（Ⅻ）根出脑，继续向外侧自上而下依次可见舌咽神经（Ⅸ）、迷走神经（Ⅹ）、副神经（Ⅺ）的根丝。

脑桥腹侧面宽阔膨隆称基底部，正中有纵行的基底沟。基底部向两侧延伸与小脑相连，称小脑中脚；其上连有一对粗大的三叉神经（Ⅴ）根。脑桥下缘借**延髓脑桥沟**与延髓分界，沟内由内向外依次连有展神经（Ⅵ）根、面神经（Ⅶ）根、前庭蜗神经（Ⅷ）根。

中脑位于脑干最上端，腹侧面有两个粗大的大脑脚，其间凹陷称脚间窝，动眼神经（Ⅲ）根由此出脑。

（2）背侧面（图8-12）　延髓背侧面下部后正中沟两侧有两对纵行隆起，自内向外依次是薄束结节和楔束结节，其深面分别有薄束核和楔束核。楔束结节外上方有小脑下脚，主要是进入小脑的纤维。延髓背面上部和脑桥背面共同形成**菱形窝**，构成第四脑室底。菱形窝的外上方有左、右小脑上脚，主要是出小脑的纤维。

中脑背面有上下两对隆起，分别称上丘和下丘。上丘是视觉反射的中枢，下丘是听觉反射的中枢。下丘下方有滑车神经（Ⅳ）根穿出，是唯一自脑干背面出脑的脑神经。中脑内的管道称**中脑水管**。

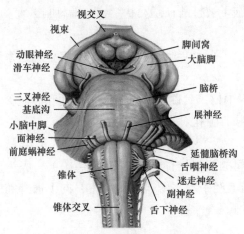

◎ 图8-11 脑干外形（腹侧面）

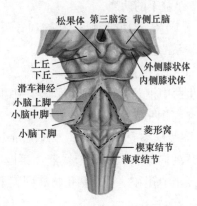

◎ 图8-12 脑干外形（背侧面）

2. 脑干的内部结构

脑干内部由灰质、白质和网状结构组成。

（1）灰质 脑干内的灰质主要以神经核的形式存在，有脑神经核、非脑神经核之分。脑神经核与脑神经直接联系，如动眼神经核、三叉神经核等，是脑神经纤维起始或终止的部位。非脑神经核与脑干内上行或下降的传导束相连，属于传导中继核，如薄束核和楔束核等，薄束、楔束传来的本体觉和精细触觉在此更换神经元中继后，形成内侧丘系传至间脑（图8-13）。

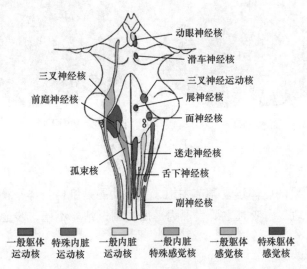

◎ 图8-13 脑干的脑神经核（背面投影）

（2）白质　主要由上行纤维束、下行纤维束以及出入小脑的纤维束组成。上行纤维束有传导对侧半躯干、四肢本体觉与精细触觉的内侧丘系，传导痛温触（粗）压浅感觉的脊髓丘脑系和三叉丘系等；下行纤维束有支配骨骼肌随意运动的锥体束。

脑干的内部结构与脊髓比较有以下特点：①灰质不连续成柱，分段聚集成大小不等的各种神经核；②延髓的中央管在延髓上部扩大形成第四脑室；③很多纤维束在脑干交叉穿行，使原本脊髓中灰质、白质的界限在脑干被打乱；④网状结构范围急剧扩大。

3. 脑干的功能

（1）传导功能　脑干是脑和脊髓之间上、下行纤维必经的通路，是中枢神经系统各部分联系的重要路径。

（2）反射功能　脑干有多个反射的低级中枢。延髓内有调节呼吸活动和心血管活动的"生命中枢"，脑桥有角膜反射中枢，中脑有瞳孔对光反射中枢。

4. 第四脑室

第四脑室是位于延髓、脑桥和小脑之间的四棱锥体形腔隙（图8-10），底为菱形窝，顶朝向小脑，内含脑脊液。第四脑室向上经中脑水管通第三脑室，向下通脊髓中央管；经正中孔和一对外侧孔与蛛网膜下隙相通。

（二）小脑

1. 小脑的位置和外形

小脑（cerebellum）位于颅后窝内，延髓和脑桥的背侧。中间狭细称为小脑蚓，两侧膨隆称小脑半球，小脑半球下面两侧接近枕骨大孔的部分较突出，称为**小脑扁桃体**。临床上当颅内压升高时（如颅脑外伤或肿瘤），小脑扁桃体被挤压嵌入枕骨大孔形成小脑扁桃体疝，压迫延髓导致呼吸、循环衰竭危及生命（图8-14）。

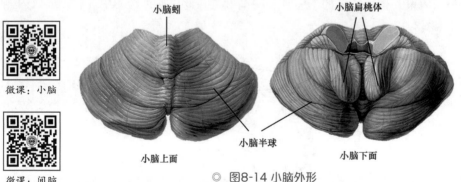

微课：小脑

微课：间脑

◎ 图8-14 小脑外形

2. 小脑的功能

小脑是一个重要的躯体运动调节中枢，主要功能是维持身体平衡，调节肌张力，协调骨骼肌的精细运动。病变时主要表现为平衡失调，站立不稳，步态蹒跚，肌张力下降等。

（三）间脑

间脑（diencephalon）是仅次于端脑的高级中枢，位于中脑和端脑之间，大部分被端脑覆盖，仅腹侧面的视交叉、垂体和乳头体等结构露于表面。两侧间脑之间的矢状裂隙为第三脑室。间脑包括背侧丘脑、上丘脑、下丘脑、后丘脑和底丘脑五部分。

（1）**背侧丘脑** 又称**丘脑**，是一对卵圆形的灰质团块，位于间脑的背侧份。其外侧为内囊，内侧参与组成第三脑室的侧壁。其内部有一"Y"形纤维板，将背侧丘脑分为前核群、内侧核群和外侧核群3部分。外侧核群腹侧份的后部，称腹后核。腹后核又分腹后内侧核和腹后外侧核，是躯体感觉传导通路的中继核，接受内侧丘系、脊髓丘系和三叉丘系发出的纤维。全身各部的躯体感觉冲动，在此中继后发出**丘脑中央辐射**（也称丘脑皮质束）投射至大脑皮质的躯体感觉区（图8-15）。

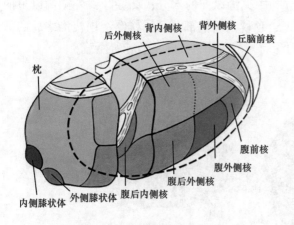

◎ 图8-15 背侧丘脑核群模式图

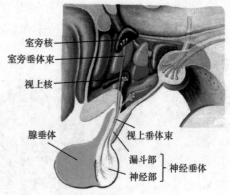

◎ 图8-16 下丘脑核团模式图

（2）**下丘脑** 位于背侧丘脑前下方，由前向后包括视交叉、灰结节、乳头体，灰结节向下延伸为漏斗，漏斗末端连有垂体。

下丘脑中含有多个神经核团，其中重要的有**视上核**和**室旁核**，两者均属神经内分泌核团。位于视交叉上方的视上核可分泌加压素，位于第三脑室侧壁的室旁核可分泌催产素，两种激素经漏斗输送至神经垂体储存或释放入血（图8-16）。

下丘脑是神经内分泌的中心，通过与垂体的密切联系，调节机体的内分泌活动。下丘脑也是皮质下自主神经活动的高级中枢，调节体温、摄食、生殖、水盐代谢及内分泌活动等。此外，下丘脑还参与调节情绪行为反应以及昼夜节律(生物钟)。

（3）**后丘脑** 位于丘脑的后下方，包括**内侧膝状体**和**外侧膝状体**（图8-12），分别是听觉冲动、视觉冲动的传导中继核。内侧膝状体接受听觉纤维，发出听辐射，投射至大脑皮质听觉中枢；外侧膝状体接受视束纤维，发出视辐射，投射至大脑皮质的视觉中枢。

（4）**第三脑室** 间脑的内腔是位于正中矢状面的狭窄裂隙，称第三脑室（图8-12）。它向下经中脑水管与第四脑室相通，向上经室间孔与侧脑室相通。

（四）端脑

端脑（telencephalon）是脑的最高级部位，由两侧大脑半球借胼胝体连接而成。人类大脑半球高度发展，笼罩在间脑、中脑和小脑上面。左、右两大脑半球之间的纵行深沟为**大脑纵裂**，大脑半球和小脑之间近似水平位的裂隙为**大脑横裂**。

1. 端脑的外形和分叶

每侧大脑半球均可以分为上外侧面、内侧面和下面。半球表面有许多隆起的脑回和深陷的脑沟，脑回和脑沟是对大脑半球进行分叶和定位的重要标志。每侧半球被3条较恒定的沟分为5个叶（图8-17）。

3条沟分别是：①**外侧沟**：起于半球下面，自前下斜向后上至上外侧面；②**中央沟**：起于半球上缘中点稍后方，斜向前下方终于外侧面；③**顶枕沟**：位于半球内侧面后部，胼胝体后端斜向后上转至上外侧面。

5个叶分别是：①**额叶**：外侧沟上方和中央沟以前的部分；②**颞叶**：外侧沟以下的部分；③**顶叶**：中央沟后部，外侧沟以上，顶枕沟之前部分；④**枕叶**：顶枕沟之后的部分；⑤**岛叶**：呈三角形岛状，位于外侧沟深面，被额叶、顶叶及颞叶所掩盖。

微课：端脑
的外形

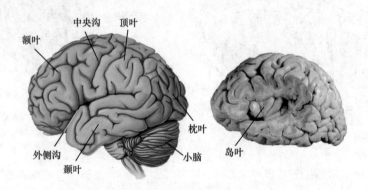

◎ 图8-17 大脑半球外形和分叶

2. 大脑半球重要的沟和回

（1）上外侧面（图8-18）　在大脑半球上外侧面中部有**中央沟**，其前后分别有与之平行的中央前沟和中央后沟，三条脑沟之间分别是**中央前回和中央后回**。在额叶，自中央前沟中部，向前发出上、下两条大致与半球上缘平行的沟，分别是额上沟和额下沟，两沟将中央前回之前的额叶分为额上回、额中回和额下回。在颞叶，外侧沟的下方，有与之平行的颞上沟和颞下沟。两沟将颞叶分为颞上回、颞中回和颞下回，自颞上回转入外侧沟内有2条短而横行的颞横回。

（2）内侧面（图8-19）　在半球内侧面上部，由中央前、后回延伸至内侧面的部分称**中央旁小叶**。在中部，有连接左、右大脑半球的巨大横行纤维束**胼胝体**，胼胝体以上有与之平行的扣带回。胼胝体后下方有与顶枕沟几乎垂直相交的**距状沟**。

（3）下面　在半球下面，可见纵行的**嗅束**，其前端膨大称**嗅球**，与嗅神经相连。距状沟下方，自枕叶向前伸向颞叶的沟称侧副沟。侧副沟内侧的脑回为海马旁回，海马旁回的前端弯曲，称钩（图8-19）。扣带回、海马旁回和钩等结构共同构成边缘叶。

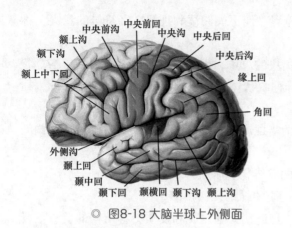

◎ 图8-18 大脑半球上外侧面

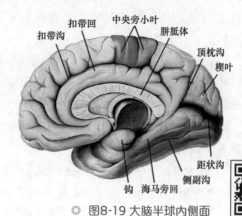

◎ 图8-19 大脑半球内侧面

微课：大脑皮
质功能区定位

3. 端脑的内部结构

大脑半球表面覆盖的灰质，称大脑皮质，深部的白质称髓质，髓质内部的灰质核团称基底核，大脑半球内部的腔隙称侧脑室。

（1）**大脑皮质** 是神经系统发育最复杂、最完善的部位。人类大脑皮质分层排列着数十亿神经元，它们组成人体运动、感觉的最高中枢以及语言、意识思维的物质基础。在人类长期进化过程中，大脑皮质的某些部位，逐渐形成执行某种功能的核心部位；这些完成某种反射的相对集中区，称大脑皮质的功能定位。

①**第Ⅰ躯体运动区** 主要位于中央前回和中央旁小叶前部（图8-18、图8-19）。此区发出锥体束管理对侧半身骨骼肌的随意运动。身体各部位在此区的投影犹如倒置的人形，但头部仍然是正立的。中央前回最上部和中央旁小叶前部与下肢的运动有关，中央前回中部与躯干和上肢运动有关，中央前回下部与面、舌、咽、喉的运动有关。

②**第Ⅰ躯体感觉区** 位于中央后回、中央旁小叶后部（图8-18、图8-19）。该区接受背侧丘脑腹后核传来的对侧半身位置觉、运动觉、痛温触压觉等。身体各部位在此区的投影犹如倒置的人形，但头部也是正立的。

③**视区** 位于枕叶内侧面距状沟两侧皮质（图8-19），接受外侧膝状体发来的视辐射，一侧视区管理双眼对侧半视野的物像。故一侧视区受损，可引起双眼对侧半视野同向性偏盲。

④**听区** 位于颞横回（图8-18），接受内侧膝状体发来的听辐射，一侧听区接受双耳的听觉冲动，以对侧为主。故一侧听区受损，不会引起全聋，但双耳听力下降，以对侧为主。

⑤**语言区** 通常在优势半球发育，多数人为左半球。优势半球有说话、听话、书写和阅读四个中枢。

运动型语言中枢（说话中枢），位于额下回后部，若此区受损，患者丧失说话能力，但能发音，称运动型失语症，但患者唇、舌、咽喉肌并未瘫痪。**听觉性语言中枢**（听话中枢），位于颞上回后部，若此区受损，患者听觉无障碍，但听不懂别人讲话的意思，不能正确回答问题及讲话，称感觉性失语症。**书写中枢**，在额中回后部，若此区受损，患者手部运动正常，但丧失了书写文字、符号的能力，称失写症。**视觉性语言中枢**（阅读

205

中枢），在角回，若此区受损，患者视觉无障碍，但不能阅读和理解文字符号的意义，称失读症。

（2）**基底核** 是大脑半球髓质内灰质团块的总称，因靠近基底部而得名，包括豆状核、尾状核、杏仁体等。豆状核和尾状核合称**纹状体**，是锥体外系的重要组成部分，在调节躯体运动中起重要作用（图8-20）。

（3）**大脑髓质** 由大量神经纤维组成，实现皮质各部之间以及皮质与皮质下结构间的联系，可分3类：

①**连合纤维** 为联系左、右两大脑半球的纤维，如胼胝体。

②**联络纤维** 为联系同侧半球不同部位皮质的纤维，如扣带。

案例：脑出血 微课：基底核和内囊

③**投射纤维** 是连接大脑皮质和皮质下各结构的上、下行纤维，这些纤维大部分通过内囊。内囊（intenal capsule）是位于背侧丘脑、尾状核和豆状核之间的白质纤维板（图8-21）。在水平切面上，内囊呈开口向外的">＜"形。内囊分内囊前肢、内囊膝、内囊后肢3部分。内囊前肢位于豆状核和尾状核之间，主要有额桥束通过；内囊后肢位于豆状核与背侧丘脑之间，主要有**皮质脊髓束**、**丘脑中央辐射**、**视辐射**和**听辐射**通过；内囊膝位于前、后肢的结合部，有**皮质核束**通过（图8-20）。

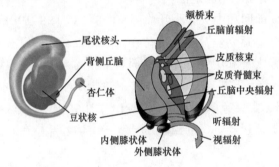

◎ 图8-20 基底核与内囊的关系（左）　◎ 图8-21大脑水平切面模式图

（4）**侧脑室** 位于大脑半球深部的腔隙，左右各一，分别借室间孔与第三脑室相通。室腔内有**脉络丛**（见软脑膜），是脑脊液产生的部位（图8-22）。

（5）**边缘系统** 扣带回、海马旁回及钩等大脑回，合称边缘叶。边缘叶与下丘脑、杏仁体、背侧丘脑前核群等皮质下结构共同组成边缘系统，与内脏调节、学习和记忆、情绪反应、性活动等功能有关。

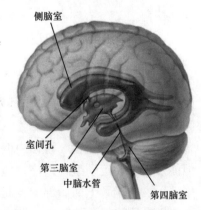

◎ 图 8-22 脑室投影图

思维导图

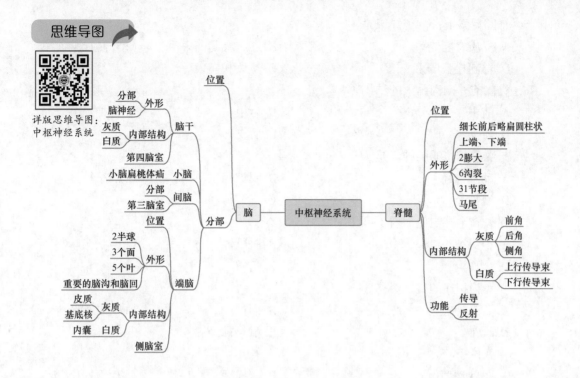

详版思维导图:
中枢神经系统

自我检测

一、单项选择题

1. 关于脊髓外形,下列正确的是(　　)
   A. 脊髓和椎管等长　　　　　　　B. 成人脊髓下端平对第1腰椎下缘
   C. 颈、胸和腰神经根形成马尾　　D. 脊髓下端变细为终丝
   E. 脊髓腹面有前正中沟,背面有后正中裂

2. 对脊髓节段的叙述,正确的是(　　)
   A. 共有32节　　　　　　　B. 7个颈节　　　　　　C. 5个胸节
   D. 1个骶节　　　　　　　E. 1个尾节

3. 成人脊髓下端平对(　　)
   A. 第1腰椎体下缘　　　　B. 第2腰椎体下缘　　　C. 第12胸椎体下缘
   D. 第3腰椎体下缘　　　　E. 第5腰椎体下缘

4. 脊髓前角内含有的神经元为(　　)
   A. 运动神经元　　　　　　B. 感觉神经元　　　　　C. 联络神经元
   D. 交感神经元　　　　　　E. 副交感神经元

5. 脊髓后索上行的传导束是（　　　）
   A. 皮质脊髓侧束　　　　　　　　B. 皮质脊髓前束　　　C. 脊髓丘脑前束
   D. 脊髓丘脑侧束　　　　　　　　E. 薄束和楔束

6. 脊髓前外侧沟出入的结构（　　　）
   A. 前根　　　　　　　　　　　　B. 后根　　　　　　　C. 脊神经节
   D. 前支　　　　　　　　　　　　E. 后支

7. 与端脑相连的脑神经是（　　　）
   A. 动眼神经　　　　　　　　　　B. 嗅神经　　　　　　C. 滑车神经
   D. 视神经　　　　　　　　　　　E. 三叉神经

8. 在大脑半球内侧面看不到（　　　）
   A. 中央旁小叶　　　　　　　　　B. 胼胝体　　　　　　C. 距状沟
   D. 顶枕沟　　　　　　　　　　　E. 角回

9. 与间脑相连的脑神经是（　　　）
   A. 三叉神经　　　　　　　　　　B. 面神经　　　　　　C. 动眼神经
   D. 视神经　　　　　　　　　　　E. 滑车神经

10. 视区位于（　　　）
   A. 距状沟两侧　　　　　　　　　B. 颞横回　　　　　　C. 额下回中部
   D. 角回　　　　　　　　　　　　E. 额中回后部

知识链接

优势半球：人类大脑左、右半球的功能基本相同，但各有特化的功能。通常，与从事语言文字方面的特化功能有关的称为优势半球；与从事空间感觉、美术、音乐等方面的特化功能有关的称为非优势半球。

这一概念是从"利手"的概念类比而来的。人在长期劳动和使用工具的过程中，一些日常必须的活动常习惯用一只手来进行，于是就有了人手的优势——"利手"的概念。大约有90%的人是用右手执行高度技巧性劳动操作的，称之为"右利手"。大脑对人体的管理，是交叉进行的，即左半球管理右侧活动。根据"用进废退"的原理，就绝大多数人来说，左侧大脑半球比右侧大脑半球发达。长期以来"利手"被视为语言优势在哪一侧半球的外部标志。

一般情况下优势半球多为左半球，即绝大部分人的语言优势半球是在左侧。根据优势半球的特点，有意识地使用平时不常用的一侧脑，保持左右脑机能的均衡，可使人的工作和学习效率得到大幅度的提高。

三偏综合征：内囊包含大量上、下行纤维，一侧内囊损伤时，可引起对侧肢体偏瘫（皮质脊髓束、皮质核束损伤）、偏身感觉障碍（丘脑中央辐射受损）及双眼对侧半视野同向性偏盲（视辐射受损），即临床上所谓的三偏综合征。

脑出血是其最常见原因，一般发病急骤，以突然晕倒、不省人事，伴口角歪斜、语言不利、半身不遂为主要临床表现。

微课：脑脊髓被膜及脑脊液循环

第三节 脊髓和脑的被膜、血管和脑脊液及其循环

学习目标

1. 能说出脊髓和脑的三层被膜；能理解硬膜外隙、蛛网膜下隙并理解其临床作用
2. 能说出脊髓、脑的主要供血动脉
3. 能描述正常脑脊液性状、总量及其产生和循环途径

一、脊髓、脑的被膜

脊髓和脑外面分别包有三层被膜，从外向内依次是硬膜、蛛网膜和软膜，有保护和支持脊髓和脑的作用。

表8-1　　　　　　　　　　　　　　脑和脊髓的被膜

（外→内）	硬膜	蛛网膜	软膜
脊髓	硬脊膜	脊髓蛛网膜	软脊膜
脑	硬脑膜	脑蛛网膜	软脑膜

1. 脊髓的被膜

（1）**硬脊膜**　硬脊膜为厚而坚韧的管状膜，上端附于枕骨大孔边缘，下端达第2骶椎水平。硬脊膜全长包绕脊髓和马尾，两侧在脊神经根穿出处延续为脊神经外膜。硬脊膜与椎管内骨膜之间的狭窄腔隙称**硬膜外隙**，硬膜外隙内有脊神经根、疏松结缔组织、脂肪、淋巴管和椎内静脉丛通过，略呈负压。临床上硬膜外麻醉即将麻药注入此腔，阻滞脊神经的传导（图8-23）。

（2）**脊髓蛛网膜**　脊髓蛛网膜为硬脊膜内的一层透明结缔组织薄膜（图8-24），紧贴硬脊膜内，也包绕脊髓和马尾。脊髓蛛网膜上端与脑蛛网膜直接延续，下端达第2骶椎水平。脊髓蛛网膜向内发出许多结缔组织小梁与软脊膜相连，脊髓蛛网膜因此得名。

（3）**软脊膜**　软脊膜为紧贴脊髓外面的一层结缔组织膜，表面富含血管。脊髓蛛网膜与软脊膜之间有一个稍宽阔的腔隙称**蛛网膜下隙**，蛛网膜下隙内充满脑脊液。蛛网膜下隙在马尾周围扩大为**终池**。脊髓和马尾周围有脑脊液保护。临床上腰椎穿刺或腰麻

时，就是将针刺入蛛网膜下隙的终池，可无损伤脊髓之虑（图8-23）。

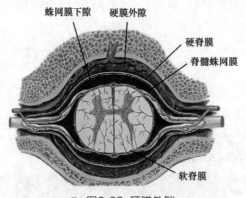

◎ 图8-23 硬膜外隙

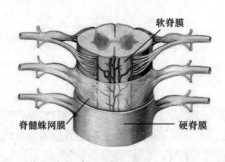

◎ 图8-24 脊髓被膜模式图

2. 脑的被膜

（1）**硬脑膜** 硬脑膜由颅骨内膜和硬膜合成，硬脑膜的血管和神经分布在两层之间。硬脑膜与颅顶骨结合较松，与颅底骨结合紧密。颅顶部外伤时，易在颅骨与硬脑膜间形成硬膜外血肿；颅底骨折时，往往连同硬脑膜和蛛网膜撕裂，造成严重的脑脊液外漏。

硬脑膜内层向内折叠形成几个板状结构伸入脑的各部之间，对脑有承托和固定的作用（图8-25）。主要的板状结构有：

①**大脑镰** 呈镰刀状，矢状垂直位插入大脑纵裂内；

②**小脑幕** 呈新月形，横向伸入大、小脑之间，其前缘游离，形成小脑幕切迹，前方有中脑通过。幕下有小脑、脑桥、延髓和第四脑室。当颅内压增高时，幕上的大脑海马旁回和钩可挤入小脑幕切迹下，压迫中脑，形成危及生命的**小脑幕切迹疝**。

硬脑膜的一些部位，内、外两层分开，内面衬以内皮细胞，形成特殊的颅内静脉管道，称**硬脑膜窦**（图8-25）。脑的静脉血最后都注入硬脑膜窦。硬脑膜窦的窦壁不含平滑肌，无收缩能力，硬脑膜窦损伤时，易造成严重的出血。主要硬脑膜窦有：

①**上矢状窦** 位于大脑镰上缘，自前向后汇入窦汇；

②**下矢状窦** 较小，位于大脑镰下缘，自前向后汇入直窦；

③**直窦** 位于大脑镰和小脑幕结合处，向后注入窦汇；

④**窦汇** 是上矢状窦、直窦和横窦汇合扩大处，位于枕内隆凸；

⑤**横窦和乙状窦** 横窦左右各一，自窦汇起，沿横窦沟向外，延续为乙状窦；

⑥**海绵窦** 位于蝶鞍两侧，交通广泛，前有眼静脉汇入，后汇入乙状窦，两侧海绵窦还有海绵间窦交通。窦的外侧壁内面有动眼神经、滑车神经、眼神经和上颌神经经过，窦腔内有颈内动脉和展神经穿行。面部感染所引起的海绵窦炎，常波及窦内结构，产生复杂的症状。

（2）**脑蛛网膜** 脑蛛网膜是在硬脑膜下的一层透明薄膜，包绕整个脑，但不深入脑沟内。该膜与硬脑膜间有潜在的间隙，易于分离；与软脑膜间连有许多结缔组织小梁，其间为蛛网膜下隙。脑蛛网膜下隙通过枕骨大孔与脊髓蛛网膜下隙相通。蛛网膜下隙一般较狭窄，在某些部位扩大，称**蛛网膜下池**。重要的有小脑与延髓间的**小脑延髓池**，第四脑室的脑脊液流入该池后再流入蛛网膜下隙，临床上可经枕骨大孔进针做小脑延髓池穿刺抽取脑脊液。在上矢状窦等处，蛛网膜呈颗粒状突入窦内，称**蛛网膜粒**，脑脊液自此渗入硬脑膜窦内，是脑脊液回流的重要途径（图8-26）。

（3）**软脑膜** 软脑膜是紧贴脑表面的一层薄膜，血管丰富，并随大脑沟回的起伏深入脑沟内。在脑室附近，软脑膜、毛细血管丛和室管膜上皮共同突入脑室内形成**脉络丛**，是产生脑脊液的主要结构（图8-26）。

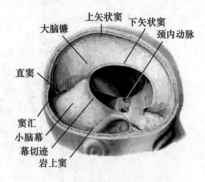

◎ 图8-25 硬脑膜及硬脑膜窦

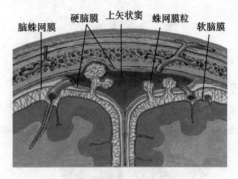

◎ 图8-26 脑的被膜冠状切面

二、脊髓和脑的血管

1. 脊髓的血管

（1）**脊髓的动脉** 脊髓的动脉来源为椎动脉和节段性动脉。椎动脉发出脊髓前、后动脉，沿脊髓表面下降。腰动脉与肋间后动脉发出节段性动脉，与脊髓前、后动脉分支吻合成网，营养脊髓。脊髓的胸4、腰1节段，是两条动脉吻合的过渡地段，血供较差，如脊髓支的血供来源阻断，有可能发生横断性缺血坏死，称"危险区"。

（2）**脊髓的静脉** 脊髓的静脉较动脉多而粗，脊髓内的小静脉汇合成脊髓前、后静脉，最后注入硬膜外隙的椎内静脉丛。

2. 脑的血管

人脑功能复杂，新陈代谢旺盛，脑血管的分布也非常丰富。脑平均重量不到全身体重的3%，但是脑的血流量和脑的耗氧量却占全身血流量和全身耗氧量的20%左右。因此，脑细胞对缺血缺氧非常敏感。脑血流阻断5秒钟即可引起意识丧失，阻断5分钟可导致脑细胞不可逆的损害。只有良好的血液供应，才能维持脑的正常功能。

（1）**脑的动脉** 脑的动脉主要来自颈内动脉和椎动脉。

①**颈内动脉** 起自颈总动脉，入颅后分出**大脑前动脉**、**大脑中动脉**等，主要供应大脑半球的前2/3和部分间脑。大脑中动脉起始处垂直发出一些细小的**中央支**，分布于内囊膝、内囊后肢、纹状体和背侧丘脑。在动脉硬化及高血压患者，中央支容易破裂，又称"出血动脉"。

②**椎动脉** 起自锁骨下动脉，入颅后左、右椎动脉在脑桥基底部合并为一条**基底动脉**（通常将这两段动脉合称椎-基底动脉）。基底动脉至脑桥上缘分支为左、右大脑后动

脉，分支供应大脑半球后1/3、间脑后部、小脑和脑干。

③**大脑动脉环**（Willis环） 由前交通动脉、大脑前动脉、颈内动脉、后交通动脉和大脑后动脉吻合而成，围绕视交叉、灰结节和乳头体。大脑动脉环将颈内动脉和椎–基底动脉联系在一起，也使左、右大脑半球的动脉相吻合。当动脉环某处发育不良或被阻断时，动脉环可以重新分配血液，起到代偿作用以维持脑的血液供应（图8-27）。

（2）脑的静脉 脑的静脉不与动脉伴行；管壁薄而无瓣膜；收集大脑、脑干和小脑的静脉血，分别注入各硬脑膜窦中。

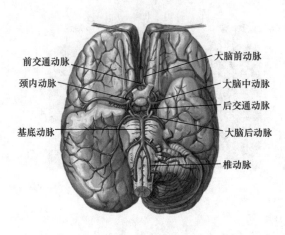

◎ 图8-27 大脑动脉环

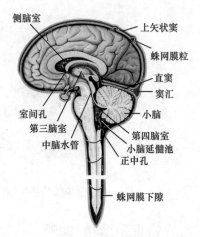

◎ 图8-28 脑脊液及其循环

三、脑脊液及其循环

脑脊液是充满脑室和蛛网膜下隙的无色透明液体，总量约150ml。正常脑脊液呈动态平衡，其循环途径是：侧脑室脉络丛产生的脑脊液，经室间孔入第三脑室；汇合第三脑室脉络丛产生的脑脊液，经中脑水管入第四脑室；再汇合第四脑室脉络丛产生的脑脊液，自第四脑室正中孔和外侧孔不断流入小脑延髓池，继而流至脑、脊髓的蛛网膜下隙；蛛网膜下隙的脑脊液主要通过蛛网膜粒渗入上矢状窦，最终汇入颈内静脉（图8-28）。

总之，脑脊液由毛细血管渗出，最后又回到静脉。脑脊液循环发生障碍时，可引起脑积水或颅内压增高，进而使脑组织受压移位，甚至形成脑疝。

正常脑脊液有运送营养物质、带走代谢产物、缓冲压力、减少震荡和保护脑、脊髓的作用。正常脑脊液有较恒定的化学成分和细胞数，脑的某些疾病可改变脑脊液的成分，临床上检查脑脊液可以帮助诊断疾病。

思维导图

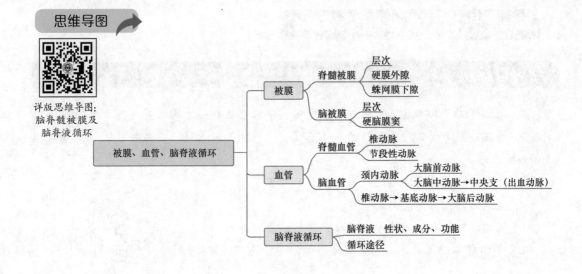

详版思维导图:
脑脊髓被膜及
脑脊液循环

被膜、血管、脑脊液循环

- 被膜
  - 脊髓被膜
    - 层次
    - 硬膜外隙
    - 蛛网膜下隙
  - 脑被膜
    - 层次
    - 硬脑膜窦
- 血管
  - 脊髓血管
    - 椎动脉
    - 节段性动脉
  - 脑血管
    - 颈内动脉
      - 大脑前动脉
      - 大脑中动脉→中央支(出血动脉)
    - 椎动脉→基底动脉→大脑后动脉
- 脑脊液循环
  - 脑脊液 性状、成分、功能
  - 循环途径

自我检测

一、单项选择题

1.脑脊液(　　)

    A.是一种有色不透明的液体　　　　　B.主要由脑室脉络丛产生

    C.成人总量1000~1400ml　　　　　D.最后进入淋巴液

    E.总量在不同时段不同

2.内囊膝含有(　　)

    A.皮质核束　　　　　　　　　　B.皮质脊髓束

    C.视辐射　　　　　　　　　　　D.听辐射

    E.丘脑中央辐射

3.联系左、右大脑半球的纤维束是(　　)

    A.内囊　　　　　　　　　　　B.胼胝体　　　　　　　　C.皮质核束

    D.皮质脊髓束　　　　　　　　E.内侧丘系

4.对第四脑室的叙述,哪项是错误的(　　)

    A.位于延髓、脑桥和小脑之间　　　　B.向上经中脑水管与第三脑室相通

    C.向下通脊髓中央管　　　　　　　　D.只借第四脑室正中孔与蛛网膜下隙相通

    E.内含脑脊液

5.不属于硬脑膜形成的结构有(　　)

    A.大脑镰　　　　　　　　　　B.小脑幕　　　　　　　　C.上矢状窦

    D.海绵窦　　　　　　　　　　E.鼻旁窦

第四节 神经系统的传导通路

学习目标

1. 能描述躯干和四肢、头面部浅感觉传导通路 3 级神经元的位置及损伤后的表现

2. 能描述躯干和四肢意识性的本体感觉（深感觉）传导通路 3 级神经元的位置及损伤后的表现

3. 能描述视觉传导通路的组成及损伤后的表现

4. 能说出瞳孔对光反射的途径

5. 能描述锥体系运动传导通路及损伤后的表现

6. 了解非意识性的本体感觉（深感觉）传导通路，锥体外系的组成和功能

传导通路是指大脑皮质与感受器或效应器之间的神经联系，包括感觉传导通路（上行传导通路）和运动传导通路（下行传导通路）。

一、感觉传导通路

当感受器接受机体内、外环境的各种刺激后，会将其转换为神经冲动，并经传入神经元传入中枢，再至大脑皮质使之产生感觉，该上行传导通路，称感觉传导通路。

（一）本体感觉传导通路

微课：躯体深浅
感觉传导通路

本体感觉又称深感觉，是指肌、腱、关节等处的位置觉、运动觉和振动觉。本体感觉和皮肤的精细触觉主要通过躯干、四肢的本体感觉和精细触觉传导通路传导。而根据传导终点不同，本体感觉传导通路还分为意识性和非意识性。意识性本体感觉传入大脑皮质；非意识性本体感觉传至小脑，参与姿势反射和调节平衡。

1. 躯干与四肢意识性本体感觉和精细触觉传导通路

该通路传导躯干与四肢意识性本体感觉和精细触觉，由3级神经元组成，并在2级神经元后的纤维发生交叉（图8-29）。

第1级神经元为脊神经节细胞，其周围突分布于肌、腱、关节和皮肤等处；中枢突经脊神经后根内侧部进入脊髓后索。其中来自第5胸节以下的升支形成薄束，来自第4胸节以上的升支形成楔束；两束上行，分别止于延髓的薄束核和楔束核。

第2级神经元胞体位于薄束核和楔束核内。此两核发出纤维向前绕过延髓中央灰质的腹侧，并左、右交叉，构成内侧丘系交叉。交叉后的纤维在锥体束背侧折向上，行于延髓中线两侧，称内侧丘系。内侧丘系在脑桥穿过横行的斜方体，入中脑在红核背侧上行，止于丘脑腹后外侧核。

第3级神经元胞体位于丘脑腹后外侧核内，发出纤维加入丘脑中央辐射，经内囊后肢投射于大脑皮质中央后回的上2/3和中央旁小叶后部。

该传导通路受损时，患者不能确定躯干、四肢的空间位置，闭目站立时，身体倾斜摇晃甚至跌倒。如病灶在内侧丘系交叉以上，其表现为病灶对侧深感觉障碍；若在内侧丘系交叉以下，则表现为病灶同侧深感觉障碍。

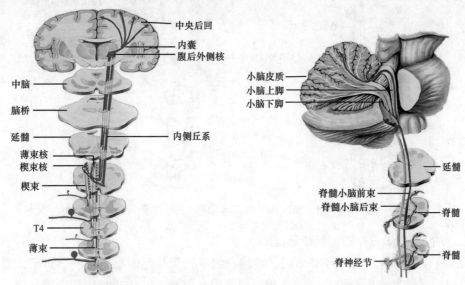

◎ 图8-29 躯干四肢意识性（左）和非意识性（右）本体觉传导通路

2. 躯干与四肢非意识性本体感觉传导通路

该通路不会产生意识性感觉，而是反射性地调节肌张力和协调运动，以维持身体姿势平衡。该通路由2级神经元组成，第1级神经元为脊神经节细胞，其周围突分布于肌、腱、关节等处的本体感受器；中枢突经脊神经后根入脊髓，止于腰骶膨大外侧部及C_8~L_2节段胸核，由此发出的第2级纤维组成脊髓小脑前束和脊髓小脑后束，上行止于小脑（图8-29）。

（二）痛温觉、粗略触觉和压觉传导通路

痛温觉、粗略触觉和压觉传导通路又称浅感觉传导通路，由3级神经元组成（图8-30）。

1. 躯干与四肢痛温觉、粗略触觉和压觉传导通路

第1级神经元为脊神经节细胞，其周围突分布于躯干、四肢的皮肤；中枢突经脊神经后根入脊髓，止于脊髓后角固有核。

第2级神经元胞体主要位于后角固有核，其轴突经白质前连合斜越上行、交叉至对侧外侧索和前索中，组成脊髓丘脑侧束（传导痛温觉）和脊髓丘脑前束（传导粗略触觉和压觉），二者合称脊髓丘脑束。脊髓丘脑束在延髓居下橄榄核背外侧，在脑桥和中脑紧靠内侧丘系外侧，向上止于丘脑腹后外侧核。

第3级神经元胞体位于丘脑腹后外侧核，发出纤维加入丘脑中央辐射，经内囊后肢投射于大脑皮质中央后回上2/3和中央旁小叶后部。

人体解剖学

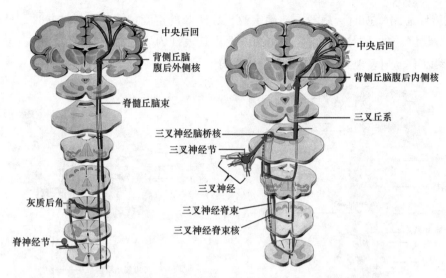

◎ 图8-30 躯干四肢（左）以及头面部（右）浅感觉传导通路

2. 头面部痛温觉和触压觉传导通路

第1级神经元为三叉神经节细胞，周围突组成三叉神经的感觉支，分布于头面部皮肤、黏膜的感受器；中枢突组成三叉神经感觉根入脑桥。其中传导触压觉的纤维止于三叉神经脑桥核；传导痛温觉的纤维则下降形成三叉神经脊束，止于三叉神经脊束核。

第2级神经元胞体位于三叉神经脊束核和三叉神经脑桥核，两核发出纤维交叉至对侧，组成三叉丘系，在内侧丘系背侧上行，止于丘脑腹后内侧核。

第3级神经元胞体位于丘脑腹后内侧核。发出纤维加入丘脑中央辐射，经内囊后肢投射于中央后回下1/3区。

在延髓，三叉神经脊束和脊束核与脊髓丘系相距较近，如果发生病变，可同时受累，出现交叉性浅感觉障碍，即同侧头面部及对侧的躯干、四肢浅感觉障碍。

（三）视觉传导通路

微课：视觉及躯体运动传导通路

视觉传导通路由3级神经元组成。第1级神经元为视网膜的双极细胞，其周围突与视网膜内的视锥细胞和视杆细胞形成突触，中枢突与节细胞形成突触。第2级神经元是节细胞，其轴突在视神经盘处集合成视神经，经视神经管入颅，再形成视交叉后延为视束。在视交叉中，来自两眼视网膜鼻侧半的纤维交叉，进入对侧视束；来自视网膜颞侧半的纤维不交叉，进入同侧视束。因此，一侧视束内含有同侧眼视网膜颞侧半纤维和对侧眼视网膜鼻侧半纤维。视束向后绕大脑脚终于外侧膝状体。第3级神经元胞体在外侧膝状体内，由外侧膝状体发出纤维组成视辐射，经内囊后肢投射到大脑皮质视觉中枢。

视野是指眼球固定向前平视时所能看到的空间范围。眼球成像时，鼻侧半视野的物像投射到颞侧半视网膜，颞侧半视野的物像投射到鼻侧半视网膜；上半视野的物像投射到下半视网膜，下半视野的物象投射到上半视网膜。当视觉传导通路的不同部位受损时，可引起不同的视野缺损：①一侧视神经损伤，可致该侧眼视野全盲；②视交叉中间部交叉纤维损伤，可致双眼视野颞侧半偏盲；③一侧视交叉外侧损伤，可致该侧眼鼻侧视野偏盲；④一侧视束或其以后部位（视辐射、视皮质）受损，可致双眼病灶对侧视野同向性偏盲（图8-31）。

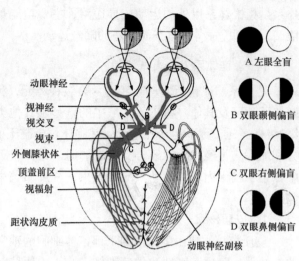

◎ 图 8-31 视觉及瞳孔对光反射传导通路

（四）瞳孔对光反射通路

瞳孔对光反射是指光照一侧瞳孔，引起两眼瞳孔都缩小的生理反应。其中光照侧的反应，称直接对光反射；未照侧的反应，称间接对光反射。

瞳孔对光反射通路如下：光→视网膜→视神经→视交叉→视束→上丘臂→顶盖前区→双侧动眼神经副核→动眼神经→睫状神经节→节后纤维→双侧瞳孔括约肌（缩瞳）。

瞳孔对光反射在临床上有重要意义，反射消失可能是病危的表现。但视神经或动眼神经损伤也可引起瞳孔对光反射改变：如一侧视神经受损，传入中断，患侧直接对光反射消失，而间接对光反射存在；如一侧动眼神经受损，传出中断，则患侧直接、间接对光反射都消失。

（五）听觉传导通路

第1级神经元为蜗神经节内的双极细胞，其周围突分布于内耳螺旋器，中枢突组成蜗神经，入脑后止于蜗神经核。第2级神经元胞体位于蜗神经核，发出纤维大部分在脑桥内交叉形成斜方体，然后折向上行形成外侧丘系；小部分不交叉纤维加入同侧外侧丘系上行。外侧丘系纤维大多止于下丘。第3级神经元胞体位于下丘，经下丘臂终于内侧膝状体。第4级神经元胞体位于内侧膝状体，发出纤维组成听辐射，经内囊后肢止于大脑皮质听区。由于外侧丘系传导双侧听觉冲动，故一侧外侧丘系、听辐射或听区损伤时，不会产生明显听觉障碍（图8-32）。

听觉反射中枢在下丘，后者发出纤维到上丘和内侧膝状体。上丘发出纤维组成顶盖脊髓束，终于脊髓前角运动神经元，完成听觉反射。

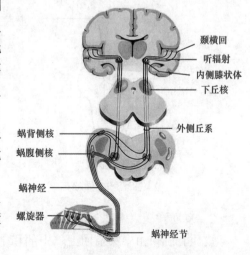

◎ 图 8-32 听觉传导通路

二、运动传导通路

运动传导通路包括锥体系和锥体外系。椎体系主要功能是支配各种随意运动；锥体外系是指锥体系以外的运动传导通路，主要功能是调节随意运动。正常情况下两者相互协调，共同完成各项复杂而精巧的随意运动。

（一）锥体系

锥体系一般包括2级神经元。第1级神经元，称上运动神经元，是位于大脑皮质第Ⅰ躯体运动区及其他一些皮质区域中的巨型和其他类型的锥体细胞，其轴突组成锥体束。第2级神经元，称下运动神经元，其胞体位于脑干躯体运动核和脊髓灰质前角，发出纤维分别加入脑神经和脊神经，支配骨骼肌。锥体束下行经内囊、脑干至脊髓。在下行过程中，止于脑干内躯体运动核的纤维束，称皮质核束；止于脊髓前角的纤维束，称皮质脊髓束。

1. 皮质核束

皮质核束主要由中央前回下部锥体细胞的轴突集合而成，经内囊膝、大脑脚底中3/5的内侧部、脑桥基底部达延髓锥体。脑干内躯体运动核，除面神经核下部和舌下神经核只接受对侧皮质核束的纤维外，其余神经核均接受两侧皮质核束的纤维（图8-33）。

一侧上运动神经元受损，可引起对侧睑裂以下面肌和对侧舌肌瘫痪，表现为对侧鼻唇沟消失、口角低垂并向病灶侧偏斜、流涎、不能鼓腮露齿，伸舌时舌尖偏向病灶对侧，但舌肌不萎缩，临床上常称**核上瘫**。此时其他受双侧皮质核束支配的肌（如眼球外肌、咀嚼肌、睑裂以上面肌、咽喉肌、斜方肌和胸锁乳突肌等）则不发生瘫痪。

一侧面神经受损，可致病灶侧面肌全瘫，表现为额横纹消失，不能闭眼、口角下垂、鼻唇沟消失等；一侧舌下神经受损，可致病灶侧舌肌瘫痪，表现为伸舌时舌尖偏向病灶侧，并伴舌肌萎缩。两者均为下运动神经元损伤，统称**核下瘫**（图8-34）。

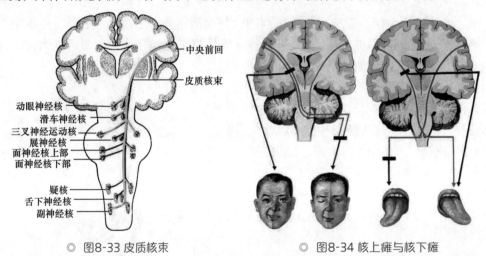

◎ 图8-33 皮质核束　　　　◎ 图8-34 核上瘫与核下瘫

2. 皮质脊髓束

皮质脊髓束由中央前回上、中部和中央旁小叶前部等处皮质的锥体细胞轴突集合而成（图8-35），下行经内囊后肢前部、大脑脚底中3/5的外侧部和脑桥基底部至延髓锥体。在锥体下端，75%～90%的纤维交叉至对侧，形成锥体交叉。交叉后的纤维下行于对侧脊髓外侧索内，称皮质脊髓侧束。此束沿途发出侧支，逐节终止于前角运动神经元

（可达骶节），支配四肢肌。在锥体处，小部分未交叉纤维在同侧脊髓前索内下行，称皮质脊髓前束，该束纤维的一部分交叉至对侧，支配躯干肌和四肢肌；另一部分始终不交叉，支配躯干肌，所以躯干肌受双侧大脑皮质支配。一侧皮质脊髓束在锥体交叉前受损时，主要引起对侧肢体瘫痪，而躯干肌运动无明显影响。

锥体系的任何部位损伤都可引起支配区的随意运动障碍，即瘫痪。上、下运动神经元受损后瘫痪的临床表现各不相同（见表8-2）。

表8-2　上运动神经元和下运动神经元损伤后瘫痪表现的区别

	上运动神经元损伤（核上瘫）	下运动神经元损伤（核下瘫）
损害部位	皮质运动区、锥体系	脊髓前角运动神经元、脑干躯体运动核及其轴突
瘫痪范围	较广泛、全肌群瘫	较局限、单一或几块肌瘫
肌萎缩	无或废用性肌萎缩	明显、早期即可出现
肌张力	增高，呈折刀样	减低
反射	腱反射亢进，浅反射消失	腱反射、浅反射均消失
病理反射	有	无
肌纤维颤动	无	有

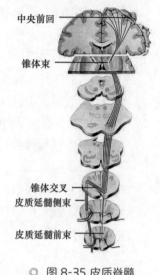

◎ 图 8-35 皮质脊髓

（二）锥体外系

锥体外系是锥体系以外影响和控制躯体运动的传导通路的统称。它是种系发生中比较古老的结构，在低等脊椎动物主管骨骼肌活动，在人类主要是调节肌张力、协调肌运动和维持身体平衡等。锥体外系包括大脑皮质、纹状体、背侧丘脑、底丘脑、中脑顶盖、红核、黑质、脑桥核、前庭神经核、小脑、网状结构及其纤维联系。其纤维最后经红核脊髓束、网状脊髓束等中继，下行终止于脑干躯体运动核和脊髓前角运动细胞。

思维导图

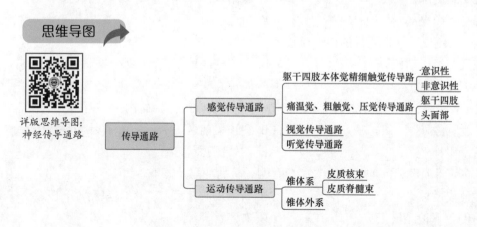

详版思维导图：
神经传导通路

自我检测

一、单项选择题

1. 对于内侧丘系描述正确的是（　　　）
    A. 传递温、痛觉
    B. 发自薄束核和楔束核
    C. 发自脊髓固有核
    D. 属于下行纤维束
    E. 直接到达端脑躯体感觉中枢

2. 四肢精细触觉是（　　　）传导的
    A. 躯干四肢意识性深感觉传导通路
    B. 躯干四肢意识性浅感觉传导通路
    C. 躯干四肢非意识性深感觉传导通路
    D. 躯干四肢非意识性浅感觉传导通路
    E. 头面部意识性浅感觉传导通路

3. 躯干和四肢意识性本体感觉传导通路的第3级神经元胞体位于（　　　）
    A. 薄束核和楔束核
    B. 背侧丘脑腹后外侧核
    C. 旧小脑皮质
    D. 大脑皮质感觉区
    E. 背侧丘脑腹后内侧核

4. 意识性躯干、四肢深感觉传导通路第2级神经元的胞体在（　　　）
    A. 薄束核和楔束核
    B. 后角固有核
    C. 胸核
    D. 丘脑腹后外侧核
    E. 大脑皮质感觉区

5. 躯干和四肢浅感觉传导通路第2级神经元的胞体位于（　　　）
    A. 脊神经节
    B. 后角边缘核
    C. 后角固有核
    D. 丘脑腹后外侧核
    E. 大脑皮质感觉区

6. 头面部浅感觉通路的第3级神经元胞体在（　　　）
    A. 上丘脑
    B. 底丘脑核
    C. 背侧丘脑
    D. 后丘脑
    E. 下丘脑

7. 下列何部位受损，可引起双眼视野颞侧偏盲（　　　）
    A. 视交叉侧部
    B. 双侧视神经
    C. 双侧视束
    D. 视交叉中央部
    E. 右视辐射

8. 只接受对侧皮质核束纤维的神经核是（　　　）
    A. 三叉神经运动核
    B. 滑车神经核
    C. 动眼神经核
    D. 舌下神经核
    E. 展神经核

9. 光照患者左眼，双眼瞳孔缩小；而照右眼时，双眼瞳孔均不缩小，病灶在（　　　）
    A. 右视神经
    B. 左顶盖前区
    C. 右外侧膝状体
    D. 右动眼神经
    E. 左外侧膝状体

10. 患者右侧舌肌萎缩，伸舌时舌尖偏向右侧，其病变累及（　　　）
    A. 左侧皮质核束
    B. 右侧皮质核束
    C. 左侧舌下神经核
    D. 右侧舌下神经核
    E. 右侧舌神经

二、思考题

1.比较痉挛性瘫痪和弛缓性瘫痪的异同点。

2.试总结感觉传导通路的共同特点。

3.某运动员跳伞时速度过快导致脊柱骨折并瘫痪，检查时发现：①右下肢硬瘫，左侧正常；②右下肢深感觉障碍；③左侧脐以下及下肢痛温觉全部消失，深感觉存在。

用学过的解剖学知识试分析：（1）病变发生在何部位？（2）解释产生上述症状的原因。

第五节 周围神经系统

学习目标

1. 能说出脊神经的数目、组成及纤维成分

2. 能说出颈丛、臂丛、腰丛、骶丛的组成及位置，膈神经、尺神经、正中神经、桡神经、腋神经、肌皮神经、股神经、坐骨神经、腓总神经、腓浅神经、腓深神经、胫神经的走行位置及分布，正中神经、尺神经、桡神经、坐骨神经、胫神经和腓总神经的体表投影及损伤表现

3. 能描述胸神经在胸、腹部皮肤的节段性分布

4. 能描述脑神经的数目、名称、性质及连脑部位

5. 能描述三叉神经、面神经、迷走神经和舌下神经的性质，纤维成分、出颅部位和主要支配对象

6. 能描述内脏神经的区分、分布及功能，交感和副交感神经低级中枢的位置

7. 能描述交感和副交感神经的区别及分布范围，交感干的组成和位置

周围神经系统是指中枢神经系统以外的神经结构，主要分为3部分，即脊神经、脑神经和内脏神经。

一、脊神经

脊神经（spinal nerves）共31对，左、右对称，包括8对颈神经、12对胸神经、5对腰神经、5对骶神经和1对尾神经。

脊髓发出许多根丝构成**前根**和**后根**，前根属运动性，后根属感觉性，二者在椎间孔处合成脊神经，并在椎间孔附近形成一椭圆形膨大，**称脊神经节**。每一支脊神经都含有4种纤维成分：①躯体感觉纤维，分布于皮肤、肌、腱和关节，将皮肤的浅感觉和肌、

腱、关节的深感觉冲动传入中枢；②内脏感觉纤维，分布于内脏、心血管和腺体，传导这些结构的感觉冲动；③躯体运动纤维，分布于骨骼肌，支配骨骼肌的运动；④内脏运动纤维，分布于内脏、心血管和腺体，支配平滑肌和心肌的运动，控制腺体的分泌。

脊神经出椎间孔后立即分为脊膜支、交通支、后支、前支：①脊膜支，细小，经椎间孔返回椎管，分布于脊髓被膜和脊柱韧带等；②交通支，为连于脊神经与交感干之间的细支；③后支，较细，属混合性，经相邻椎骨横突间或骶后孔向后走行，分布于项、背、腰骶部皮肤和肌，呈明显节段性分布；④前支，粗大，属混合性，分布于躯干前外侧和四肢的皮肤和肌（图 8-36）。人类除胸神经前支保持明显的节段性外，其余的前支分别交织成颈丛、臂丛、腰丛和骶丛，再由丛分支分布于相应的区域。

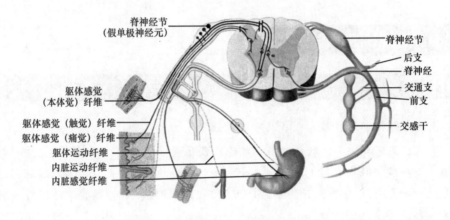

◎ 图 8-36 脊神经的组成

（一）颈丛

1. 组成和位置

颈丛由第1~4颈神经前支组成，位于胸锁乳突肌上部的深面（图 8-37）。

2. 主要分支

颈丛的主要分支有皮支和肌支。皮支由胸锁乳突肌后缘中点附近穿出至浅筋膜，呈放射状分布于枕部、耳后、颈部和肩部的皮肤，其浅出位置是颈部皮肤浸润麻醉的重要阻滞点（图 8-38）。

重要的肌支是**膈神经**，为混合性神经（图 8-37）。发出后沿前斜角肌表面下行，经锁骨下动、静脉间入胸腔，经肺根前方，在纵隔胸膜与心包间下行达膈。其运动纤维支配膈的运动；感觉纤维分布于心包、胸膜和膈下的部分腹膜，右膈神经还分布到肝、胆囊和肝外胆道等。膈神经受损后表现为同侧半膈瘫痪，造成呼吸困难甚至有窒息感。膈神经受刺激时可产生呃逆。

微课：颈丛
和臂丛

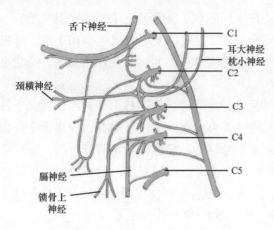

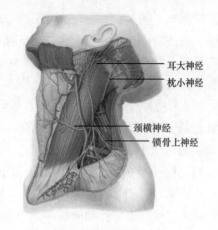

◎ 图 8-37 颈丛组成及膈神经图　　◎ 图 8-38 颈丛皮支的分布

（二）臂丛

1. 组成和位置

臂丛是由第5~8颈神经前支及第1胸神经前支的大部分组成的。臂丛经斜角肌间隙入腋窝（图 8-39），行程中臂丛的5个神经根反复分支、组合，最后围绕腋动脉中段形成内侧束、外侧束和后束，由束再发出分支。臂丛在锁骨中点后方较集中，位置浅表，常作为臂丛阻滞麻醉的部位。

2. 主要分支

臂丛分支较多，分布于胸上肢肌、背部浅层肌和上肢的肌、关节和皮肤。

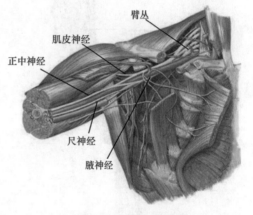

◎ 图 8-39 臂丛的组成

（1）**腋神经** 发自后束，伴旋肱后血管向后外侧走行至三角肌深面，肌支分布于三角肌和小圆肌，皮支分布于肩部和臂外侧区上部的皮肤。肱骨外科颈骨折、肩关节脱位或腋杖的压迫，均可损伤腋神经而导致三角肌瘫痪，可出现"方形肩"（图 8-39）。

（2）**肌皮神经** 发自外侧束，斜穿喙肱肌后，分支支配臂肌前群。终支延续为前臂外侧皮神经，分布于前臂外侧皮肤（图 8-39）。

（3）**正中神经** 由来自内、外侧束的两根合成，伴肱动脉沿肱二头肌内侧沟下行至肘窝，继而沿前臂正中下行，经腕管至手掌。正中神经在臂部无分支，在肘部和前臂发出许多肌支，支配除肱桡肌、尺侧腕屈肌和指深屈肌尺侧半以外所有前臂肌前群（图 8-40）；在手部，肌支支配第1、2蚓状肌和鱼际肌（拇收肌除外），皮支分布于手掌桡侧半、桡侧3个半手指掌面及背面中、远节皮肤（图 8-40、图 8-42）。正中神经损伤可导致前臂不能旋前、屈腕力减弱、皮支分布区感觉障碍等，如鱼际肌萎缩可出现"猿手"，拇指、示指、中指不能屈出现"枪手"，拇指不能做对掌运动（图 8-43）。

（4）**尺神经** 发自内侧束，沿肱二头肌内侧沟下行，经尺神经沟转至前臂前内侧，与尺动脉伴行至手部。尺神经在臂部无分支，在前臂发出肌支，支配尺侧腕屈肌和指深屈肌尺侧半（图 8-40）；在手部，肌支支配小鱼际肌、拇收肌、全部骨间肌和第3、4蚓状肌，皮支分布于小鱼际、小指和环指尺侧半掌面皮肤以及手背尺侧半和小指、环指及中指尺侧半背面皮肤（图 8-40、图 8-42）。尺神经损伤后可导致屈腕力减弱、拇指不能内收等，肌萎缩时呈"爪形手"（图 8-43）。

（5）桡神经　发自后束，先在腋动脉后方，继而伴肱深动脉沿桡神经沟旋向下外，至肱骨外上髁前方分为浅支和深支。桡神经浅支为皮支，下行至手背，分布于手背桡侧半和桡侧两个半手指节背面的皮肤；深支主要为肌支，穿旋后肌至前臂背侧，支配前臂肌后群。桡神经在臂部发出皮支分布于臂后部和前臂后部的皮肤，这些肌支支配臂肌后群和肱桡肌等（图 8-41、图 8-42）。肱骨中段骨折易损伤桡神经，导致"虎口"区皮肤感觉障碍以及不能伸腕和伸指，呈"垂腕"征（图 8-43）。

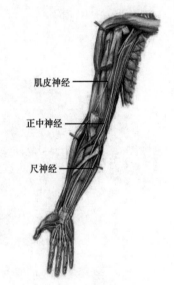

肌皮神经

正中神经

尺神经

◎ 图 8-40 上肢神经前面观

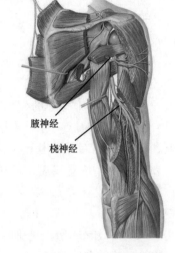

腋神经

桡神经

◎ 图 8-41 上肢神经后面观

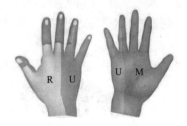

R 桡神经　U 尺神经　M 正中神经
◎ 图 8-42 手部皮肤神经分布

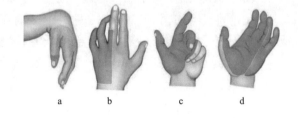

a 垂腕　b 爪手　c 枪手　d 猿手
◎ 图 8-43 病理手形

（三）胸神经前支

胸神经前支共12对。第1～11对位于相应的肋间隙中，称肋间神经；第12对位于第12肋下方，称肋下神经。肋间神经和肋下神经的肌支支配肋间肌和腹肌前外侧群，皮支分布于胸、腹壁的皮肤以及胸、腹膜壁层（图 8-44）。

胸神经前支在胸、腹壁皮肤呈环带状分布，节段性明显，自上而下按顺序依次排列。如T2分布区相当于胸骨角平面，T4相当于乳头平面，T6相当于剑突平面，T8相当于肋弓平面，T10相当于脐平面，T12则分布于脐与耻骨联合连线中点平面。临床上常以节段性分布区皮肤的感觉障碍，测定麻醉平面的高低或推断脊髓损伤平面。

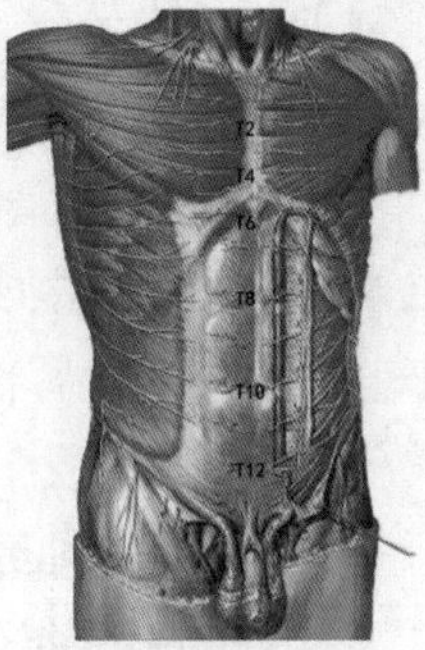

◎ 图 8-44 躯干皮神经的节段性分布

（四）腰丛

1. 组成和位置

腰丛由第12胸神经前支的一部分、第1～3腰神经前支和第4腰神经前支的一部分组成，位于腹后壁、腰大肌深面。

2. 主要分支

腰丛发出分支分布于腹股沟区和大腿前、内侧部，还发出短支支配腰方肌和髂腰肌。

（1）**髂腹下神经和髂腹股沟神经** 髂腹下神经主要分布于腹股沟区的肌和皮肤。腹髂股沟神经平行于髂腹下神经下方，除分布于腹股沟区的肌和皮肤外，还分布于阴囊（或大阴唇）皮肤（图 8-45）。

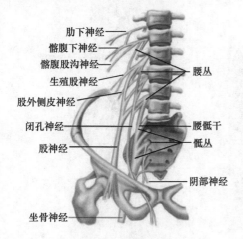

◎ 图 8-45 腰丛的分支（前面观） 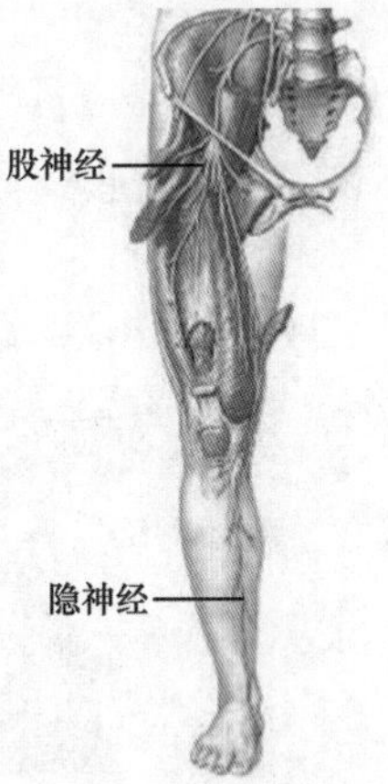　　　◎ 图 8-46 下肢神经（前面观）

（2）**股神经** 经腹股沟韧带深面，于股动脉外侧进入股三角（图 8-46），其肌支支配大腿肌前群；皮支除分布于股前部皮肤外，还有一长分支，称隐神经，伴大隐静脉下行至足内侧缘，分布于小腿内侧面及足内侧缘皮肤。股神经损伤可致大腿肌前群功能障碍，行走时抬腿困难，坐位时不能伸膝关节、膝跳反射消失，股前及小腿内侧皮肤感觉障碍。

（3）**闭孔神经** 自腰大肌内侧缘穿出，伴同名血管沿骨盆侧壁下行，穿闭孔达股内侧部，分布于髋关节、大腿肌内侧群和大腿内侧面皮肤（图 8-45）。闭孔神经损伤可致大腿内收力减弱，仰卧时患肢不能置于健侧大腿之上，股内侧皮肤感觉障碍。

微课：腰丛、骶丛及胸神经前支

（五）骶丛

1. 组成及位置

骶丛是全身最大的脊神经丛，由第4腰神经前支余部和第5腰神经前支合成的腰骶干以及全部骶、尾神经的前支组成。骶丛位于盆腔内，骶骨和梨状肌的前面，其分支分布于盆壁、会阴、臀部、大腿后部、小腿及足。

2. 主要分支

（1）**臀上神经** 经梨状肌上孔出盆腔，支配臀中、小肌和阔筋膜张肌（图8-47）。

（2）**臀下神经** 经梨状肌下孔出盆腔，支配臀大肌（图8-47）。

（3）**阴部神经** 伴阴部内动脉出梨状肌下孔，绕坐骨棘经坐骨小孔入坐骨肛门窝，向前分支分布于会阴部、外生殖器及肛门周围的肌和皮肤（图8-47）。

（4）**坐骨神经** 是全身最粗大的神经（图8-48）。经梨状肌下孔出盆腔，在臀大肌深面，经坐骨结节与股骨大转子之间至股后区；在股二头肌深面下降，沿途发肌支支配大腿肌后群；一般在腘窝上方分为胫神经和腓总神经。

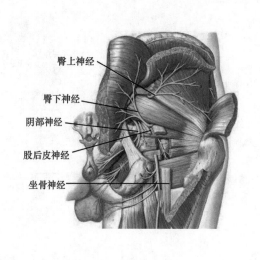

◎ 图 8-47 臀部神经（后面）

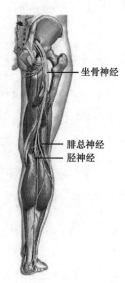

◎ 图 8-48 下肢神经（后面）

胫神经为坐骨神经本干的直接延续（图8-48），在腘窝内与腘动脉伴行，在小腿经比目鱼肌深面伴胫后动脉下降，经内踝后方分为足底内侧神经和足底外侧神经入足底（图8-49）。肌支支配小腿肌后群和足底肌，皮支支配小腿后部、足底和足背外侧缘的皮肤。胫神经损伤时可导致足不能跖屈、屈趾和足内翻、小腿后面及足底感觉迟钝或丧失，并呈现"钩状足"（图8-50）。

腓总神经自坐骨神经发出后沿股二头肌内侧走向外下，绕腓骨颈外侧向前，穿腓骨长肌后分成腓浅神经和腓深神经两支（图8-51）。腓浅神经在腓骨长、短肌与趾长伸肌之间下行，肌支支配腓骨长、短肌，皮支分布于小腿外侧、足背及第2~5趾背的皮肤；腓深神经与胫前动脉伴行，经小腿肌前群之间下行至足背，分布于小腿肌前群、足背肌及第1、2趾背相对缘的皮肤。腓总神经损伤表现为足不能背屈、足下垂，行走时呈"跨阈步态"以及分布区皮肤感觉迟钝或消失，并呈"马蹄内翻足"（图8-50）。

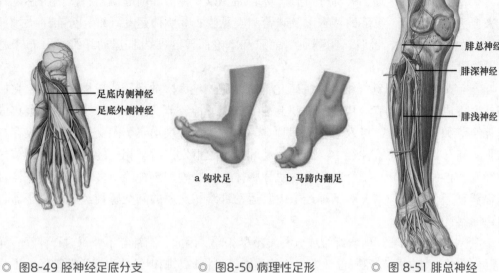

◎ 图8-49 胫神经足底分支　　　◎ 图8-50 病理性足形　　　◎ 图 8-51 腓总神经

a 钩状足　　　b 马蹄内翻足

足底内侧神经
足底外侧神经

腓总神经
腓深神经
腓浅神经

二、脑神经

　　脑神经（cranial nerves）共12对（图8-52），通常按其与脑相连的顺序编码，用罗马数字Ⅰ~Ⅻ表示（表8-3）。

表8-3　　脑神经的名称、性质、连脑部位

顺序及名称	性质	连脑部位
Ⅰ 嗅神经	感觉性	端脑
Ⅱ 视神经	感觉性	间脑
Ⅲ 动眼神经	运动性	中脑
Ⅳ 滑车神经	运动性	中脑
Ⅴ 三叉神经	混合性	脑桥
Ⅵ 展神经	运动性	脑桥
Ⅶ 面神经	混合性	脑桥
Ⅷ 前庭蜗神经	感觉性	脑桥
Ⅸ 舌咽神经	混合性	延髓
Ⅹ 迷走神经	混合性	延髓
Ⅺ 副神经	运动性	延髓
Ⅻ 舌下神经	运动性	延髓

微课：脑神经

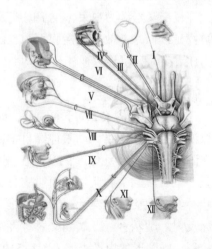

◎ 图 8-52 脑神经概观

　　与脊神经的纤维成分相比，脑神经的纤维成分较复杂，每对脊神经均含有4种纤维

成分，而每对脑神经所含纤维成分不尽相同。可简单归类为4种纤维成分：①躯体感觉纤维，来自皮肤、肌、腱、大部分口腔、鼻腔黏膜以及视器和前庭蜗器；②内脏感觉纤维，来自头、颈、胸、腹部的器官以及味蕾和嗅黏膜；③躯体运动纤维，分布于头颈部骨骼肌，如眼球外肌、舌肌、咀嚼肌、面肌和咽喉肌等；④内脏运动纤维，分布于心肌、平滑肌和腺体。

脑神经中的躯体感觉纤维和内脏感觉纤维的胞体绝大多数属于假单极神经元，它们在脑外聚集成三叉神经节、膝神经节、上神经节和下神经节；由双极神经元胞体聚集成前庭神经节和蜗神经节，传入平衡觉和听觉。内脏运动纤维均属于副交感成分，仅存在于第Ⅲ、Ⅶ、Ⅸ、Ⅹ对脑神经中。内脏运动纤维自中枢发出后至相应的副交感神经节内换神经元，再发纤维分布于心肌、平滑肌和腺体。这些副交感神经节多位于所支配器官旁，称器官旁节；仅与第Ⅹ对脑神经中内脏运动纤维相连属的副交感神经节多位于器官壁内，称器官内节。

就每对脑神经而言，所含纤维成分种类不尽相同。因此，脑神经不像每对脊神经一样都是混合性的。依据脑神经所含纤维成分的不同，可将12对脑神经分为感觉性神经（Ⅰ、Ⅱ、Ⅷ）、运动性神经（Ⅲ、Ⅳ、Ⅵ、Ⅺ、Ⅻ）和混合性神经（Ⅴ、Ⅶ、Ⅸ、Ⅹ）。

（一）嗅神经

嗅神经由内脏感觉纤维组成。鼻腔嗅区黏膜的嗅细胞的周围突分布于嗅区黏膜上皮，中枢突聚集成的20多条嗅丝为嗅神经，分别穿筛孔入颅前窝，止于嗅球，传导嗅觉。颅前窝骨折累及筛板时，可损伤嗅丝，造成嗅觉障碍。

（二）视神经

视神经由躯体感觉纤维组成。视网膜节细胞的轴突在视神经盘处汇集，穿经该处的脉络膜和巩膜构成视神经。视神经在眶内行向后内方，经视神经管入颅中窝，连于视交叉，视交叉延续为视束，止于间脑，传导视觉。视神经外面包裹有视神经鞘，为脑的3层被膜延续而来，故脑蛛网膜下隙也随之延续到视神经周围，直至视神经盘处。因此，颅内压升高时，可导致视神经盘水肿。

（三）动眼神经

动眼神经含有2种纤维成分，即来自动眼神经核的躯体运动纤维和来自动眼神经副核的内脏运动纤维。动眼神经自中脑的脚间窝出脑，经海绵窦外侧壁向前，穿眶上裂进入眶内，随即分为上、下2支。上支细小，支配上直肌和上睑提肌；下支粗大，支配内直肌、下直肌和下斜肌。下斜肌支分出一小支称睫状神经节短根（又称副交感根），至睫状神经节内交换神经元，节后纤维分布于睫状肌和瞳孔括约肌，参与调节反射和瞳孔对光反射。睫状神经节属副交感神经节，位于眶后部、视神经与外直肌之间，为长方形、梭形或椭圆形的扁平小体（图8-54）。

一侧动眼神经完全损伤，可致所支配的眼球外肌瘫痪，出现患侧上睑下垂、瞳孔固定性外斜视（斜向外下方）、瞳孔散大及对光反射消失等。

（四）滑车神经

滑车神经起自中脑下丘平面对侧的滑车神经核，由下丘下方出脑，绕过大脑脚外侧向前，穿经海绵窦外侧壁，自眶上裂进入眶内，支配上斜肌（图 8-53）。滑车神经损伤后可致上斜肌瘫痪，患侧眼球不能转向外下方，俯视时出现轻度内斜视和复视。

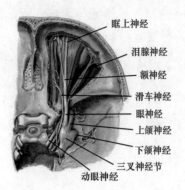

◎ 图 8-53 眶内神经上面观（右侧）

（五）三叉神经

三叉神经含躯体感觉和躯体运动2种纤维。①躯体感觉纤维，其胞体位于三叉神经节内。三叉神经节又称半月神经节，位于颞骨岩部的三叉神经压迹处。其周围突组成三叉神经的3大分支，由上内侧向下外侧依次为眼神经、上颌神经和下颌神经，分别分布于面部皮肤、眼球、口腔、鼻腔、鼻窦的黏膜、牙和脑膜等处，传导痛、温、触、压等感觉；中枢突汇集成粗大的三叉神经感觉根，由脑桥基底部和小脑中脚交界处入脑，止于三叉神经感觉核。②躯体运动纤维，起自三叉神经运动核，纤维组成细小的三叉神经运动根，行于感觉根的前内侧，加入下颌神经，支配咀嚼肌等。

1. **眼神经** 为感觉性神经，向前穿经海绵窦外侧壁，行于动眼神经和滑车神经下方，经眶上裂入眶内，向前分为3支，分别分布于硬脑膜、眶、眼球、泪腺、结膜、部分鼻黏膜以及睑裂以上的皮肤（图 8-53）。

（1）额神经 在眶顶骨膜与上睑提肌之间前行，分2~3支，其中眶上神经伴同名血管经眶上切迹（孔）穿出，分布于额部皮肤。

（2）泪腺神经 细小，沿眶外侧壁走行于外直肌上方，分布于泪腺和上睑等。

（3）鼻睫神经 在上直肌和视神经之间前行至眶内侧壁，分支分布于鼻腔黏膜（嗅黏膜除外）、泪囊、眼球、鼻背皮肤和眼睑等。

2. **上颌神经** 为感觉性神经，在眼神经下方向前穿入海绵窦外侧壁，经圆孔出颅，进入翼腭窝，再经眶下裂入眶，续为眶下神经。上颌神经分布于硬脑膜、睑裂与口裂之间的皮肤、上颌牙与牙龈、上颌窦、鼻腔、口腔腭部和鼻咽部的黏膜等（图 8-55）。其主要分支有：

（1）眶下神经 为上颌神经主干的终支，向前经眶下裂入眶，再经眶下沟、眶下管出眶下孔分为数支，分别分布于下睑、鼻翼和上唇的皮肤等，在行程中还发出上牙槽神经前、中支。

（2）上牙槽后神经 在翼腭窝内发自上颌神经主干，在上颌骨体后方穿入骨质，与上牙槽神经前、中支相互吻合构成上牙槽神经丛，再分支分布于上颌牙与牙龈。

（3）颧神经 细小，在翼腭窝处分出，经眶下裂入眶，分2支穿经眶外侧壁，分别分布于颧、颞区皮肤。颧神经还借交通支将源于面神经的副交感纤维导入泪腺神经内，控制泪腺分泌。

3. **下颌神经** 为混合性神经，是三叉神经3大分支中最粗大的一支。下颌神经自卵圆孔出颅至颞下窝（图 8-55），运动纤维支配咀嚼肌、鼓膜张肌等；感觉纤维分布于硬脑膜、下颌牙与牙龈、舌前2/3和口腔底的黏膜、耳颞区及口裂以下的皮肤等。其主要分支有：

（1）耳颞神经 分布于耳屏、外耳道、颞区皮肤和腮腺。

（2）舌神经 分布于口腔底和舌前2/3的黏膜，传导一般感觉。

（3）下牙槽神经 向下经下颌孔入下颌管，在管内分支构成下牙槽神经丛，分布于下颌牙及牙龈。其终支自颏孔穿出，称为颏神经。颏神经分布于颏部和下唇皮肤及黏膜。

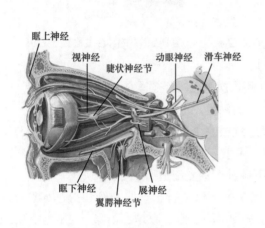

◎ 图 8-54 眶内神经左侧面观   ◎ 图 8-55 三叉神经

三叉神经在头部皮肤的分布范围大致以睑裂和口裂为界（图 8-56）。眼神经分布于鼻背中部、睑裂以上至矢状缝中点外侧区域的皮肤；上颌神经分布于鼻背外侧、睑裂与口裂之间、向后上至翼点处的狭长区域的皮肤；下颌神经分布于口裂与下颌底之间、向后上至耳前上方区域的皮肤。

（六）展神经

展神经起自脑桥的展神经核，自延髓脑桥沟中点的两侧出脑，前行至颞骨岩部尖端，穿经海绵窦，自眶上裂进入眶内，支配外直肌（图 8-54）。展神经损伤后可致外直肌瘫痪，患侧眼球不能转向外侧，产生内斜视。

动画：吹来之
"恶"—面瘫

（七）面神经

面神经含有4种纤维成分：①躯体运动纤维，起自脑桥的面神经核，主要支配面肌；②内脏运动（副交感）纤维，起自脑桥的上泌涎核，终于相应副交感神经节，节后纤维控制泪腺、下颌下腺、舌下腺等腺体的分泌；③内脏感觉（味觉）纤维，分布于舌前2/3的味蕾处，传导味觉至孤束核上部；④躯体感觉纤维，传导耳部皮肤的躯体感觉和面肌的本体感觉（图 8-57）。

面神经由较大的运动根和较小的中间神经2个根组成，自延髓脑桥沟外侧部出脑，入内耳门合干后穿过内耳道底进入面神经管，由茎乳孔出颅后，主干前行进入腮腺实质，在腮腺内分为数支并交织成丛，再由丛发出颞支、颧支、颊支、下颌缘支和颈支5组分支，分别于腮腺的上缘、前缘和下端穿出，呈扇形分布，支配面肌和颈阔肌等。

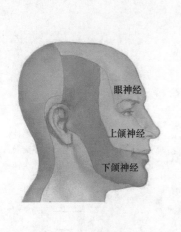

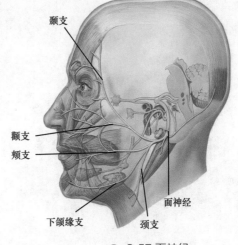

◎ 图 8-56 三叉神经皮支分布区图　　　　　◎ 8-57 面神经

　　根据面神经行程，因损伤部位不同，可出现不同的临床表现：①面神经管外损伤，主要是患侧面肌瘫痪，表现为患侧额纹消失、不能闭眼皱眉、鼻唇沟变浅、口角歪向健侧、不能鼓腮、说话时唾液自口角流出和角膜反射消失；②面神经管内损伤，除上述表现外，还可出现听觉过敏、角膜干燥、舌前部味觉丧失及泌涎障碍等。

（八）前庭蜗神经

　　前庭蜗神经又称位听神经，含躯体感觉纤维，由前庭神经和蜗神经组成（图 8-58）。

　　1. **前庭神经**　起自内耳道底的前庭神经节，此节的双极神经元周围突穿过内耳道底，分布于椭圆囊斑、球囊斑和壶腹嵴的毛细胞；中枢突组成前庭神经，与蜗神经伴行，经内耳道、内耳门、延髓脑桥沟外侧端入脑，传导平衡觉。

　　2. **蜗神经**　起自蜗轴内的蜗神经节（螺旋神经节），此节双极神经元的周围突分布于内耳螺旋器的毛细胞；中枢突组成蜗神经，穿内耳道底至内耳道，伴前庭神经入脑，传导听觉。前庭蜗神经损伤后表现为伤侧耳聋和平衡功能障碍。

（九）舌咽神经

　　舌咽神经含有4种纤维成分：①躯体运动纤维，起自疑核，支配茎突咽肌；②内脏运动（副交感）纤维，发自下泌涎核，在卵圆孔下方的耳神经节内交换神经元，节后纤维控制腮腺分泌；③内脏感觉纤维，胞体位于下神经节，其周围突分布于舌后1/3的味蕾处和黏膜、咽、咽鼓管、鼓室的黏膜以及颈动脉窦和颈动脉小球等，中枢突至孤束核下部；④躯体感觉纤维，胞体位于上神经节，其周围突分布于耳后皮肤，中枢突至三叉神经脊束核（图 8–59）。

　　舌咽神经的根丝连于延髓侧面，与迷走神经和副神经三者共同穿颈静脉孔出颅，在孔内神经干上有膨大的上神经节，出孔时又形成稍大的下神经节。舌咽神经出颅后先在颈内动、静脉之间下行，然后呈弓形向前经舌骨舌肌内侧达舌根。

一侧舌咽神经损害可出现患侧舌后1/3处味觉丧失、舌根与咽峡区痛觉障碍以及患侧咽肌肌力减弱。

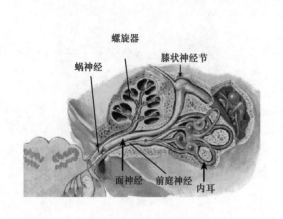

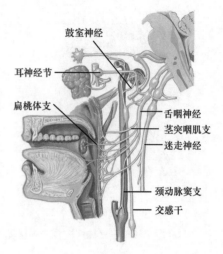

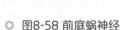

◎ 图8-58 前庭蜗神经　　　　　　◎ 图 8-59 舌咽神经

（十）迷走神经

迷走神经为行程最长、分布最广的脑神经（图 8-60），含有4种纤维成分：①内脏运动（副交感）纤维，起自迷走神经背核，至器官旁或壁内的副交感神经节换神经元，节后纤维分布于颈、胸、腹部的器官，控制心肌、平滑肌和腺体的活动；②内脏感觉纤维，胞体位于下神经节，其周围突伴随内脏运动纤维分布，中枢突终止于孤束核；③躯体运动纤维，发自疑核，支配咽喉肌；④躯体感觉纤维，胞体位于上神经节，其周围突分布于硬脑膜、耳郭和外耳道的皮肤，中枢突止于三叉神经脊束核。

迷走神经根丝连于延髓侧面、舌咽神经的下方，经颈静脉孔出颅后，走行于颈动脉鞘内，在颈内静脉与颈内动脉或颈总动脉之间的后方下行至颈根部，经胸廓上口入胸腔。在胸腔内，左迷走神经在左颈总动脉与左锁骨下动脉间下行，越过主动脉弓前方，经左肺根后方下行至食管前面分成许多细支，构成左肺丛和食管前丛，之后继续下行至食管下段，随后逐渐集中为迷走神经前干；右迷走神经于右锁骨下动、静脉之间，沿气管右侧下降，经右肺根后方转至食管后面，分支构成右肺丛和食管后丛，继续下行后又集中为迷走神经后干。迷走神经前、后干随食管一起穿膈的食管裂孔进入腹腔。迷走神经的主要分支有：

1. **喉上神经**　在颈静脉孔下方发自主干，沿颈内动脉内侧下行，于舌骨大角处分为内支和外支。内支伴喉上动脉穿过甲状舌骨膜入喉，分布于声门裂以上的喉黏膜以及会厌和舌根等处；外支支配环甲肌。

2. **颈心支**　有上、下两支，分别在喉上神经起点下方和第1肋上方分出。在喉与气管两侧下行入胸腔，至主动脉弓下方和气管杈前面与交感神经共同构成心丛，分支分布于心传导系、心肌和冠状动脉等。其中颈上心支有一分支称主动脉神经或减压神经，分布于主动脉弓壁内，感受血压变化和化学刺激。

3. **喉返神经** 左喉返神经发自左迷走神经越过主动脉弓前方处，勾绕主动脉弓返回颈部；右喉返神经发自右迷走神经越右锁骨下动脉前方处，勾绕右锁骨下动脉返回颈部。在颈部，喉返神经沿气管食管旁沟上行，至甲状腺侧叶深面、环甲关节后方进入喉内，终支称喉下神经。其感觉纤维分布于声门裂以下的喉黏膜，运动纤维支配除环甲肌以外的全部喉肌。喉返神经在行程中还发出心支、气管支和食管支，分别加入同名内脏神经丛。

喉返神经是喉肌的重要运动神经，在其入喉前与甲状腺下动脉及其分支互相交错，关系复杂。在甲状腺手术钳夹或结扎甲状腺下动脉时，应避免损伤此神经，此神经损伤导致声音嘶哑；若两侧同时损伤，可引起呼吸困难，甚至窒息。

另有胃前支和肝支分布于幽门部前壁、肝、胆囊等处；胃后支和腹腔支分布于幽门部后壁、肝、胆、胰、脾、肾及结肠左曲以上的消化管。

一侧迷走神经损伤时，可因患侧喉肌全部瘫痪、咽喉黏膜感觉障碍，而出现声音嘶哑、语言障碍、吞咽障碍或吞咽呛咳等症状。双侧迷走神经损伤时，可因心、肺、支气管感受器以及主动脉的压力和化学感受器的感觉信息传入障碍及其所分布器官的运动功能障碍，而影响心跳、呼吸、吞咽、咳嗽等内脏反射活动以及引起咽喉肌瘫痪等。

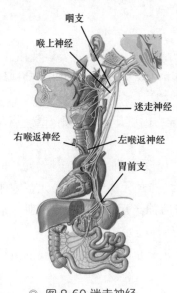

◎ 图 8-60 迷走神经

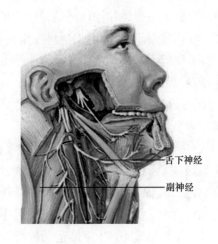

◎ 图8-61 副神经和舌下神经

（十一）副神经

副神经是运动性脑神经，由脑根和脊髓根汇合而成。脑根起自延髓的疑核，在迷走神经根丝下方出脑；脊髓根起自颈髓节段的副神经核，向上经枕骨大孔进入颅腔，与脑根合干后一同经颈静脉孔出颅。其中，来自脑根的纤维加入迷走神经，支配咽喉肌；来自脊髓根的纤维由胸锁乳突肌上部进入该肌，再经该肌后缘上、中1/3交点附近斜向后外下方，在斜方肌前缘中、下1/3交点处进入斜方肌深面，分支支配胸锁乳突肌和斜方肌

（图 8-61）。一侧副神经损伤可导致同侧胸锁乳突肌和斜方肌瘫痪，出现头不能向患侧屈、面不能转向健侧及患侧不能耸肩等症状。

（十二）舌下神经

舌下神经为运动性神经，起自延髓的舌下神经核，自延髓前外侧沟出脑，经舌下神经管出颅后，在颈内动、静脉之间下行至舌骨上方，呈弓形弯向前内侧，分支支配全部舌内肌和大部分舌外肌（图 8-61）。一侧舌下神经损伤时，患侧舌肌瘫痪、萎缩，伸舌时，舌尖偏向患侧。

三、内脏神经

微课：内脏神经

内脏神经主要分布于内脏、心血管和腺体，按性质可分为内脏运动神经和内脏感觉神经。内脏运动神经通过调节内脏、心血管的运动和腺体的分泌，来控制和调节动、植物共有的物质代谢活动。因内脏神经通常不受人的意志控制，故又称**自主神经**（autonomic nerve）或植物神经。内脏感觉神经将来自内脏、心血管等处内感受器的感觉冲动传入中枢，通过反射调节这些器官的活动，从而维持机体内、外环境的稳定和保障机体正常生命活动。

（一）内脏运动神经

1. 内脏运动神经和躯体运动神经的区别

内脏运动神经和躯体运动神经在结构和功能上存在较大差异，主要表现在：

（1）支配器官不同　躯体运动神经支配骨骼肌并受意志支配；内脏运动神经支配心肌、平滑肌和腺体，不受意志直接控制。

（2）纤维成分不同　躯体运动神经只有1种纤维；内脏运动神经则有交感和副交感2种纤维，多数内脏器官同时接受双重支配。

（3）神经元数目不同　躯体运动神经由低级中枢至骨骼肌只有1个神经元。内脏运动神经由低级中枢到效应器需要经过2级神经元。第1级神经元称节前神经元，胞体位于脑干和脊髓内，其轴突称节前纤维；第2级神经元称节后神经元，胞体位于内脏运动神经节内，其轴突称节后纤维。1个节前神经元可与多个节后神经元构成突触。

（4）分布形式不同　躯体运动神经以神经干形式分布；内脏运动神经的节后纤维通常是由神经丛分支至效应器的。

（5）神经纤维种类不同　躯体运动神经一般是较粗的有髓纤维；内脏运动神经是较细的薄髓（节前纤维）和无髓（节后纤维）纤维。

2. 内脏运动神经的分类

根据形态、功能和药理学特点，内脏运动神经可分为交感神经和副交感神经2种。

（1）**交感神经**（sympathetic nerve）　交感神经主要分布于颈部、胸部、腰部和盆部，可分为中枢部及周围部。其低级中枢位于脊髓T1~L3节段的灰质侧角内。周围部由交感干、交感神经节及由节发出的分支和交感神经丛等组成（图 8-62）。

交感神经节根据所处位置不同，分为椎旁神经节和椎前神经节。

　　椎旁神经节即交感干神经节，位于脊柱两旁，每侧总数为19~24个，大小不等，形态不规则。椎前神经节位于脊柱前方、腹主动脉脏支的根部，包括腹腔神经节、主动脉肾神经节、肠系膜上神经节和肠系膜下神经节等，分别位于同名动脉的根部。

　　交感干由椎旁神经节和节间支组成，呈串珠状，左、右各一（图8-63）。交感干上至颅底，下至尾骨，两干在尾骨前方借单一的奇神经节相连。

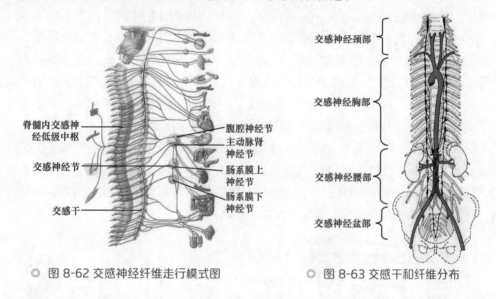

图中标注：
脊髓内交感神经低级中枢
交感神经节
交感干
腹腔神经节
主动脉肾神经节
肠系膜上神经节
肠系膜下神经节

交感神经颈部
交感神经胸部
交感神经腰部
交感神经盆部

◎ 图 8-62 交感神经纤维走行模式图　　　　◎ 图 8-63 交感干和纤维分布

　　交感干与相应的脊神经借交通支相连。交通支分白交通支和灰交通支（图8-64）。

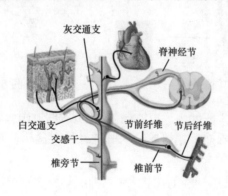

图中标注：
灰交通支
脊神经节
白交通支
交感干
椎旁节
节前纤维
节后纤维
椎前节

图 8-64 白交通支和灰交通支模式图

　　①白交通支：主要由有髓节前纤维组成，呈白色，只存在于T1~L3各脊神经前支与相应的椎旁神经节之间。白交通支内的节前纤维进入交感干后有3种去向：

　　a.止于相应的椎旁神经节；

　　b.在交感干内上行或下降，止于上方或下方的椎旁神经节；

　　c.穿经椎旁神经节，止于椎前神经节。

　　②灰交通支：连于交感干与31对脊神经前支之间，由椎旁神经节细胞发出的节后纤维组成，多无髓鞘，色灰暗。灰交通支存在于全部椎旁神经节和31对脊神经之间。椎旁

神经节发出的节后纤维也有3种去向：

a.经灰交通支返回脊神经，并随脊神经分布于头颈、躯干和四肢的血管、汗腺和竖毛肌等；

b.攀附动脉走行，在动脉外膜形成相应的神经丛，并随动脉分布到所支配的器官；

c.由交感神经节直接发支到达所支配的脏器。

（2）**副交感神经**（parasympathetic nerve） 分为中枢部和周围部。

①中枢部：低级中枢位于脑干的副交感神经核和骶髓第2~4节段的骶副交感核。

②周围部：由副交感神经节和进、出此节的节前、节后纤维组成。副交感神经节多位于器官附近或器官壁内，故称器官旁节或器官内节。颅部副交感神经节较大，有睫状神经节、翼腭神经节、下颌下神经节及耳神经节等。位于其他部位的副交感神经节很小。

③副交感神经的分布：主要有颅部副交感神经和骶部副交感神经。

a.颅部副交感神经（图 8-65）：由中脑的动眼神经副核发出的节后纤维支配瞳孔括约肌和睫状肌；由脑桥的上泌涎核发出节后纤维分布于泪腺、下颌下腺和舌下腺；由延髓的下泌涎核发出的节后纤维分布于腮腺；由延髓的迷走神经背核发出的节后纤维分布于胸、腹腔器官（降结肠、乙状结肠和盆腔脏器除外）。

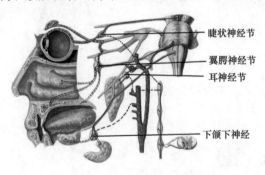

◎ 图 8-65 头部的内脏神经分布

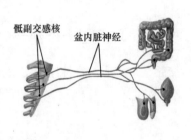

◎ 图 8-66 骶部的内脏神经分布

b.骶部副交感神经（图 8-66）：由骶髓第2~4节段的骶副交感核发出的节前纤维加入骶神经，出骶前孔后离开骶神经，组成盆内脏神经加入盆丛，其节后纤维支配结肠左曲以下的消化管和盆腔器官。

（3）交感神经与副交感神经的比较 交感神经与副交感神经两者有诸多不同详见表8-4。

表8-4 交感神经与副交感神经比较表

	交感神经	副交感神经
低级中枢位置	脊髓 T1-L2 或 L3 节段侧柱	脑干副交感核，脊髓 S2-S4 节段的骶副交感核
神经节的位置	椎旁神经节和椎前神经节	器官旁节和器官内节
节前、节后纤维	节前纤维短，节后纤维长	节前纤维长，节后纤维短

	交感神经	副交感神经
神经元的联系	1个节前神经元可与许多节后神经元形成突触	1个节前神经元只与少数节后神经元形成突触
分布范围	广泛（头颈部、胸、腹腔脏器和全身血管、腺体和竖毛肌）	局限（大部分血管、汗腺、竖毛肌、肾上腺髓质等处无分布）

3. 内脏神经丛

交感神经、副交感神经和内脏感觉神经在分布到器官过程中，往往互相交织在一起共同形成内脏神经丛(自主神经丛或植物神经丛)，由丛发出分支分布于胸、腹及盆腔的器官。

（二）内脏感觉神经

内脏器官除交感和副交感神经支配外，也有感觉神经分布。内脏感觉神经的特点是：①内脏感觉纤维数目较少，直径较小，痛阈较高，一般强度的刺激不引起主观感觉，器官活动较强烈时，可产生内脏感觉，如内脏受到过度牵拉、膨胀和痉挛等，皆可刺激神经末梢产生内脏痛；②内脏感觉传入途径较分散，内脏感觉模糊，内脏痛弥散，定位不准确。

（三）牵涉性痛

当某些内脏发生病变时，常在体表的一定区域产生感觉过敏或痛觉，这种现象称牵涉性痛（图 8-67）。牵涉性痛可发生在患病内脏附近的皮肤，也可发生在与发病器官相距较远的皮肤。如心绞痛时，常在左胸前区及左臂内侧皮肤感到疼痛；肝胆疾患时，常在右肩部感到疼痛等。了解各器官病变时牵涉性痛的发生部位，有一定的临床诊断意义。

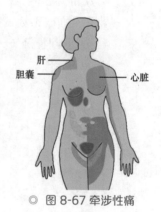

◎ 图 8-67 牵涉性痛

思维导图

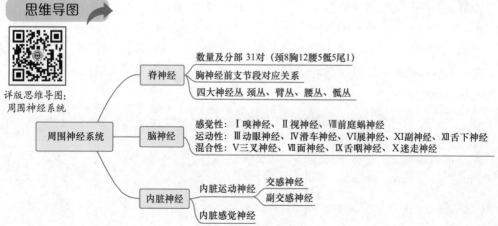

详版思维导图：
周围神经系统

周围神经系统
- 脊神经
  - 数量及分部 31对（颈8胸12腰5骶5尾1）
  - 胸神经前支节段对应关系
  - 四大神经丛 颈丛、臂丛、腰丛、骶丛
- 脑神经
  - 感觉性：Ⅰ嗅神经、Ⅱ视神经、Ⅷ前庭蜗神经
  - 运动性：Ⅲ动眼神经、Ⅳ滑车神经、Ⅵ展神经、Ⅺ副神经、Ⅻ舌下神经
  - 混合性：Ⅴ三叉神经、Ⅶ面神经、Ⅸ舌咽神经、Ⅹ迷走神经
- 内脏神经
  - 内脏运动神经
    - 交感神经
    - 副交感神经
  - 内脏感觉神经

自我检测

一、单项选择题

1. 经过圆孔的结构（　　）
   A. 眼神经　　　　　　　B. 上颌神经　　　　　　　　C. 下颌神经
   D. 面神经　　　　　　　E. 展神经

2. 关于脊神经，描述正确的是（　　）
   A. 胸神经有9对　　　　B. 颈神经有7对　　　　　　　C. 骶神经有4对
   D. 腰神经有4对　　　　E. 尾神经有1对

3. 全部都是运动性神经纤维成分的结构是（　　）
   A. 脊神经前支　　　　　B. 脊神经后根　　　　　　　　C. 脊神经前根
   D. 脊神经后支　　　　　E. 脊神经灰、白交通支

4. 关于膈神经的描述，正确的是（　　）
   A. 属感觉性神经　　　　B. 属运动性神经　　　　　　　C. 发自胸神经
   D. 除分布到膈外，还分布到胸膜、心包和膈下部分腹膜
   E. 发自臂丛

5. 乳头平面的感觉丧失是损伤了（　　）
   A. 第4肋间神经　　　　B. 第2肋间神经　　　　　　　C. 第8肋间神经
   D. 肋下神经　　　　　　E. 第10肋间神经

6. 面神经不支配（　　）
   A. 咬肌　　　　　　　　B. 颊肌　　　　　　　　　　　C. 下颌下腺
   D. 口轮匝肌　　　　　　E. 眼轮匝肌

7. 损伤何神经，可引起声音嘶哑（　　）
   A. 舌咽神经　　　　　　B. 迷走神经　　　　　　　　　C. 膈神经
   D. 副神经　　　　　　　E. 舌下神经

8. 含副交感神经纤维的神经是（　　）
   A. 三叉神经　　　　　　B. 动眼神经　　　　　　　　　C. 展神经
   D. 滑车神经　　　　　　E. 舌下神经

9. 有关内脏运动神经的说法何者错误（　　）
   A. 也称植物神经
   B. 调节内脏、心血管的运动和腺体的分泌
   C. 低级中枢只位于脊髓内
   D. 从低级中枢到所支配器官，除个别外，均需经过二个神经元
   E. 分交感神经和副交感神经

10. 副交感神经兴奋时（　　　）

    A. 瞳孔开大   B. 心跳加强，血压下降   C. 支气管平滑肌收缩

    D. 胃肠蠕动减弱   E. 以上都不是

二、思考题

1. 通过眶上裂入眶的神经有哪些，各分布到哪些器官？
2. 试比较交感神经与副交感神经的区别。
3. 试述舌的神经支配。
4. 试述手的皮神经分布。

知行学思　　　"中国脊髓灰质炎疫苗之父"——顾方舟

    脊髓灰质炎，又被称为"小儿麻痹症"，是一种由病毒引起的急性传染病。在我国建国初期，每年报告的脊髓灰质炎病例有2万—4.3万例，这种疾病严重危害儿童健康，重则致命，轻则瘫痪，疾病主要影响7岁以下儿童，一旦得病就无法治愈，一度引起了社会的恐慌。

    1957年，31岁的顾方舟临危受命，开始了脊髓灰质炎研究工作。顾方舟对脊髓灰质炎的预防及控制的研究长达42年，是中国组织培养口服活疫苗开拓者之一，被称为"中国脊髓灰质炎疫苗之父"。

    1960年，脊灰疫苗到了第一期临床试验阶段，没有实验对象怎么办？顾方舟想到了自己还不到1岁大的儿子，正符合实验要求，于是，第一颗糖丸，就给儿子喂了下去。在他的带领下，其他实验人员的五六个子女也参加了临床试验。经历了漫长而又煎熬的一个月，孩子们一切正常，第一期临床试验终于顺利通过。

    疫情开始好转，为了方便疫苗的储藏和运输，顾方舟又将疫苗做成了"糖丸"，至此，陪伴了数代中国人的"糖丸"诞生了。

    "他一生中最伟大的事，就是喂中国孩子吃一颗小小的糖丸"。顾方舟把毕生的精力，都投入到消灭脊髓灰质炎这一可怕的儿童急性病毒传染病的战斗中，为中国消灭"脊灰"的伟大工程和下一代的健康作出了重要贡献。致敬，缅怀"糖丸爷爷"顾方舟，一代巨匠逝去，科学精神永存。

（程建军　孙佳）

第九章

内分泌系统

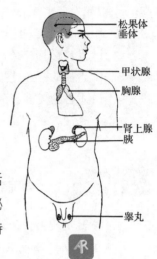

　　人的身体内无时无刻不在进行着各种代谢，而这些代谢活动是如何保持平衡的呢？这就需要我们的内分泌系统。内分泌系统与神经系统相配合，一起来控制人体内激素的分泌，维持代谢的平衡。

　　通过对本章的学习，来一起认识一下内分泌系统的组成、形态、结构与功能。

　　内分泌系统（endocrine system）是由身体不同部位的内分泌腺、内分泌组织和内分泌细胞构成的，它与神经系统一起参与机体活动的调节。其功能主要是针对机体的新陈代谢、生长发育和生殖等活动进行体液调节。

　　内分泌腺（endocrine gland）（图 9-1）因没有排泄管又称无管腺。内分泌腺的体积和重量都较小，并且有着丰富的血液供应以及自主神经分布，如垂体、甲状腺、甲状旁腺、肾上腺等；**内分泌组织**仅为一些细胞团，分散存在于某些器官或组织内，例如胰腺内的胰岛、卵巢内的卵泡和睾丸内的间质细胞等。内分泌腺与内分泌组织分泌的物质称为**激素**（hormone），激素可以直接透过毛细血管和毛细淋巴管进入血液或淋巴，随着血液循环运送到全身，作用于靶器官或组织。

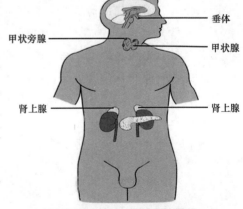

◎ 图 9-1 内分泌系统概观

　　内分泌系统与神经系统密切合作，来保持身体的平衡和协调。例如，神经系统的某些部位（如下丘脑）同时还兼具内分泌功能；又如，若内分泌系统功能紊乱，将导致神经系统的失调，进而影响机体的行为、记忆和情绪等。再如，内分泌系统始终要受到神经系统的控制和调节，而这种调节就是神经体液调节。

第一节 垂体

学习目标

1. 能描述垂体的形态、位置、分部和功能
2. 能说出垂体分泌激素的种类

一、垂体的形态、位置

垂体（hypophysis）是体内最复杂的内分泌腺，位于颅中窝、蝶骨体上方的垂体窝内，借漏斗与下丘脑相连，呈椭圆形（图 9-2）。

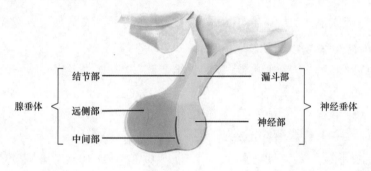

腺垂体 { 结节部 / 远侧部 / 中间部 }
漏斗部 / 神经部 } 神经垂体

◎ 图 9-2 垂体

微课：垂体、松果体

二、垂体的分部、功能

根据垂体的结构和发生特点，可将其分为腺垂体和神经垂体。

腺垂体约占垂体体积的四分之三，是垂体的主要部分。腺垂体分为远侧部、结节部和中间部。**神经垂体**分为神经部和漏斗部。其中远侧部与结节部构成了垂体前叶，中间部与神经部构成了垂体后叶。

垂体前叶可分泌四种激素：①生长激素，主要功能是促进骨骼和软组织的生长。若该激素分泌旺盛，则会形成巨人症（骨骼发育成熟之前）或者肢端肥大症（骨骼发育成熟之后）。若幼年该激素分泌不足，则会形成侏儒症。②催乳素，可使已发育的乳腺分泌乳汁。③黑素细胞刺激素，促使皮肤黑素细胞合成黑色素。④促激素，是可促进其他内分泌腺活动的激素。

垂体后叶，实际上并无分泌作用，但可以储存和释放由下丘脑分泌的抗利尿激素和催产素。抗利尿激素可使血压升高，尿量减少。催产素可使子宫平滑肌收缩。

241

思维导图

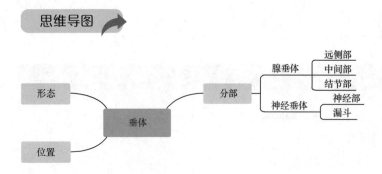

自我检测

一、单项选择题

1. 属于神经垂体的结构是（　　）
   A. 前叶　　　　　B. 远侧部　　　　　C. 结节部　　　　　D. 漏斗部　　　　　E. 后叶

2. 垂体位于（　　）
   A. 颅中窝　　　　B. 颈前部　　　　　C. 肾上方　　　　　D. 舌骨前方　　　　E. 颅后窝

3. 下列哪一项不是垂体分泌的激素（　　）
   A. 生长激素　　　B. 催乳素　　　　　C. 催产素　　　　　D. 黑素细胞刺激素　　　E. 促激素

4. 腺垂体分为（　　）
   A. 前叶和后叶　　　　　　　　B. 远侧部、结节部和漏斗部
   C. 远侧部、结节部和中间部　　D. 远侧部和中间部
   E. 神经部和漏斗部

5. 垂体分为（　　）
   A. 腺垂体和神经垂体　　　　　B. 前叶和后叶
   C. 远侧部、结节部和中间部　　D. 远侧部和中间部
   E. 神经部和漏斗部

6. 垂体（　　）
   A. 神经垂体可分泌激素　　　　B. 是成对的器官
   C. 分泌催产素　　　　　　　　D. 分为腺垂体和神经垂体
   E. 位于颅后窝

二、思考题

试述垂体的位置、形态和分部。

第二节 甲状腺和甲状旁腺

学习目标

1. 能描述甲状腺的形态、位置和功能
2. 能分析甲状腺的分泌与疾病的关系
3. 能描述甲状旁腺的形态、位置和功能
4. 能分析甲状旁腺的分泌与疾病的关系

一、甲状腺

甲状腺（thyroid gland）（图9-3）位于颈前部，形状类似"H"，分左、右两个侧叶，中间以峡部相连。腺体质地柔软，呈棕红色。侧叶贴附于喉下部和气管上部侧面，上可达甲状软骨中部，下可至第6气管软骨环，峡部多位于第2～4气管软骨环前方，有时可见自峡部向上伸出的一个锥状叶，甚至可长至舌骨。甲状腺外借筋膜包裹，且由韧带固定于喉软骨上，因此吞咽时，甲状腺可随喉进行上下移动。

甲状腺体积的大小根据年龄、性别和功能状态的不同而产生差异，青春期和妊娠期时略有增大。

甲状腺分泌的激素为甲状腺激素，可以调节机体的基础代谢，并影响机体正常的生长发育。

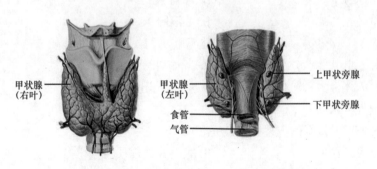

甲状腺
（右叶）

甲状腺
（左叶）

食管

气管

上甲状旁腺

下甲状旁腺

案例：甲亢

微课：甲状腺、
甲状旁腺

◎ 图 9-3 甲状腺（左侧正面观，右侧背面观）

二、甲状旁腺

甲状旁腺（parathyroid gland）（图9-3）贴附于甲状腺侧叶背面，分上、下两对，呈扁椭圆形，棕黄色，大小似黄豆。有少数人的甲状旁腺埋入甲状腺组织内，手术时难于寻找。

甲状旁腺分泌甲状旁腺素，可以调节机体内钙磷的代谢，维持机体血钙平衡。

思维导图

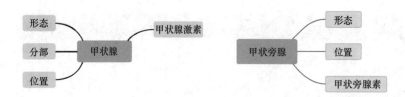

自我检测

一、单项选择题

1. 婴幼儿甲状腺激素分泌不足时出现（　　　）
   A. 性早熟　　　　　　　B. 呆小症　　　　　　　C. 钙代谢异常
   D. 侏儒症　　　　　　　E. 低钾血症

2. 甲状腺峡部位于（　　　）
   A. 舌骨前方　　　　　　B. 环状软骨前方　　　　C. 第 2 ~ 4 气管软骨前方
   D. 第 2 ~ 4 颈椎前方　　E. 颅中窝

3. 缺碘可引起肿大的是（　　　）
   A. 甲状腺　　　　　　　B. 肾上腺　　　　　　　C. 胸腺
   D. 垂体　　　　　　　　E. 唾液腺

4. 甲状腺（　　　）
   A. 分三叶　　　　　　　B. 当吞咽时能随喉上下移动
   C. 是人体最大的腺体　　D. 连于下丘脑
   E. 是外分泌腺

5. 下列关于甲状腺的叙述正确的是（　　　）
   A. 分左右两叶　　　　　B. 能生成盐皮质激素　　C. 能分泌雄激素
   D. 能分泌抗利尿激素　　E. 分泌甲状旁腺素

6. 当（　　　）分泌的激素不足时，会引起血钙下降
   A. 松果体　　　　　　　B. 甲状腺　　　　　　　C. 肾上腺
   D. 甲状旁腺　　　　　　E. 垂体

7. 甲状旁腺（　　　）
   A. 通常为 1 对扁圆形小体　　　　B. 约黄豆大小，呈淡红色
   C. 通常贴附于甲状腺侧叶的后面　　D. 功能亢进时会引起血钙下降
   E. 以上都不对

二、思考题

试述甲状腺的位置和形态。

知识链接

甲状腺的分泌与疾病

甲状腺分泌的甲状腺激素若不足,成人会患上黏液性水肿,患者毛发脱落、皮肤变厚和性功能减退,婴幼儿易患呆小症。若分泌过剩,则可引起突眼性甲状腺肿,患者常有心跳加快、体重减轻、神经过敏以及眼球突出等症状。当甲状腺肿大时,若向后外侧压迫到交感干,会出现瞳孔缩小以及上眼睑下垂等症状;若向后内侧压迫到喉和气管,则会出现声音嘶哑、呼吸和吞咽困难等症状。

甲状旁腺的分泌与疾病

如果甲状旁腺的功能亢进,会使钙离子从骨质中移出进入血液,进而导致骨质疏松,易发生骨折;当甲状旁腺的功能低下时,则会引起血钙浓度的下降。因此在进行甲状腺切除手术时,应当注意保留甲状旁腺,从而避免血钙下降最终导致的手足抽搐,甚至死亡。

微课:肾上腺、
胸腺

第三节 肾上腺

学习目标

1. 能描述握肾上腺的形态、位置
2. 能说出肾上腺的功能

肾上腺(suprarenal gland)(图9-4)是人体重要的内分泌腺之一,位于肾的上内方,与肾共同包于肾筋膜之内,左、右各一。左肾上腺似半月形,右肾上腺似三角形。

肾上腺实质可分为皮质和髓质两部分。皮质在外,呈淡黄色,由中胚层演化而来。髓质在内,呈棕色,由外胚层演化而来。

肾上腺皮质可分泌肾上腺皮质激素,根据激素的作用可以分为三类:①可调节碳水化合物代谢的糖皮质激素;②可调节水盐代谢的盐皮质激素;③可影响性行为的性激素。

肾上腺髓质可分泌肾上腺素和去甲肾上腺素，能使心跳加快、心脏的收缩力加强和小动脉收缩，从而维持血压和调节内脏平滑肌的活动。

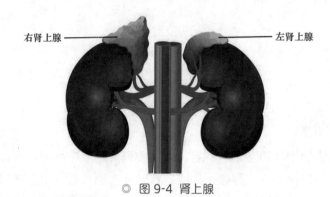

◎ 图9-4 肾上腺

思维导图

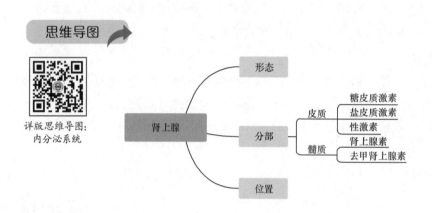

详版思维导图：
内分泌系统

自我检测

一、单项选择题

1. 肾上腺（　　）

　　A. 为一对三角形腺体　　　　B. 属腹膜内位器官　　　C. 被肾筋膜包绕

　　D. 位于肾的外上方　　　　　E. 属腹膜间位器官

2. 可分泌雌激素的器官是（　　）

　　A. 甲状旁腺　　　　　　　　B. 胸腺　　　　　　　　C. 肾上腺

　　D. 甲状腺　　　　　　　　　E. 子宫

3. 肾上腺（　　）

　　A. 为腹膜内位器官　　　　　B. 位于肾脏后方

　　C. 它于肾共同包裹于肾筋膜内　D. 可随肾下降

　　E. 左侧形似三角形

4. 肾上腺可分泌（　　　）

    A. 甲状旁腺素 　　　　　　　　　B. 去甲肾上腺素 　　　　C. 催乳素

    D. 雄激素 　　　　　　　　　　　E. 促激素

5. （　　　）的分泌会引起心肌收缩力增强，心率加快

    A. 抗利尿激素 　　　　　　　　　B. 催产素 　　　　　　　　C. 肾上腺素

    D. 生长激素 　　　　　　　　　　E. 醛固酮

二、思考题

叙述肾上腺的位置和形态。

知识链接　库欣综合征

    库欣综合征是由于肾上腺皮质分泌糖皮质激素过量所致，其主要表现为满月脸、痤疮、多血质外貌、紫纹、向心性肥胖、高血压、骨质疏松和继发性糖尿病等。需要注意的是，长期大量饮酒或使用外源性肾上腺糖皮质激素也可引起类似库欣综合征的临床症状，并且都表现为高皮质醇血症。因此，因器质性病变所致的称为内源性库欣综合征；因外源性补充或酒精所致的称为外源性或药源性类库欣综合征。

（张昕悦）

知行学思　从无到有——我国首次人工合成结晶牛胰岛素

    1958年，胰岛素化学结构的解析工作获得诺贝尔化学奖，《自然》杂志评论说：人工合成胰岛素将是遥远的事情。

    而就在7年后，也就是1965年9月17日，我国科学家成功合成结晶牛胰岛素，这也是世界上第一个人工合成的蛋白质。

    然而，在此之前，除了制造味精外，我国还从未制造过任何形式的氨基酸，而氨基酸正是蛋白质合成的基本材料。

    在极端困难的条件下，一切都要从零开始。科学家们赤手空拳起家，发挥一不怕苦二不怕死的大无畏精神，克服科研基础薄弱、设备极其简陋的困难，历经七年的不懈攻关。没有氨基酸，就全部自己造；试剂毒性大，带防毒面具去生产。

    强烈的民族责任心、高度的国家使命感是驱使科研人员敢于作为、勇于创新、不惧困难，为国争光的强大精神动力。

    这一成果凝聚了中国老一辈科学家的智慧，倾注了广大科研人员的心血和汗水。

    中国科学工作者为我国夺得人工合成蛋白质这项科学研究的"世界冠军"。这一杰出成就标志着人类在探索生命奥秘的征途中迈出了关键的一步，开辟了人工合成蛋白质的时代。

参考文献

[1] 柏树令，应大君. 系统解剖学 [M]. 第 8 版. 北京：人民卫生出版社，2013.

[2] 王滨. 正常人体结构 [M]. 第 2 版. 北京：高等教育出版社，2010.

[3] 窦肇华，吴建清. 人体解剖学与组织胚胎学 [M]. 第 6 版. 北京：人民卫生出版社，
    2012.

[4] 马新基，唐晓凤，易传安. 正常人体结构 [M]. 大连：大连理工大学出版社，2014

[5] 任晖，袁耀华. 解剖学基础 [M]. 第 3 版. 北京：人民卫生出版社，2015.

[6] 朱大年. 人体解剖生理学 [M]. 上海：复旦大学出版社，2007.

[7] 邹仲之. 组织学与胚胎学 [M]. 第 6 版. 北京：人民卫生出版社，2004.

[8] 刘文庆. 人体解剖学 [M]. 第 5 版. 北京：人民卫生出版社，2005.

[9] 钟世镇. 临床应用解剖学 [M]. 北京：人民军医出版社，1998.

[10] 邹锦慧，陈晓霞. 护理应用解剖学 [M]. 武汉：华中科技大学出版社，2018.

[11] 黄叶莉，王建荣，宋雁宾，冯志英. 基础护理技能实训 [M]. 北京：科学出版社，
    2014.